中日友好医院

U0802839

临床 PBL 教程（教师版）

中日友好医院 PBL 案例集

主　审　王　辰　姚树坤

主　编　王　君

副主编　王在永　刘　颖　李　菁　张艳丽　郑承宁　梁海燕　章　璐

编　委　（以姓名汉语拼音排序）

陈晓平　杜时雨　黄　絮　黄振国　贾红兵
景　红　李　菁　李　俊　梁海燕　刘海滨
刘　颖　沈　希　帅　英　孙　伟　王慧芬
王　君　王在永　肖　飞　张春霞　张艳丽
章　璐　甄雅南　郑承宁　周　雷　周益峰

北京大学医学出版社

LINCHUANG PBL JIAOCHENG（JIAOSHIBAN）-ZHONGRIYOUHAO YIYUAN PBL ANLIJI

图书在版编目（CIP）数据

临床 PBL 教程（教师版）：中日友好医院 PBL 案例集 / 王君主著．—北京：北京大学医学出版社，2018. 7

ISBN 978-7-5659-1834-6

Ⅰ．①临…　Ⅱ．①王…　Ⅲ．①临床医学 - 案例 - 医学院校 - 教材　Ⅳ．① R4

中国版本图书馆 CIP 数据核字（2018）第 158178 号

临床PBL教程（教师版）-中日友好医院PBL案例集

主　　编：王　君
出版发行：北京大学医学出版社
地　　址：（100191）北京市海淀区学院路38号　北京大学医学部院内
电　　话：发行部 010-82802230；图书邮购 010-82802495
网　　址：http：//www.pumpress.com.cn
E-mail：booksale@bjmu.edu.cn
印　　刷：北京瑞达方舟印务有限公司
经　　销：新华书店
责任编辑：刘云涛　**责任校对**：金彤文　**责任印制**：李　啸
开　　本：850mm × 1168mm　1/16　**印张**：12.75　**字数**：352千字
版　　次：2018年7月第1版　2018年7月第1次印刷
书　　号：ISBN 978-7-5659-1834-6
定　　价：50.00元

序

进入21世纪，人类社会面临新的挑战，人口老龄化加剧、疾病谱变化和环境污染等威胁着人类的健康，处于相互依存背景下的全球卫生系统承担着为人类健康提供保障的重任。为卫生系统提供人才支撑的医学教育急需做出适应性调整和改革，以输送合格的医药卫生人才。

鉴于此，我们需要充分了解医学教育的发展过程，设计出符合新时代医学教育的方案。现代医学教育先后经历了以学科型课程设置为重点的第一代医学教育改革，以问题为基础的教学方法创新和按器官系统模式的课程体系构建，即第二代医学教育改革。进入21世纪，基于卫生系统的教育改革成为第三代医学教育改革的特征，强调在相互依存背景下的转化式学习和跨专业、跨行业合作，强调以胜任力为导向，改进整个卫生系统的绩效。

在上述背景下，北京大学医学部自2008年开始，以“全人教育”为指导思想，提出“仁智兼养、德理双修，为人为学相统一”的教育理念，实施了“新途径”教育教学改革。

在改革中，北京大学医学部强调学生自主学习，鼓励多种教学方法的应用，其中包括以问题为基础的学习（problem-based learning，PBL）和以案例为基础的学习（case-based learning，CBL）。通过问题指导，培养学生的临床思维能力和终生学习能力，得到了师生的认可并被广泛开展。

北京大学中日友好临床医学院自2014年起开展PBL，进展良好，同时也得到了相关专家的支持。医院教育处积极组织广大临床教师进行课程设计，组织专家进行案例撰写与审核并培训了一批PBL带教教师。同时，依托北京大学基础医学院PBL教学中心，完善教学过程评价改革方案，使学生们能更积极与努力地学习，达到了“北大医学”的教学改革要求。

在北京社科基金项目“住院医师指导医师胜任力培训体系的研究”支持下，医院教育处将这些工作资料汇总整理，这些资料体现了中日友好临床医学院师生在医学教育教学改革方面的思考、实践与收获。

高质量的案例是PBL的关键，该书为广大医学教育工作者提供了很好的参照，为各级医院开展PBL提供了良好的示范和案例。本书立足临床教学实践案例，全面具体，具有很强的科学性和可操作性，将有助于提高学生临床思维能力，激发师生教与学的兴趣，提升医学教育质量，推进教育教学改革的深入。

PBL作为中日友好临床医学院临床专业本科生和住院医师临床培养的重要手段，相信其在全面提高医学教学质量方面将呈现出更多的精彩和更大的进步。

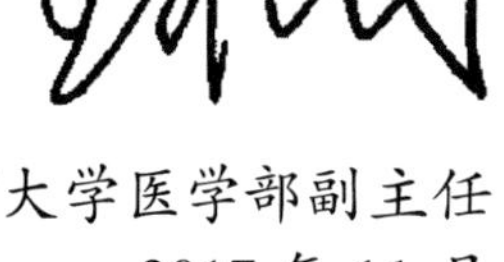

北京大学医学部副主任

2017年11月

前　言

医学是实践性很强的学科。在我国，受到传统应试教育的影响，学生进入临床实习后，基础的理论知识和临床实践相脱节的问题仍未得到根本解决。提倡素质教育，培养有能力的应用型人才已经成为社会发展的必然要求。如何结合中国的教育特点进行教学改革是当今教育界关注的焦点。

PBL 作为一种新的教学模式，强调把学习设置到复杂的、有意义的问题情景中，鼓励学生通过自主学习和集体讨论、相互协作来分析、解决问题，从而学习到相关的科学知识。与传统的教学模式相比，PBL 将“以教师为中心”、通过教师向学生传授知识的被动学习方式转变为以“学生为中心”、由教师引导学生通过多种途径，在解决实际问题中获取知识的主动学习模式。

案例的撰写对于能否实现 PBL 教学目的有至关重要的作用。它需要体现出实用性、模拟性、完整性的特点，将理论知识与临床真实病例紧密结合在一起，激发医学生的学习兴趣，将被动学习变成主动学习。用日常生活真实或虚拟的案例，通过小组讨论的方法，以互动的模式取代传统单向的教学方式，使医学生主动而积极地学习并培养他们的团队合作能力和医学人文精神。

中日友好医院 2014 年 8 月开始承担北京大学医学部基础医学八年制学生的临床教学工作。每年授课时间为半年，总授课课时为 588 学时。其中理论课 310 学时，PBL 48 学时，临床见习 230 学时。

根据北京大学医学部的医学教学改革要求，我们在基础医学八年制临床教学中开展了 PBL。教育处及全院各有关科室都为教学改革做了充分的准备，配备了医疗经验丰富及善于教学的教师，陆续开展了系统的 PBL 教学培训、撰写教学案例，以及讨论、修改教学案例等工作，共培训了解熟悉 PBL 专项老师 49 名。成立了院内 PBL 案例撰写审核小组，成员 12 人，并聘请院外审核专家（北京大学基础医学院教授）3 人。召开教学案例撰写审核会、讨论会共 7 次。每个案例由院内专家审核后修改 2 次，送北医 3 位教授审核，审核后再修改。每个案例的撰写均经历“拟定初稿 – 医院审核小组评阅 – 修改完善 – 校外专家评阅 – 修改完善 – 定稿 – 集体备课 – 实践应用 – 教学反思 – 再修改更新”等一系列流程，共撰写 8 个案例，参加案例撰写的教师 30 余名，内容涵盖内、外、妇、儿各专业。PBL 课程共 48 学时，授课教师 24 人。每次 PBL 课上课前，每组教师集体备课，教师们仔细推敲每一个问题，认真研究引导学生的每一个关键节点。PBL 课程激发了学生们的学习兴趣和热情，增加了主动获得大量有用知识的机会，提高了学生自主学习的能力。经过三年的教学实践，老师们始终坚持从课程设计开始就注重培养学生掌握并运用知识的能力，使其受益终生。

本书每个 PBL 案例教师指南主要体例是案例题目、关键词、前言（学生应具备的背景知识、预期学习目标、病例摘要、关键词、课堂安排、注意事项）、第一幕（案例信息、学习重点、引导问题、教师注意事项）、第二幕（案例信息、学习重点、引导问题、教师注意事项）、第三幕（案例信息、学习重点、引导问题、教师注意事项）、学习资源、参考资料。

对于 PBL 典型临床案例，可从多学科分析，找出解决临床问题的方法，发挥了临床教师的优势。真正体现了学生是课程的主体，教师只是领路人，也受到了授课教师的好评。对我院近 4 年开展 PBL 临床教学实践，特别是教学案例的撰写经验进行总结，将对 PBL 模式的推广和应用起推动作用。本书可作为广大临床教师进行 PBL 的蓝本，也可作为临床住院医师开展教学工作的参考书。我们的 PBL 课程尚处于探索阶段，还存在很多不足，今后将逐步加入虚拟病例系统，并更加贴近临床。我们将在今后的课程中不断总结，不断探索，使 PBL 不断完善。

最后，在 PBL 过程中，学生需通过 PBL 网络进行讨论、交作业、评价，学生与老师以及学生之间的互评也需通过网络进行，网络的应用得到了北京大学基础医学院的大力支持。在此，向北京大学基础医学院的领导及老师表示感谢。

王君

目 录

中日友好医院开展PBL的实践和思考

PBL（problem-based learning）是由美国 Barrows 教授于 1969 年在加拿大 McMaster 大学医学院提出并开始应用的，是一种以问题为基础、学生为主体、教师为引导的小组讨论式教学方法。目前在欧美高等医学教育中广泛使用，国内医学院校中逐渐开始实施。PBL 可有效培养学生自主学习能力、批判性思维和终生学习能力。PBL 案例中的科学问题是课程组织的核心，撰写规范的案例是决定整个 PBL 教学过程能否成功的关键。目前，我国临床 PBL 案例还很匮乏，编写难度较大。对我院近 4 年开展 PBL 临床教学实践，特别是案例的撰写经验进行总结，将对 PBL 教学模式的推广和应用起推动作用。

一、教师培训是开展 PBL 的前提条件

教师角色的转变是保障整个 PBL 教学顺利进行的关键因素。教师培训是促使临床教师角色转变的前提条件，通过自愿报名，组织遴选，我院建立了一支由各学科临床教师约 40 人组成的 PBL 专项教师队伍。对这支专项教师队伍进行 PBL 专题培训，使之完成由“教学核心”转变成为学生求知的“引导者”身份的转换。每名教师除参加专题教学理念培训外，还要完成两个 PBL 案例的课堂教学观摩，才能被称作“PBL 专项教师”，简称“导师”，即由传统教学模式下的“teacher”转变为“tutor”。PBL 专项教师的角色更多的是“导”，而不是“教”，由“信息提供者”转变为学生求知过程中的“引导者”。导师以问题为基础，引导学生沿着既定的教学目标进行探讨，使学生掌握解决问题的技巧，并强调培养学生的自学能力、实践能力。专项教师的作用着重体现在如何选择讨论的案例、组织开展讨论、激发兴趣、控制讨论进程、指导查阅资料、点评总结等方面，做到“既授人以鱼，又授人以渔”。在 PBL 实施过程中，既强调能力训练，又强调培养团队合作精神。这需要专项教师不断提高自身素质，投入一定的时间和精力去参与 PBL 活动，善于发现问题，使 PBL 在实践中得到不断的发展和完善。

二、形成一套规范的 PBL 案例撰写流程

我院按照北京大学医学部临床教学大纲和教学课时，确定了 8 个教学大纲规定掌握的疾病，每个案例设计讨论总时长为 6 学时。要求设计三幕内容，可以从描述病史、诊疗经过、提供策略三方面构建案例情节。要确保每一个学习目标在撰写的案例中都有明确的提示，然后对故事情节进行合理安排。每个案例的撰写需经历“拟定初稿→医院审核小组评阅→修改完善→校外专家评阅→修改完善→定稿→集体备课→实践应用→教学反思→再修改更新”等一系列流程，经过近 4 年的教学实践，获得较满意的 PBL 案例 8 个。

临床课程 PBL 主要侧重于临床思维能力的培养，信息不是一次全部展现给学生，要有适当的层次，“一波未平一波又起”。每个案例分为 3 ～ 4 个场景，分幕编写，每一幕都会为下一幕留下悬念，留给学生充分探索的空间，有利于学生通过讨论逐步推导诊疗方案。通过分幕，可以让学生尝试推理诊断结果，逐步过渡到临床思维、诊断和治疗。案例切忌不分幕、一次性呈现出所

有案例信息。

三、完整的PBL考核评价系统

科学、客观的评价系统对于激发学生学习的积极性起着至关重要的作用。PBL需要有与之相适应的评价方法来确保PBL效果。PBL考核更强调学生在PBL过程中的表现。PBL考核体系包括两部分，一部分是导师做的评价，主要包括导师对小组讨论记录及评价、导师对案例的评价、导师对小组汇报的评价；另一部分是学生的评价，主要包括PBL学生自评、学生互评、学生对导师评价、学生对案例评价等内容。通过以上不同方式、不同侧面的考核，确保PBL效果。在PBL实践中，PBL导师应该是客观评价方法的探究者，导师应重点关注作为PBL评价的其他元素，例如学生参与PBL的热情、学生呈现学习资料的范围、学生发言对其他小组成员的影响、学生对学习问题的分析、学生对解决问题方案的取舍等学生的个体行为。在学业评价中增加学生自我评价、学生间互相评价分值等来强化教学评价。我院采用北京大学基础医学院PBL中心导师用和学生用PBL效果评价表，综合评估案例、导师和学生。对学生学习过程的评价指标主要包括：上课纪律、课前准备与知识掌握、课堂交流与研讨、团队合作情况等；对导师的评价指标主要包括：准备与态度、过程控制、对学生的激励、交流与反馈等；对案例的评价指标包括：学习目标、案例难度、时间分配、语言表述等。效果评价可采用定性与定量研究相结合的方法。

四、教学管理人员的精心组织是实施PBL的保障

在实施PBL之前，教育处等院校教育管理人员要根据医院教学计划和教学大纲的要求，组织遴选PBL师资队伍，组织案例撰写组、案例审核组、教师培训等。这样才能设计出适合学生探究的典型案例。案例设计是PBL的关键与核心。案例设计要注重基础和临床知识的整合，而且能激发学生探究的热情和兴趣。在PBL实施过程中，教学管理人员应根据学生的学习能力和特点进行分组，组织学生以小组为单位展开讨论。每组12～13名学生，更换案例时学生重新分组，以利于学生间的沟通与交流。教学管理人员在整个PBL过程中要加强督导，每个案例上课前要组织导师们进行集体备课，并为其提供必要的信息和工具的支持，使PBL顺利进行。每一个案例课程结束后，管理人员督促师生及时进行考核评价，提醒导师开展教学反思，撰写教学总结，完善教学案例。

五、思考

我院PBL案例全部来源于我院临床教师临床实践工作，均能营造出一些临床出现过的冲突情境，案例具有鲜明的故事性和人文讨论点，同时导师在案例编写中能够紧扣教学目标，很好地把握基础知识的切入点。在4年的教学实践中，这些案例得到了学生们的肯定和欢迎。随着教学改革的深入，在PBL中不断引入虚拟病人、高级模拟人，将是我院下一步开展工作的方向。这将对导师提出更高的要求。在PBL过程中，教学管理人员要善于发现问题，使PBL在实践中得到不断的发展和完善。

（王　君）

临床教师在实施 PBL 中的角色转变对策

PBL 是一种以问题为基础的小组讨论式学习方法。可有效培养学生自主学习能力、创新能力和实践能力。由于 PBL 采用小组讨论的形式，因此需要更多的老师来实施 PBL 课程，我院于 2014 年建立 PBL 团队，每月对教师进行 PBL 培训，主要是针对 PBL 小组老师能力的培养，对如何撰写教案、如何指导和协调小组讨论等，以及在小组讨论中学生所反映出来的问题、课程设置上的问题、学生学习中遇到的困难等问题进行培训。教师角色的转变是保障整个 PBL 顺利进行的关键因素，也是 PBL 导师培训的主要内容，本文总结我院近 4 年开展 PBL 教学实践经验，以期为广大临床教学医院推广和应用 PBL 模式提供借鉴和参考。

一、PBL 实践中的问题和难点

PBL 中教师的素质和能力，大大影响 PBL 的效果。PBL 需要教师投入更多的精力和时间。教师不仅需要转变传统教学观念，树立正确的 PBL 理念，掌握 PBL 流程、实施方式、问题设计，还必须了解实行 PBL 可能遇到的问题及其对策等。很多教师对这种学习方法本身就存在误区，认为学生是讲课者，而老师只是听课和评分。其实，在 PBL 过程中，教师的主要角色应该定位在引导与促进。“让学生学会学习”是 PBL 模式最鲜明的特点之一。导师不教给学生知识的细节，而是要引导学生自己找到答案。导师要努力创造一种宽松的学习环境，激发学生思考，鼓励学生提出质疑和发表自己的观点，在学生思考解决问题方案时给予支持和促进。同时，导师要充分信任学生有自己解决问题的能力。在 PBL 实施过程中，有很多老师在学生讨论过程中“忍不住”，认为学生的理解有问题，急于要把正确的答案告诉学生或是明显表现出不赞同的表情，导致学生怕说错、不敢说，过分依赖导师，从而大大影响了学生讨论的效果。有些导师索性对学生的讨论不管不顾，任由其发展，致使无法完成学习目标。然而引导技巧的娴熟应用并不是单凭参加一次培训就能达到的，需要一个学习－实践—反思—改进—提高的不断循环和提升的过程。因此，教师需要强化培训与不断的实践，适应角色的转变，才能真正获得合格导师必备的能力。

导师在 PBL 实践中的难点是临床教师角色的转变。PBL 学习法整合了不同学科，没有现成的教科书，而是对传统的教学内容有所取舍，将各基础学科和临床学科的知识点贯穿于一个真实的案例，各学科相互渗透，目的在于培养学生以病例诊治为中心的发散思维和横向思维。这对导师提出了挑战，要求导师不断完善自己的知识结构，主动查阅相关资料，增加自己知识结构的广度与深度，不仅要熟练掌握本专业、本课程内容，还应掌握相关学科的知识。从基础到临床、从理论到实践，转变自己的思维方式。同时，还需具备较强的知识综合能力和组织领导能力。

二、明确 PBL 导师的角色定位

导师在 PBL 中充当着策划组织者、观察协调者、引导推动者、监督评价者四个角色。案例设计是 PBL 的关键与核心，在实施 PBL 时教师的角色首先是策划组织者。在实施 PBL 之前，导师要根据教学计划和教学大纲的要求，撰写适合学生探究的典型案例。案例设计要注重基础和临床知识的整合，而且能激发学生探究的热情和兴趣。同时，给学生展现的信息要有适当的层次，“一波未平一波又起”。分为 3 ～ 4 个场景，留给学生充分探索的空间。在 PBL 实施过程中，导师根据学生的学习能力和特点进行分组，组织学生以小组为单位展开讨论。

其次，在实施 PBL 时教师的角色是观察协调者。PBL 强调小组中每个成员都有效地参与到解决问题的过程中。对于一些性格外向的学生来说，PBL 优势非常明显，PBL 模式可使理论知识得到强化，分析问题、解决问题的能力得到提高。而对于一些性格内向或不善于表达的学生，虽然他们基础知识扎实，但往往难以利用 PBL 模式使他们得到提高。因此，这就需要导师充当全过程的观察者，加强对 PBL 全过程的监控，提升引导和控制讨论场面的能力，充分调动学生的积极性，鼓励每位学生参与其中。同时，导师还要协调小组内部的人际关系和掌控讨论的进程，通过提问来调整学习的进程和难度，以维持学习过程中的张力和趣味性。

再次，在实施 PBL 时教师的角色是促进者、推动者和帮助者。导师的及时引导是开展 PBL 的有力保证，以往学生们大多习惯于传统的教师讲授型课堂，对于 PBL 模式还不能适应。尽管学生学习兴趣高，但是常常会讨论很长时间都未能进入主题，或讨论时争执不下导致讨论不能顺利进行。因此，在整个 PBL 过程中，导师要在形式上“隐退”，而主要任务是时刻观察、认真聆听、鼓励学生积极讨论交流，在学生讨论偏离主题时，及时引导学生回到正确的方向上来，指导并帮助学生选择有价值的参考资料和技术信息，合理调动、利用各种知识和技术资源，指导、启发学生把注意力集中到解决问题上，并适当控制课堂学习进度和问题的引导。导师引导学生通过多种渠道获得新的知识信息，让学生学会如何通过这种学习方式来解决实际问题，培养学生创新意识和创新能力。

最后，PBL 目标的达成要靠学生主动积极配合，因此实施 PBL 的导师的角色应该是监督评价者。学生要结合案例去查阅大量的文献资料，并积极参与头脑风暴，大家同心协力得出最佳结论。这样的学习，花费的精力远远多于普通的课堂学习，要求学生有学习的自觉性和主动性。导师在整个 PBL 过程中要加强指导，使学生较快地进入状态，对学生探索活动提供必要的信息和工具的支持，使 PBL 法效率更高。同时，导师还要对学生的学习态度、任务进展、课程参与程度、小组合作程度等进行全程跟踪。

当一个案例结束后，导师要对小组讨论的学习目标达成情况、讨论的工作效率、小组成员参与讨论状况、沟通过程、不同意见的相互沟通和达成共识的能力、发言状况、分析问题能力、查找资料能力等方面给予回馈。同时纳入学生自我评价以及学生间相互评价，以公平客观的形式评价学生在 PBL 过程中的表现，使学生有效完成学习任务。

三、编写 PBL 案例相应的教师指南是导师角色的实现途径

为了使 PBL 顺利完成，编写每一个 PBL 案例时，需根据学习目标选择相应的病例，经集体讨论，形成相应的教师指南和学生指南。PBL 案例教师指南能够让具有不同知识背景的导师对案例的关键信息有一个明确的、统一的认识。然而，教师指南最重要的作用是对如何引导学生讨论方向给出具体的建议，以保证讨论课学习目标的实现。我院 PBL 案例教师指南主要体例是案例题目、关键词、前言（学生应具备的背景知识、预期学习目标、病例摘要、关键词、课堂安排、注意事项）、第一幕（案例信息、学习重点、引导问题、教师注意事项）、第二幕（案例信息、学习重点、引导问题、教师注意事项）、第三幕（案例信息、学习重点、引导问题、教师注意事项）、学习资源、参考资料。

确定学习目标是案例教师指南撰写的第一步。PBL 的总学习目标是让学生通过分析病例信息，

提出学习问题，再通过资料查询、信息评判和凝练来解决学习问题，从而探讨疾病病因、诊断和治疗等相关的细胞及分子机制。而撰写合适的案例之前，则需要根据课程所涉及的知识点来明确每一个案例讨论所要达到的具体学习目标。学习目标也可以涉及其他相关基础或临床课程的知识点以及公共卫生、医学伦理、医患关系、医疗保险等内容。这样的案例不仅能加强学生对医学知识的整合与应用，还能让低年级的医学生及早认识到作为一名医生将要面对的疾病以外的问题。学习目标的确立要考虑到不同学习模块的衔接问题以及学习目标的内在联系，并尽可能设计包括 P（population：社区、群体与制度）、B（behavior：行为、信仰与伦理）、L（life sciences：生命科学知识）在内的不同层次的学习目标。

PBL 案例的标题应具有吸引力，让学生第一眼即产生兴趣，渴望继续阅读下去。建议尽量采用人性化设计，主人翁不使用“某某某”代替，而是虚拟出形象化的人物名称。

PBL 案例是对临床病例的巧妙改编，因此 PBL 案例尽量选择有代表性且诊断明确的病例，并且由简单到复杂病例逐步过渡。首先收集临床的真实病例或病例报告，然后对真实病例信息适当地改编。案例信息编写一般从患者主诉开始，按照一定的逻辑顺序依次展开病史、检查、治疗和转归等。编辑过程中要充分阅读疾病相关的基础和临床研究文献，获取最新的机制研究成果和诊疗信息，然后在编写的案例中巧妙地加入讨论线索，插入能引导学生探究新知识的情境，以便学生深入展开讨论。

案例比临床病例更人性化，编写需要描述患者的一些个人经历及家庭背景，以让学生关注到患者本人，关心其疾病转归，并且获取疾病相关信息。但是案例内容要精练，没有不必要的语句。描述的语言要生动而不夸张，符合临床实际又不枯燥。案例相关的检查结果等临床信息，则要来源于真实的临床记录。同时也要注意保护患者的隐私。案例信息不局限于文字描述，医学影像资料、音频、视频甚至患者本人自愿的叙述、综合高级模拟人、标准化病人（standard patient）、虚拟病人等都可以作为案例信息的呈现形式。在教学中引入 PBL，强调以真实的临床病例问题为导向，注重临床医学与预防、基础、康复等各学科之间的交叉和融合，这无疑能极大地调动学生的积极性，给学生主动参与、独立思考提供了一条途径，同时也在学习过程中培养了学生的科学思维方法，有助于提高其发现问题、提出问题和解决问题的能力，对于团队合作能力的培养也具有重要作用。

参考文献用于引导学生深入学习和探究疾病相关细胞与分子机制的新进展；同时，也促使学生逐步提高阅读英文专业文献的能力。拓展文献以及教师参考文献都应该是实时更新的。作为指南核心的案例信息部分，则需根据 PBL 实施后的师生反馈以及诊疗机制的最新进展而实时完善和更新。例如有关冠心病的分子机制、诊断与治疗的研究进展很快，有些新药在临床研究阶段已展示出很好的应用前景，相关案例就应该及时更新相应信息，并且设置新的问题以引导学生对新药的分子机制的探究，同时还可以引导学生关注大型临床研究的设计与实施。提供给学生的英文拓展文献则需紧跟疾病核心分子机制的新进展，通常选用权威杂志中有代表性而结构不太复杂的文章。

每个案例上课前，授课导师以教师版为蓝本进行集体备课，确保课程质量。教师指南中病例概述、引导问题和参考文献部分不能提供给学生，否则自主学习的效果将大打折扣。学习目标可以在案例讨论总结反馈时告知学生，以让他们明确课后应该达到的学习目标。

学生版包括讨论安排、病例信息和案例相关拓展文献。对于初次参加 PBL 学习课的学生，依据学生版进行 PBL 培训，内容包括 PBL 的理论、小组分工、小组不同角色特点及要求、规则、文献检索常用资源、文献引用要求和规则、学习问题书写要求、自评与他评细则等。

PBL 案例教师指南的初稿需通过专门的案例审核小组审核，修改完善。合格的案例才可以应用于 PBL 实践。每个案例每个学年结束后，都要根据教和学两方面的反馈对案例进一步修订。

重点关注学习问题的凝练和学习目标的实现情况。是否促进学生的学习，应该是PBL案例评判的基本标准。当学生应用一个新的案例时，如果能在已有的知识背景下对案例信息展开分析讨论，并且及时总结、归纳出相应的学习问题，进一步利用所学知识点对问题做出PBL案例的完善与更新，这其实是一个持续的动态的过程，不仅要结合学习反馈以及临床和基础的新进展，还需要充分考虑每一届学生知识结构和自主学习能力的变化。此外，一个优质PBL案例的实际学习效果还取决于PBL具体实施过程是否规范。

综上所述，PBL工作的完善，是一个长期的大工程，需要临床教师深厚的专业积累，需要编写者的灵感和创意，同时也需要教和学双方全心的投入和不懈的努力。

（王　君）

案例一

题　目： 都是“养心”惹的祸?

关键词： 上消化道出血、消化性溃疡、非甾体抗炎药相关性溃疡、幽门螺杆菌

前　言

一、进行本案例教学，学生应具备的背景知识（Students Preparation and Prerequisite Knowledge）

解剖学、组织胚胎学、生理学、病理生理学、病理学、药理学、免疫学、病原微生物学、预防医学

二、预期学习目标（Learning Objectives）

1．消化性溃疡的病因和发病机制，尤其是幽门螺杆菌、非甾体抗炎药在消化性溃疡发病中的作用；
2．消化性溃疡的临床表现、常见并发症；
3．消化性溃疡的药物治疗及作用原理；
4．幽门螺杆菌的诊断和治疗原则；
5．上消化道出血的临床表现、常见病因和急诊诊治原则；
6．消化性溃疡合并上消化道出血的药物和非药物治疗原则。

三、病例摘要（Abstract）

65岁的老薛因近一周黑便、呕血，被送到急诊，医生了解到老薛一直服用阿司匹林和硫酸氢氯吡格雷片（波立维），经急诊胃镜诊断十二指肠球溃疡合并出血，收入消化内科病房。住院期间，老薛出血停止，进食后再次出现呕血、休克，遂急诊胃镜行止血治疗，之后老薛仍存在活动性出血。经多科会诊后，决定行血管介入治疗，对造影剂外渗的胃十二指肠动脉末端，使用弹簧圈和明胶海绵注射，术后老薛未再出血，好转出院。

四、关键词（Key Words）

上消化道出血　消化性溃疡　非甾体抗炎药相关性溃疡　幽门螺杆菌

五、课堂安排（Classroom Management）

课程	内容	大约时间
一	暖场、推选学生主席、记录人和相互介绍	15min
	第一幕：展开讨论	45min
	第二幕：展开讨论	60min
	第三幕：展开讨论	60min
二	根据第一次讨论中汇集的问题分别展开讨论	120min
	每个同学反馈学习心得	45min
	主持老师对案例学习过程和学生情况进行点评	15min

六、注意事项（Specific Issues of Emphasis）

1．参与本次病例讨论的学生为基础八年制学生，已基本完成基础课的学习，目前为临床学

习，故本次 PBL 课程的目的主要是通过对消化性溃疡合并上消化道出血这一案例的学习，掌握消化性溃疡和上消化道出血的临床表现、发病机制和诊治的原则；学会将消化系统的解剖学、生理学、病理学、病理生理学及病原学、药理学等基础学科的知识综合起来，从整体角度上认识该疾病；能够深入理解消化性溃疡的诊断、治疗原则，同时掌握幽门螺杆菌的诊断方法和治疗原则。

2．上消化道出血作为消化性溃疡的最常见并发症，本案例讨论过程中需要学生了解目前止血治疗的药物和非药物方法，以及外科手术的指征，并不需要深入了解各种内镜、介入操作和手术的详细细节，故讨论时应注意深度。

3．教师手册请勿与学生分享。

第一幕

老薛今年65岁，是一名退休干部。去年他因心前区疼痛被诊断为冠心病、冠状动脉狭窄，行冠状动脉内支架植入术。术后，他特别听医生的话，戒烟戒酒，按时服药，适度锻炼。1周前老薛发现自己的大便发黑，但没有什么不舒服的感觉，所以就没有在意。今天午饭后1个小时，老薛感觉胃胀，伴有上腹烧灼感，恶心、呕吐咖啡色胃内容物约500ml，其中可见食物残渣，呕吐后感上腹胀稍好些，但是觉得乏力、心慌、胸闷，并有便意，上厕所排了很多黑色柏油色稀便，站起时感眼前发黑，额头出冷汗，恶心想吐，但没吐出来，家人立刻把老薛送到我院急诊。

急诊室里，医生边简单询问病情，边查体，老薛在冠状动脉支架植入术后一直服用阿司匹林和氯吡格雷。同时医生还让护士给老薛吸氧、监测心电图、血压、血氧饱和度，并建立静脉通路输液、做床旁心电图和抽血化验。并请消化科急会诊。

急诊室查体：体温36.8℃，脉搏90次/分，呼吸20次/分，血压90/60mmHg。意识清晰，巩膜无黄染，结膜苍白，心律规整，双肺呼吸音清晰，腹平软，无压痛，肝脾肋下未及，移动性浊音阴性，肠鸣音5次/分钟。

急诊查血常规：血色素90g/L，白细胞12×10^9/L，中性粒细胞比例86%，血小板150×10^9/L。

消化科急会诊后立即行急诊胃镜：食管和贲门黏膜完整，胃内可见少量咖啡色液体，但无明显出血病灶，胃窦活检1块送病理+幽门螺杆菌检查；十二指肠球前壁可见一直径约1.0cm的不规则溃疡，底覆白苔，中央可见黑褐色血痂形成，无活动性渗血，局部喷洒凝血酶后退镜（图1-1）。

患者遂从急诊转入消化科病房继续诊治。

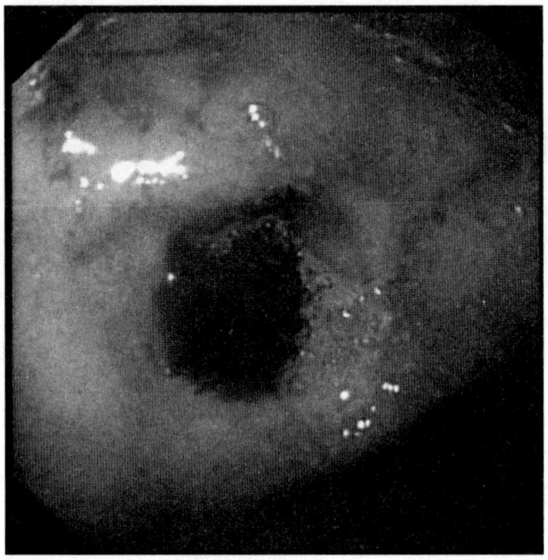

图1-1　十二指肠球前壁溃疡　基底血痂形成

学习重点（Learning Issues）

1．上消化道解剖和上消化道出血的定义。
2．上消化道出血的常见病因。
3．上消化道出血的病理生理过程。
4．急性上消化道出血的急诊处理原则。

引导问题（Guiding Questions）

1．老薛的黑便、呕血符合上消化道出血的表现吗？

2．上消化道出血的定义和常见病因有哪些？

3．上消化道出血时的病理生理改变是什么？

4．急性上消化道出血如何判断出血量、严重程度和是否存在活动性出血？

5．急性上消化道出血的急诊诊治原则是什么？

6．消化性溃疡必须经胃镜诊断吗？

教师注意事项（Tutor Attention）

1．建议讨论时间为 45min。

2．注意避免学生深究急诊具体药物的名称，只需要引导学生了解急诊处理消化道出血的原则。

第二幕

老薛收入消化内科病房后，主治医生带领住院医师认真复习了老薛在急诊的检查结果和治疗过程，并进一步询问了患者的病史。老薛有高血压病史 10 年，目前服用硝苯地平控释片 30mg qd，血压控制稳定；1 年前因间断心前区疼痛，诊断冠心病，行冠状动脉造影发现冠状动脉前降支狭窄 75%，行支架植入术。术后长期口服阿司匹林 100mg qd、氯吡格雷 75mg qd，近期无胸痛发作。年轻时在季节交替时就经常出现上腹阵发性疼痛，空腹时明显，进食或者服用小苏打可缓解，未曾诊治。吸烟 30 余年，每天 20 支左右，偶有少量饮酒。

查体：血压 125/70mmHg，心率 68 次 / 分，体温 37.8℃。心肺查体无异常。腹平软，肝脾未触及，全腹无明显压痛及反跳痛，肠鸣音 5 次 / 分，移动性浊音阴性。肛诊发现指套有黑色粪便。

主治医生嘱护士给老薛吸氧、心电血压检测，让老薛禁食水，暂时停用阿司匹林和氯吡格雷，并给予奥美拉唑 40mg bid 静点，脂肪乳、氨基酸、葡萄糖氯化钠等补液支持治疗。血压在（110 ~ 120）/（64 ~ 76）mmHg，心率 65 ~ 82 次 / 分之间，体温 37.2 ~ 37.9℃。仍有间断黑便，每次 30 ~ 50ml，便后无心慌等不适，无呕血。

辅助检查结果见表 1-1，1-2：

表1-1　血常规

日期	WBC（$\times 10^9$/L）	NEUT（%）	RBC（$\times 10^{12}$/L）	HGB（g/L）	PLT（$\times 10^9$/L）
参考值	4 ~ 10	20 ~ 40	3.5 ~ 5.5	120 ~ 160	100 ~ 300
第一天	7.8	79.8	3.34	95	367
第三天	6.6	67.0	3.11	92	360
第五天	8.0	62.4	3.29	93	259

表1-2　肾功能

日期	BUN（mmol/L）	Cr（μmol/L）
参考值	3.2 ~ 7.0	45 ~ 106
第一天	9.8	80
第三天	8.1	78
第五天	5.0	83

肝功能、凝血六项、肿瘤标志物均正常。

胃窦黏膜病理回报：胃窦黏膜急慢性炎，固有腺体减少，部分中度肠化伴轻度非典型增生；幽门螺杆菌阳性。

第四天老薛未再次排便，第五天起开始饮水，第六天嘱其进少量流食，老薛无明显不适。

学习重点（Learning Issues）

1. 消化性溃疡的发病机制。
2. 消化性溃疡的常见临床表现和并发症。

3．幽门螺杆菌的致病因素。
4．消化性溃疡的药物治疗及作用原理。
5．幽门螺杆菌的检测方法和根除治疗方法。
6．非甾体抗炎药（non-steroidal anti-inflammatory drugs，NSAIDs）相关性溃疡的发病机制。

引导问题（Guiding Questions）

1．患者入院后每天应监测哪些指标？
2．奥美拉唑的药理作用机制是什么？有止血作用吗？
3．该患者入院后仍间断排出黑便，如何解释？
4．患者为什么会出现发热？如何解释？
5．血尿素氮升高如何解释？
6．上消化道出血患者，何时可以恢复进食？
7．该患者十二指肠球溃疡的原因都有哪些？
8．幽门螺杆菌监测的方法有哪些？
9．非甾体抗炎药（NSAIDs）在该患者溃疡合并出血中的作用和机制是什么？

教师注意事项（Tutor Attention）

1．建议讨论时间为60min。

2．引导学生深入讨论该患者消化性溃疡合并出血的发病机制，幽门螺杆菌和非甾体抗炎药（NSAIDs）在消化性溃疡发病中的作用，以及消化性溃疡合并上消化道出血时的药物治疗及药物机制。

第三幕

住院第七天，老薛中午很饿，多吃了几口饭。下午老薛就觉得头晕、心悸，测血压115/62mmHg，心率102次/分。查体：四肢偏冷，腹软，无明显压痛，肠鸣音9次/分。医生考虑有再次消化道出血可能，嘱其平卧、吸氧，开通静脉通路，并持续心电血压监测。半小时后老薛突然出现恶心，随后呕血，为暗红色血液、含有血凝块。同时伴大汗、谵妄，监测血压66/35mmHg，心率115次/分。主治医生指示立即配血，给予林格液及代血浆快速输入，15min后血压升至89/45mmHg，配血取回后给予压积红细胞400ml静点。输血后血压维持在94/66mmHg左右，血常规回报：血色素61g/L。

主治医生考虑溃疡再次出血，决定再次急诊胃镜检查（图1-2）：胃内有新鲜血液附着，十二指肠球部前壁溃疡处可见活动性渗血，立即使用止血夹夹闭血管，观察5min未见活动性出血，返回病房观察。

当日夜间老薛再次出现便血，开始为黑色，逐渐转为暗红色，监测血压降至85/40mmHg，心率110～120次/分，复查血常规，血色素56g/L（输压积红细胞800ml后）。立即组织消化内科、外科、血管介入科多科会诊，决定首先选择血管介入治疗。主治医师把老薛家属叫到办公室，向他们介绍了患者目前病情危重，并把多科会诊后的意见和各种治疗的风险和获益告之家属，家属表示理解并同意按照多科会诊意见诊治。介入科医生经股动脉插管造影，胃十二指肠动脉末端相当于十二指肠球部位置有造影剂外渗，使用弹簧圈2枚堵塞，并局部注射明胶海绵，观察无造影剂外渗表现，结束手术。

术后老薛未再呕血，间断排黑便，生命体征平稳，监测血红蛋白在90g/L左右。1周后大便转为黄色，进食后无不适，遂好转出院。

出院时叮嘱老薛：①口服埃索美拉唑20mg bid，10天后病情平稳可加用氯吡格雷；②2周后去消化科门诊复诊，择期抗幽门螺杆菌治疗；③如果今后需要长期服用阿司匹林和氯吡格雷，要配合埃索美拉唑使用。

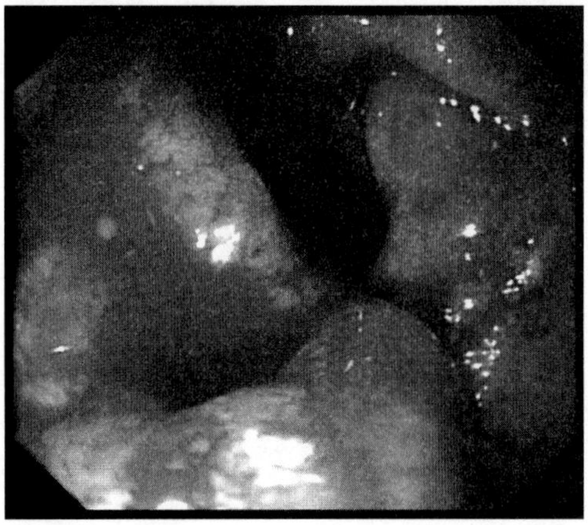

图1-2　十二指肠球前壁溃疡活动性渗血

学习重点（Learning Issues）

1．消化性溃疡合并出血的非药物治疗方法。
2．消化性溃疡合并出血的手术指征。
3．消化性溃疡的院外治疗原则。
4．如何预防消化性溃疡的复发。

引导问题（Guiding Questions）

1．内镜下止血措施有哪些？
2．消化性溃疡出血的手术指征是什么？
3．介入止血的机制是什么？适用于哪些患者？
4．为什么没有首先手术治疗？
5．消化性溃疡院外治疗时，口服药物有哪些？服药多长时间？
6．如何根除幽门螺杆菌？
7．如何预防消化性溃疡的复发？
8．对于这个患者，如何做到心、胃兼顾？

教师注意事项（Tutor Attention）

1．建议讨论时间为60min。

2．引导学生理解消化性溃疡合并出血的非药物治疗原则和指征，避免深究内镜、介入和手术的具体操作细节；指导学生掌握消化性溃疡药物治疗疗程、幽门螺杆菌根除常用方案和预防。

学习资源（Learning Resources）

一、图书及文献

1．陆在英，钟南山．内科学．7版．北京：人民卫生出版社，2008.
2．Lee Goldman，Dennis Ausiello．希氏内科学．22版．北京：世界图书出版公司，2009.
3．中华消化杂志编委会．消化性溃疡病诊断与治疗规范（2013年，深圳）．中华消化杂志，2014，34（2）：73-76.
4．中华医学会消化病学分会．2012第四次全国幽门螺杆菌感染处理共识报告．中华内科杂志，2012，51（10）：832-837.
5．Loren Laine，Dennis M. Jensen. Management of Patients With Ulcer Bleeding. ACG Practice Guidelines. Am J Gastroenterol advance online publication，2012，107（3）：345.
6．Musumba C，Jorgensen A，Sutton L et al. The relative contribution of NSAIDs and Helicobacter pylori to the aetiology of endoscopically-diagnosed peptic ulcer disease：observations from a tertiary referral hospital in the UK between 2005 and 2010. Aliment Pharmacol Ther，2012，36（1）：48-56.

二、网络资源

1．中日友好医院图书馆数据库 https：//58.30.139.200/
2．PubMed http：//www.ncbi.nlm.nih.gov/pubmed/

参考资料

一、消化性溃疡

1．定义　消化性溃疡（peptic ulcer）指主要发生在胃及十二指肠的慢性溃疡，亦可发生在与酸性胃液相接触的其他部位，包括食管、胃肠吻合术后的吻合口及附近肠袢，以及梅克尔（Meckel）憩室。由于溃疡的病损超过黏膜肌层，故不同于糜烂。消化性溃疡的得名是由于其发生与胃酸、胃蛋白酶有关。

2．流行病学　该病在全世界均常见，一般认为人群中有10%的人在其一生中患过消化性溃疡。但在不同国家、不同地区，其发病率尚无确切的流行病学调查资料，有资料报道消化性溃疡患者占国内胃镜检查人群的10.3%～32.6%。本病可见于任何年龄，以20～50岁居多，男性与女性之比（2～5）：1。临床上十二指肠溃疡多于胃溃疡，两者之比约为3∶1。消化性溃疡可发生于任何年龄，但十二指肠溃疡多见于青壮年，而胃溃疡多见于中老年，两者的发病高峰可相差10岁。统计显示我国南方发病率高于北方，城市高于农村，可能与饮食习惯、工作精神压力有关。自1980年以来，随着社会老龄化与期望寿命的不断延长，中老年溃疡患者的发病率呈增高趋势。溃疡病发作有季节性，秋冬和冬春之交是高发季节。

3．病因和发病机制　消化性溃疡的发生是对胃、十二指肠黏膜有损害作用的侵袭因素和黏膜自身防御、修复因素之间失衡的综合结果。十二指肠溃疡与胃溃疡在发病机制上存在不同，前者主要是防御、修复因素减弱所致，而后者常为胃酸、药物、幽门螺杆菌（Helicobacter pylori，Hp）等侵袭因素增强。所以说，消化性溃疡是由多种病因导致相似结果的一类异质性疾病。

（1）幽门螺杆菌感染：幽门螺杆菌感染为消化性溃疡的重要发病原因。幽门螺杆菌感染破坏了胃十二指肠的黏膜屏障，幽门螺杆菌分泌的空泡毒素蛋白和细胞毒素相关基因蛋白可造成胃十二指肠黏膜上皮细胞受损和炎症反应，损害了黏膜的防御修复机制。幽门螺杆菌感染还可引起高胃泌素血症，胃酸分泌增加，这两方面协同作用促使胃十二指肠黏膜损害，形成溃疡。

（2）胃酸和胃蛋白酶：在损害因素中，胃蛋白酶的蛋白水解作用和胃酸都对胃和十二指肠黏膜有侵袭作用，胃酸的作用占主导地位。

（3）非甾体抗炎药：如阿司匹林、布洛芬、吲哚美辛等，除具有直接损伤胃黏膜的作用外，还能抑制前列腺素和依前列醇的合成，从而损伤黏膜的保护作用。另外，肾上腺皮质激素也可与溃疡的形成和再活动有关。

（4）粗糙和刺激性食物或饮料：可引起黏膜的物理性和化学性损伤。不定时的饮食习惯会破坏胃酸分泌规律。刺激性饮料、烈性酒除直接损伤黏膜外，还能促进胃酸过度分泌。这些因素均可能和消化性溃疡的发生和复发有关。

（5）持久和过度精神紧张、情绪激动等精神因素：可引起大脑皮质功能紊乱，使迷走神经兴奋和肾上腺皮质激素分泌增加，导致胃酸和胃蛋白酶分泌增多，促使溃疡形成。

（6）研究证明吸烟可增加胃溃疡和十二指肠溃疡的发病率，同时可以影响溃疡的愈合。

（7）研究发现，胃溃疡和十二指肠溃疡的发病与遗传因素有关，O型血型者比其他血型者十二指肠溃疡的发病率高1.4倍。家族中有患消化性溃疡倾向者，其亲属患病机会比没有家族倾向者高3倍。

4．病理　典型的慢性溃疡有4层结构，由浅至深依次为：①渗出层：主要为中性粒细胞和纤维蛋白；②坏死层：为因组织退变坏死而无结构的嗜伊红组织；③肉芽层：为炎性肉芽组织，含丰富的毛细血管和大量炎性细胞，其中毛细血管常与溃疡面呈垂直排列；④瘢痕层：为较多致密的胶原纤维，与溃疡面呈平行排列，常发生玻璃样变性。瘢痕组织中的小动脉常因发生血栓闭塞性动脉内膜炎而致管壁增厚、管腔狭窄。这是机体的一种防御机制，可防止出血；但因局部血供障碍，亦可使溃疡经久不愈，成为慢性溃疡。胃壁的神经细胞多有蜕变，导致胃壁营养不良。活动性溃疡的渗出层和坏死层较厚，长期迁延不愈的溃疡底部常有大量纤维瘢痕组织。溃疡周围的黏膜有不同程度的炎症、腺体萎缩、肠化或假幽门腺化生。愈合时溃疡边缘的黏膜上皮增生并向溃疡底表面匍行，逐渐覆盖溃疡面。

5．临床表现　本病临床表现不一，部分患者可无症状，或以出血、穿孔等并发症为首发症状。典型表现为慢性、周期性、节律性的上腹部疼痛，体征多不典型。

【症状】

疼痛的特点：

（1）慢性：消化性溃疡多反复发作，病史可为几年甚至十几年。

（2）周期性：上腹部疼痛呈周期性，与缓解期交替出现，尤以十二指肠溃疡（duodenal ulcer，DU）明显。缓解期长短不一，短的只是几周或几月，长的可几年。发病有季节性，多在秋冬和冬春之交发病，可因精神情绪不良或服用 NSAIDs 诱发。

（3）节律性：疼痛呈明显节律并与进食明显相关。DU 患者约有 2/3 呈节律性。

早餐 1 ~ 3h 开始出现上腹疼痛，如不服用药物或进食则要持续到午餐才缓解。食后 2 ~ 4h 又痛，也需要进食或服药才缓解。约半数有午夜痛，常被痛醒。胃溃疡（gastric ulcer，GU）也可发生规律性疼痛，但餐后出现较早，约在餐后 1/2 ~ 1h 出现，至下餐前自行消失。午夜痛也可发生，但不如 DU 多见。

疼痛的性质和部位：

疼痛可为钝痛、灼痛、胀痛或饥饿痛。GU 常常中上腹部或偏左部疼痛，DU 常常中上腹部偏右侧疼痛。如果疼痛加剧而部位固定，放射至背部，不能被抗酸药缓解，常提示有后壁慢性穿孔；突然发生上腹剧痛迅速延及全腹时应考虑有急性穿孔；有突发眩晕者说明可能并发出血。

【体征】

溃疡活动时剑突下可有一固定而局限的压痛点，缓解时无明显体征。

【特殊类型的消化性溃疡】

（1）无症状溃疡：有 15% ~ 20% 消化性溃疡患者无任何症状，可因钡餐、胃镜检查发现，也可以出血、穿孔等并发症为首发症状。尤其应注意，正在服用 H_2 受体拮抗剂治疗的患者中半数以上无症状。

（2）老年人消化性溃疡：老年人中位于胃体上部或高位的溃疡以及胃巨大溃疡较为多见，需与胃癌相鉴别。

（3）复合性溃疡：DU 和 GU 同时并见者，占消化性溃疡的 7% 左右，以男性多见。

（4）幽门管溃疡：常缺乏典型的溃疡的临床表现，但幽门狭窄和出血的发生率较高。

（5）球后溃疡：是指十二指肠球部以下的溃疡，X 线及胃镜检查容易漏诊，并且容易并发出血，内科治疗效果较差。

6．实验室检查

（1）X 线钡餐检查：气钡双重对比造影更能显示黏膜像。有直接和间接两种征象：龛影是直接征象，对溃疡有确诊价值；间接征象包括局部压痛，胃大弯侧见痉挛性切迹，十二指肠球部激惹等，间接征象提示有溃疡。

（2）胃镜检查和黏膜活检：是溃疡诊断和良恶性溃疡鉴别诊断的金标准。内镜下消化性溃疡多呈圆形或椭圆形，偶也呈线形，边缘光整，底部充满灰黄色或白色渗出物，周围可有充血、水肿。内镜下溃疡可分为活动期（A 期）、愈合期（H 期）、瘢痕期（S 期），其中每期又可分为 1 和 2 两个阶段。

（3）幽门螺杆菌检测：分为侵入性和非侵入性两大类，前者须做胃镜和胃黏膜活检，可同时确定胃十二指肠的疾病，后者则只能提供有无 Hp 感染的信息。

快速尿素酶法是诊断 Hp 感染的首选方法。

（4）胃液分析：GU 患者胃酸多正常或偏低，部分 DU 患者胃酸升高，但价值不大。

（5）粪便隐血检查：此项检查可用于确定溃疡有无活动及合并出血，并可作为疗效判定的指标。一般出血在 6ml 以上，隐血试验呈阳性。隐血持续阳性者，应注意癌变。

7．并发症

（1）出血：溃疡是上消化道出血的常见病因，占所有病因的 50% 左右。15% ~ 25% 的溃疡患者可并发出血，且 DU 较 GU 易并发出血。一般出血 50 ~ 100ml 可出现黑粪；超过 1000ml 可引起循环障碍，出现眩晕、出汗、血压下降等；半小时超过 1500ml 时会发生休克。第一次出血后约 40% 可以复发，易为 NSAIDs 诱发。与 NSAIDs 相关的溃疡可毫无症状而突然发生出血。

（2）穿孔：发生穿孔前突发剧烈腹痛，持续而加剧，先出现于上腹，再逐渐延及满腹，腹壁呈板样僵直，有压痛和反跳痛。溃疡穿孔常引起三种后果：①溃破入腹腔引起弥漫性腹膜炎（游离穿孔）；②溃疡穿孔并受阻于邻近实质性器官如肝、脾等（穿透性溃疡）；③溃疡穿孔入空腔脏器形成瘘管。

（3）幽门梗阻：主要由 DU 或幽门管溃疡引起，溃疡急性发作可因炎症水肿和幽门部痉挛而引起暂时性梗阻，可随炎症的缓解而缓解，慢性梗阻主要由于瘢痕收缩而呈持久性。幽门梗阻常出现上腹不适，疼痛与餐后加重，并有恶心、呕吐，大量呕吐后症状可缓解。

（4）癌变：少数 GU 可发生癌变，DU 则否。对长期慢性 GU 病史、年龄在 45 岁以上、溃疡顽固不愈者应提高警惕。应在胃镜下取多点活检做病理检查，并在积极治疗后复查胃镜。

8．鉴别诊断

（1）慢性胃炎：慢性胃炎临床表现为上腹饱胀、嗳气、进食后胀痛等，无消化性溃疡节律性上腹痛的特点。但溃疡常合并慢性胃炎，鉴别困难时需做胃镜检查。

（2）功能性消化不良：常见于年轻妇女，表现为餐后上腹饱胀，嗳气、泛酸、恶心和食欲减退等，明确鉴别有赖于胃镜检查。

（3）十二指肠炎：为十二指肠慢性炎症，常继发于 DU，确诊需做胃镜检查。

（4）慢性胆囊炎与胆石症：疼痛与进食油腻有关，疼痛常位于右上腹并反射至背部，伴发热、黄疸的典型病例不难与本病相鉴别。不典型者需做胃镜和 B 超检查。

（5）胃癌：很难从症状上鉴别良恶性，明确诊断需做内镜检查，特别是在内镜下取组织做病理检查。需要强调的是：①对于怀疑恶性肿瘤而一次活检阴性者，必须在短期内复查胃镜并再次活检；②强力抑制胃酸分泌药物治疗后，溃疡缩小或部分愈合不是判断良、恶性溃疡的可靠依据，对 GU 需加强随访。

（6）促胃泌素瘤：胃泌素瘤又称 Zollinger-Ellion 综合征，是胰腺非 β 细胞瘤分泌大量促胃泌素导致。与消化性溃疡的鉴别要点是溃疡发生于不典型部位，具难治性的特点，有高胃酸分泌及空腹血清促胃泌素 > 200μg/ml。

9．治疗　治疗目的在于消除病因、解除症状、愈合溃疡、防止复发和避免并发症。在治疗时，应对每一病例分析其可能涉及的病因及病理生理，给以适当的处理。

【一般治疗】

适当休息，合理饮食，生活规律，如饮食定时定量，少饮浓茶、浓咖啡等。注意调节情绪，对少数紧张，焦虑不安的患者，应予开导，必要时予以镇静药。

【药物治疗】

药物治疗主要包括根除 Hp、抑制胃酸分泌及保护胃黏膜。

1．抑制胃酸分泌治疗　溃疡的愈合特别是 DU 的愈合与抗酸治疗的强度和时间成正比。目前临床上常用的抑制胃酸分泌的药物主要有 H_2 受体拮抗剂（H_2 receptor antagonist，H_2RA）和质子泵抑制剂（proton pump inhibitors，PPI）两大类。

常用的 H_2RA 有西咪替丁、雷尼替丁、法莫替丁、尼扎替丁和罗沙替丁。西咪替丁是第一代的 H_2RA 类药物，用法：400mg 早晚各一次。其不良反应有：腹泻、腹胀、血清转氨酶升高、间质性肾炎、粒细胞减少、血小板减少、头痛、头晕、嗜睡、甚至精神错乱，长期使用可出现男性乳房发育等。雷尼替丁用法为 150mg 早晚各一次；法莫替丁用法为 20mg 早晚各一次。此两者的效能都比西咪替丁高，且副作用少见。

PPI 作用于壁细胞分泌胃酸的关键酶——H^+-K^+-ATP 酶，使其不可逆地失去活性，导致壁细胞内的 H^+ 不能转移至胃中而抑制胃酸分泌。抑制胃酸分泌的作用较 H_2RA 强，且作用更持久。目前已有奥美拉唑、兰索拉唑、潘托拉唑和雷贝拉唑用于临床。一般剂量为奥美拉唑 20mg、兰索拉唑 30mg、潘托拉唑 40mg 和雷贝拉唑 10mg，每天一次口服，根除 Hp 治疗剂量需加倍。

2．根除 Hp 治疗　国际已对 Hp 相关性溃疡的处理达成共识，即不论溃疡初发或复发，不论活动或静止，不论有无并发症史，均应抗 Hp 治疗。根除 Hp 的方案大体上可分为质子泵抑制剂为基础和胶体铋剂为基础的方案两大类。目前常用三联疗法或四联疗法，三联疗法为一种 PPI 或一种铋剂加上克拉霉素、阿莫西林、甲硝唑 3 种药物中的 2 种，组成 3 联疗法；四联疗法由铋剂三联疗法加一种 PPI 组成，疗程一般 7 天。

目前对于根除 Hp 治疗后是否需要继续抗溃疡治疗尚未达成共识，若根除治疗疗效差，应考虑在根除 Hp 治疗结束后继续用抑制胃酸分泌药物 2 ~ 4 周。在抗 Hp 治疗后，确定 Hp 是否根除的试验应在治疗完成后不少于 4 周时进行。

3．保护胃黏膜治疗　保护胃黏膜的药物主要有三种，即硫糖铝、枸橼酸铋钾和前列腺素类药物米索前列醇，这些药物治疗 4 ~ 8 周的溃疡愈合率与 H_2RA 相似。硫糖铝抗溃疡的机制主要与其黏附覆盖在溃疡表面上阻止胃酸和胃蛋白酶继续侵袭溃疡面、促进内源性前列腺素合成和刺激表皮生长因子分泌等有关，其不良反应少，便秘是主要的不良反应。枸橼酸铋钾除具有与硫糖铝相似的作用机制外，尚有较强的抗 Hp 作用。短期服用该药除了舌苔发黑之外，很少出现不良反应；为避免铋在体内蓄积中毒，不宜连续长期服用。米索前列醇具有抑制胃酸分泌、增加胃十二指肠黏膜黏液 / 碳酸氢盐分泌和增加黏膜血流的作用。腹泻是其主要的不良反应，孕妇忌服。

4．NSAIDs 溃疡的治疗和预防　应尽可能暂停或减少 NSAIDs 剂量；尽可能选用对胃肠道黏膜损害较小的药物或选择性 COX-2 抑制剂；推荐根除 Hp 治疗，对 HP（+）长期服用 NSAIDs 者停服 NSAIDs 后，可用常规抗溃疡方案进行治疗。当未能中止 NSAIDs 治疗时，应选用 PPI 进行治疗。预防：米索前列醇、PPI。

5．溃疡复发的预防　去除危险因素，排除胃泌素瘤，确定有无 Hp 感染，维持治疗。

【消化性溃疡治疗的策略】

（1）对胃镜或 X 线检查诊断明确的 DU 或 GU，首先要区分有无 Hp 感染。

（2）如果 Hp 阳性，则应首先抗 Hp 治疗，必要时在抗 Hp 治疗结束后再给予 2 ~ 4 周抗酸分泌治疗。

（3）对 Hp 阴性的溃疡包括 NSAIDs 相关性溃疡，可按过去的常规治疗，即服任何一种 H_2RA 或 PPI，DU 疗程为 4 ~ 6 周，GU 为 6 ~ 8 周。也可用黏膜保护剂替代抗酸分泌剂治疗 GU。

（4）综合考虑后决定是否进行维持治疗。

（5）外科治疗，目前仅限于极少数有并发症者。

二、上消化道出血

1．定义　急性上消化道出血系指屈氏韧带以上的消化道，包括食管、胃、十二指肠、胆道和胰管等病变引起的出血。根据出血的病因分为非静脉曲张性出血和静脉曲张性出血两类。在所有引起急性上消化道出血的病因中，十二指肠溃疡、胃溃疡和食管静脉曲张占前三位。

2．临床表现

（1）呕血与黑便。

（2）失血性周围循环衰竭：头昏、心悸、乏力，突然起立可产生晕厥、口渴、肢体冷感、心率加快、血压偏低。休克时患者烦躁不安或神志不清、面色苍白、四肢湿冷、口唇发绀、呼吸急促。

（3）血象变化：正细胞正色素性贫血，消化道大出血后 2 ~ 5h，白细胞可升达（10 ~ 20）$\times 10^9$/L。

（4）发热。

（5）氮质血症：血尿素氮持续升高超过 3 ~ 4 天者，若出血前血容量已基本纠正而尿量仍少，则考虑由于休克时间过长或原有肾病变基础而发生肾衰竭。

3．诊断

（1）诊断的确立：早期识别，并排除消化道以外的出血因素，如呼吸道、口鼻咽喉部、进食引起的黑便等。

（2）出血量的估计：＞ 5ml 隐血试验阳性；50 ~ 100ml 出现黑便；胃内储积血量 250 ~ 300ml 引起呕血；一次出血量 400 ~ 500ml 出现全身症状；短期＞ 1000ml 出现周围循环衰竭。血容量明显不足：平卧位改为坐位时出现血压下降（下降幅度＞ 15mmHg），心率加快（上升幅度＞ 10 次 / 分）。

（3）出血是否停止的判断：考虑活动性出血的存在。

1）反复呕血，黑便次数增多，粪质稀薄，呕血变为暗红色，黑便变为暗红色，伴有肠鸣音亢进；

2）周围循环衰竭的表现经补液输血而未见明显改善，或虽暂时好转而又恶化，经快速补液输血中心静脉压仍有波动，稍稳定又再下降；

3）血红蛋白浓度、红细胞计数与血细胞比容继续下降，网织红细胞计数持续增高；

4）补液与尿量足够的情况下，血尿素氮持续或再次增高。

（4）出血的病因诊断。

4．治疗

（1）一般急救措施：卧位休息，呼吸道通畅，监测生命体征。

（2）出血征象的监测：记录呕血、黑便和便血的频度、颜色、性质、次数和总量，定期复查红细胞计数、血红蛋白、HCT 与血尿素氮等；监测意识状态、脉搏和血压（注意排除服用 β 受体阻滞剂或抗胆碱能药物对脉搏和血压的影响）、肢体温度，皮肤和甲床色泽、周围静脉特别是颈静脉充盈情况、尿量等，意识障碍和排尿困难者需留置尿管，危重大出血者必要时进行中心静脉压测定，老年患者常需心电、血氧饱和度、呼吸监护。

（3）积极补充血容量（液体复苏）：

1）应立即建立快速静脉通道；

2）液体的种类和输液量：常用液体包括等渗葡萄糖液、生理盐水、平衡液、血浆、全血或其他血浆代用品。急性失血后应静脉输入晶体液，失血量较大（如减少20%血容量以上）时，可输入血浆等胶体扩容剂。必要时可输血，紧急时输液、输血同时进行。输血指征为：①收缩压< 90mmHg，或较基础收缩压降低幅度> 30mmHg；②血红蛋白< 50g/L，HCT < 25%；③心率增快（> 120/分）。

3）血管活性药物：在补足液体的前提下，如血压仍不稳定，可以适当地选用血管活性药物（如多巴胺）以改善重要脏器的血液灌注。

（4）止血措施

1）内镜下止血：起效迅速、疗效确切，应作为首选。可根据医院的设备和病变的性质选用药物喷洒和注射、热凝治疗（高频电、氩气血浆凝固术、热探头、微波、激光等）和止血夹等治疗。

2）抑酸药物：诊断明确后推荐使用大剂量质子泵抑制剂治疗：奥美拉唑（如洛赛克）80mg静脉推注后，以8mg/h持续输注72h，其他PPI尚有泮妥拉唑、兰索拉唑、雷贝拉唑、埃索美拉唑等，目前仅奥美拉唑和泮妥拉唑有针剂。

3）止血药物：止血药物对急性非静脉曲张性上消化道出血（acute nonvariceal upper gastrointestinal bleeding，ANVUGIB）的确切效果未能证实，不作为一线药物使用，对有凝血功能障碍者，可静脉注射维生素K_1；为防止继发性纤溶，可使用止血芳酸等抗纤溶药；云南白药等中药也有一定疗效。对插入胃管者可灌注硫糖铝混悬液或冰冻去甲肾上腺素溶液（去甲肾上腺素8 mg，加入冰生理盐水100 ~ 200ml），应避免滥用止血药。

4）选择性血管造影及栓塞治疗：选择性胃左动脉、胃十二指肠动脉、脾动脉或胰十二指肠动脉血管造影，针对造影剂外溢或病变部位经血管导管滴注血管升压素或去甲肾上腺素，导致小动脉和毛细血管收缩，使出血停止。无效者可用明胶海绵栓塞。

5）手术治疗：诊断明确但药物和介入治疗无效者，诊断不明确、但无禁忌证者，可考虑手术结合术中内镜止血治疗。

“上消化道出血”案例小组教师手记

一、PBL 实践总结

PBL 案例撰写、审核和定稿

教师队伍的学习、实践、提高的过程

北医基础八年 PBL 的实施

1．集体备课，确定课堂学习重点，统一课堂教学过程，保证学习过程一致。

2．课后总结和反馈：对每位学生的特点进行记录和反馈。

3．课后教师们的及时沟通交流和不断改进。

二、PBL 导师带教的角色和技巧

PBL 导师的地位

“授之以鱼，不如授之以渔”(《老子》)

PBL 导师就像“灯塔”

PBL 导师任务

1．课前准备。

2．保持课堂讨论的活跃。

3．控制教学过程和学习难度。

4．控制小组关系和效率。

5．课后总结和反馈。

三、如何提高学生能动性

根据学生特点，因材施教。

要多鼓励，争取每位学生都能投入。

提高学生认识及解决问题的动机。动机来自导师的追问，但是应避免负荷过重。

四、PBL 问题和改进建议

1．教案方面　针对该组北医基础八年制的学生特点和教学要求，修改“上消化道出血”案例，降低“临床治疗”部分的难度。

本次案例胃镜结果在第一幕即给出，缺乏悬念，第二、三幕治疗难度较高，学生讨论的积极性不够高。

与之前的学习欠缺连贯性。在之前基础课的学习中，学生已经接触过包括非甾体类抗炎药引起消化道出血等在内的 10 个案例，虽然侧重点不同，但与本次 PBL 相似，导致学生积极性不高。

改进：将第一幕改为两幕，突出本次消化道出血的教学目标，后两幕合并。或者将本次课内容改为课堂教学，纠正之前学校基础老师类似案例 PBL 时可能没有解决的问题或错误概念。

2．课堂教学方面

提高学生参与度：导师针对“安静”型学生提问，活跃课题气氛，让每一位学生都能充分参与进来。

强调课堂纪律：严禁学生上课看手机、上网等活动，提高学习和讨论效率。

增加集体备课：保证不同导师的学生所经历的学习过程基本一致。

专业教师授课：授课导师尽量为案例相关专业教师。

PBL 结合虚拟病人：调动学生学习兴趣和积极性。

3．课后阶段

存在问题：

作业多数是复制粘贴的文献和网络资料。

改进建议：

课后评分：参照课堂纪律、表现、课下作业的准备程度，可以提前向学生声明。

学生的定量评价：

必要时，学生和教师双向评价，提高教学水平。

4．导师方面

集体备课很重要。

面对积极性不够高的学生，导师积极引导很重要。

5．学生方面

问题：反复 PBL 对学生来说已经不新鲜，而且部分学生已经进入实验室开始专业学习、做实验，精力有限，对临床兴趣不够大，不愿意花太多精力在 PBL 上。

因为临床学习时间太短，学生希望可以学到更多的有用的临床知识，更多接触临床。

改进建议：增加临床实习时间，增加感性认识。

很多思考……

PBL 导师带教的角色和技巧

如何提高学生能动性：因材施教

教学过程中对学生的激励机制

针对北医基础八年制学生的 PBL 学习目标和要求

（张艳丽　张春霞　杜时雨　刘海滨）

教学后记

案例二

题　目：“死里逃生”的年轻人小王

关键词： 急性心肌梗死、缺血性胸痛、心电图、心肌标志物、冠状动脉狭窄/闭塞、知情同意书、冠心病二级预防指南

前　言

一、进行本案例教学，学生应具备的背景知识（Student Preparation and Prerequisite Knowledge）

解剖学、组织学、生理学、病理生理学、生物化学、药理学、病理学、预防医学

二、预期学习目标（Learning Objectives）

1．缺血性胸痛的原因和发生机制；
2．正常心电图的产生机制，急性心肌梗死时心电图的变化机制及意义；
3．急性心肌梗死时心肌标志物的变化、意义及升高原因；
4．冠状动脉的解剖特点及血流调控；
5．冠状动脉血管病变与心肌发生缺血坏死的关系；
6．心肌梗死后患者的二级预防指南；
7．内脏疾病导致的牵涉痛及其发生机制。

三、病例摘要（Abstract）

35岁年轻男性小王，平时体力活动较少，嗜好吸烟，血脂较高。因反复发作胸痛12h，次晨再次突发剧烈胸痛来医院就诊，突然意识丧失，晕倒在地，身体抽搐，急诊科医生发现他心搏及颈动脉搏动已停止，心电图表现为心室颤动（室颤），马上给予胸外心脏按压、电除颤、人工呼吸和多巴胺升压治疗。经抢救后，患者自主心搏及呼吸恢复，血压恢复，意识部分恢复，仍表示前胸疼痛，出大汗。经心电图、心肌标志物及冠状动脉造影检查，诊断为“急性前壁心肌梗死”。患者签署知情同意书后，行冠状动脉血管再通术，并行心梗药物治疗。

四、关键词（Key Words）

急性心肌梗死、缺血性胸痛、心电图、心肌标志物、冠状动脉狭窄/闭塞、知情同意书、冠心病二级预防指南

五、课堂安排（Classroom Management）

课程	内容	大约时间
一	暖场、推选学生主席、记录人、相互介绍	15min
	第一幕：展开讨论，提出问题	45min
	第二幕：展开讨论，提出问题	60min
	第三幕：展开讨论，提出问题	60min
二	每个同学反馈学习心得	40min
	根据讨论中汇集的问题分别展开讨论	120min
	主持教师对本案例学习过程及学生情况进行点评	20min

六、注意事项（Specific Issues of Emphasis）

1．本次学习的重点是让学生更好地理解采取 PBL 的目的和收获，掌握 PBL 学习方法，以便为以后大规模开展 PBL 学习奠定基础。

2．学生目前阶段尚不具备深入探讨相关临床知识（如临床表现、疾病分型、诊断及鉴别诊断和治疗等）及基础知识（如细胞内机制和途径等）的能力，当讨论重点放在这些方面时，教师应注意及时纠正。

3．注意引导学生讨论与案例相关的伦理学问题（知情同意书）及公共卫生问题。

4．教师手册请勿与学生分享。

第一幕

小王，今年35岁，网络工程师，平时在电脑前静坐时间较长，体力活动较少，没有锻炼身体的习惯。吸烟10年，每天20支。近2年发现血脂高，未治疗。上月去西藏旅游，在拉萨、灵芝地区停留了半个月，1周前返回北京。

2014年5月7日19：00左右，小王散步时突然出现胸骨后及左胸痛，为烧灼样痛，放射至左肩、左臂内侧及左手环指及小指，伴有呼吸困难，出大汗，恶心、呕吐多次，没有到医院就诊，自己服用“丹参滴丸”，约30min后缓解。当日夜间及次日清晨反复发作胸痛，每次持续5～10min，能自行缓解。5月8日7：00再次出现胸痛，持续不缓解，来医院就诊，在急诊科诊台挂号时突然意识丧失，晕倒在地，陪同的人叫他不能答应，四肢抽搐。医生发现他心搏及颈动脉搏动已停止，血压测不出，呼吸停止，心电图表现为室颤，马上给予胸外心脏按压、电除颤、人工呼吸和多巴胺升压治疗。经抢救后，患者自主心搏及呼吸恢复，血压恢复，意识部分恢复，仍表示前胸疼痛，出大汗。

学习重点（Learning Issues）

1．胸痛的原因及特点。

2．内脏疾病导致的牵涉痛及其发生机制。

3．心血管危险因素与心梗的关系。

引导问题（Guiding Questions）

1．这个患者的胸痛特点主要是什么？

2．他出现胸痛的可能原因有哪些？

3．心肌缺血的患者为什么会出现胸痛？

4．缺血性胸痛的特点有哪些？为什么胸痛会放射到左肩、左臂内侧及左手环指及小指？牵涉痛的概念和生理机制是什么？

5．这个患者为什么会出现心搏骤停？心搏骤停有哪些心电图表现？如何处理？

6．为什么电击可以帮助心脏复律，使心跳恢复？

教师注意事项（Tutor Attention）

1．讨论时间45min。

2．以缺血性胸痛为中心环节进行讨论。

第二幕

患者持续胸痛不缓解，给予吗啡静脉注射。入院查体：T 36.8℃，R 20 次 / 分，P 110 次 / 分，BP 90/60mmHg。营养中等，意识清醒，皮肤潮湿，双肺听诊清音，未闻及啰音。心界不大，心率 110 次 / 分，律齐，各瓣膜区未闻及额外心音及杂音，无心包摩擦音。腹平软，肝脾未触及，双下肢无水肿。心电图见图 2-1，2-2，实验室检查见表 2-1。

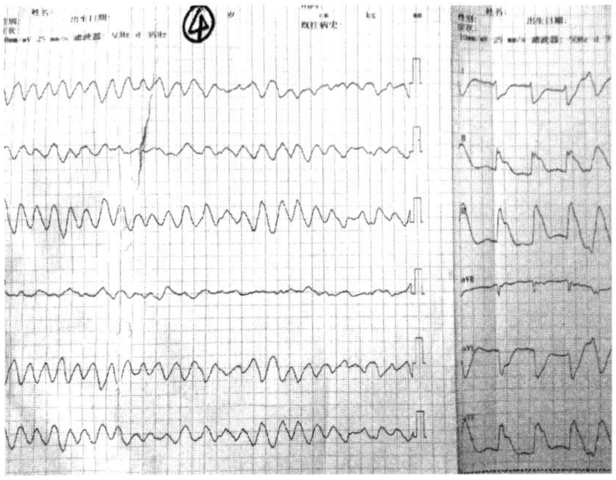

图 2-1　心室颤动

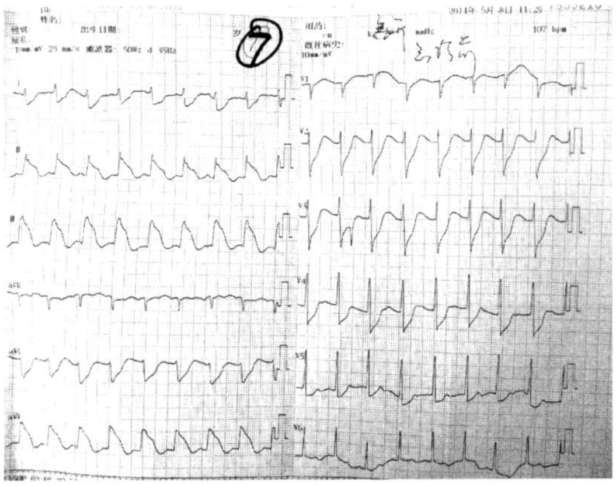

图 2-2　Ⅱ、Ⅲ、avF 导联 ST 段抬高，Ⅰ、avL、V_1-V_5 导联 ST 段压低

表2-1　入院时实验室检查

检查类型	检查项目	数值	正常值
血常规	白细胞（$*10^9/l$）	16.5	4 ~ 10
	红细胞（$*10^{12}/l$）	5.6	4 ~ 10
	血红蛋白（g/l）	17.2	12 ~ 16
	血小板（$*10^9/l$）	21.6	10 ~ 30
肌钙蛋白	cTNI（ng/ml）	16.5	0 ~ 0.4
心肌酶谱	CK（μ/l）	655	0 ~ 250
	CK-MB（μ/l）	250	0 ~ 25
血脂	LDL-C（mmol/l）	5.66	2.07 ~ 3.12
	T-CHO（mmol/l）	7.88	2.86 ~ 6.02
	TG（mmol/l）	1.42	0.56 ~ 1.70
肾功能	Scr（μmol/l）	85	0 ~ 106
	SUA（μmol/l）	460	0 ~ 420
hs-CRP	（mg/dl）	18.2	0 ~ 3

学习重点（Learning Issues）

1．正常心电图产生的机制及其意义。

2．心肌梗死时 ST-T 变化的电生理机制。

3．急性心肌梗死时心肌标志物的变化规律及其意义。

引导问题（Guiding Questions）

1．急性心肌梗死发生时心肌标志物的变化过程及意义是什么？文献报道有无新的心肌标志物？

2．正常心电图是怎么产生的？

3．急性心肌梗死发生时心电图 ST 段为什么会抬高？为什么会形成 Q 波？以后 Q 波会消失吗？为什么？

教师注意事项（Tutor Attention）

1．重点讨论急性心肌梗死时心电图和心肌标志物的变化及意义。

2．对比心绞痛的变化情况进行学习讨论。

第三幕

由于胸痛、猝死的病史及心电图的动态变化和心肌标志物的升高支持急性心肌梗死的诊断，因此医生建议小王尽快行急诊冠状动脉造影检查，必要时及时开通血管及恢复心肌再灌注。

小王在妻子的见证下签署了《经皮冠状动脉介入术知情同意书》（见附录）后，接受了冠状动脉造影检查，证实右冠状动脉（right coronary artery，RCA）闭塞（见图 2-3），并于闭塞病变处球囊扩张后置入支架 1 枚。术后冠状动脉内血流恢复正常，心电图 ST 段回落，患者症状缓解。

术后，患者问医生："大夫，我放了支架之后是不是病就彻底治好了？是不是吃一段时间药就可以停药了？我每天少抽点烟行不行？我回家后需要卧床休息吗？什么时候开始锻炼身体？能做什么活动？"

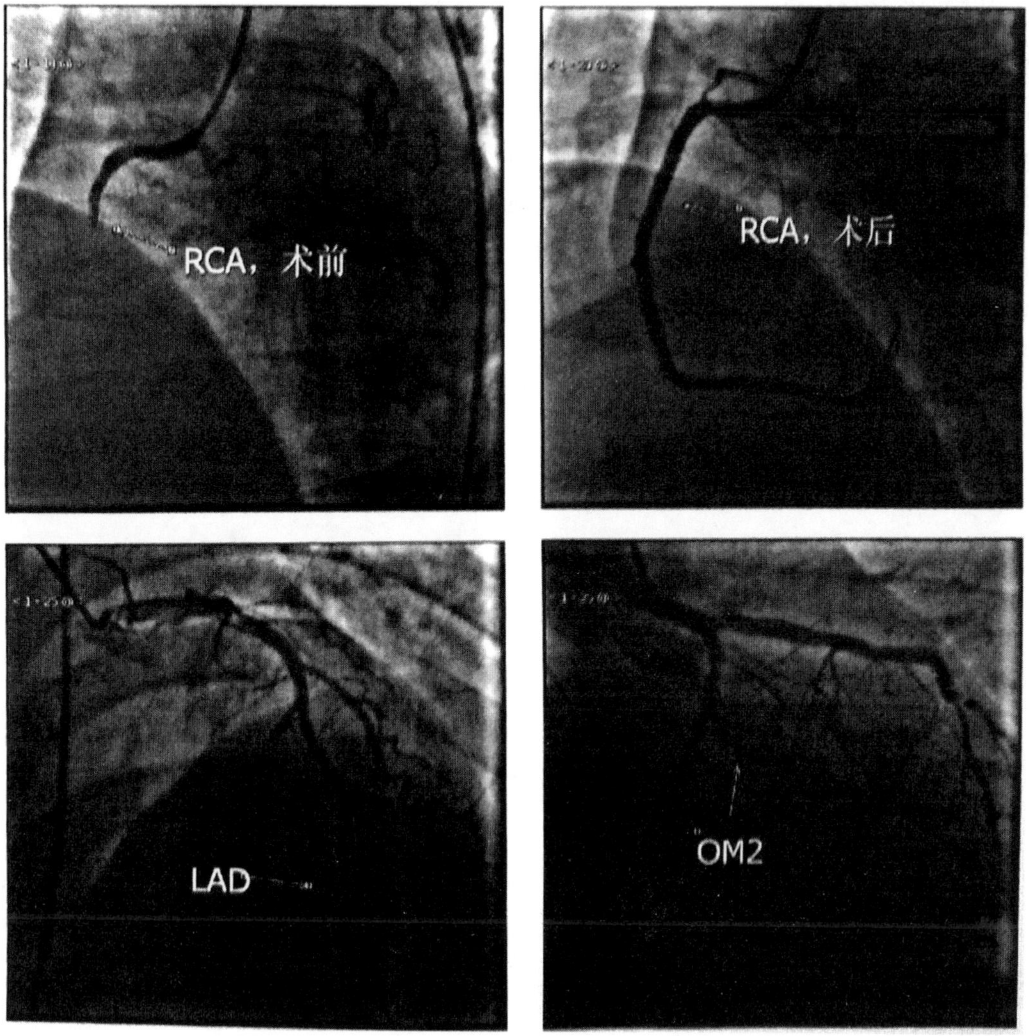

图 2-3 冠状动脉造影诊断及治疗结果

学习重点（Learning Issues）

1．冠状动脉血管的解剖结构和血流的调控。
2．冠状动脉闭塞与心肌梗死的关系。
3．何为知情同意，何时应使用知情同意书。
4．心梗后患者的院外健康指导及规范治疗。

引导问题（Guiding Questions）

1．知情同意书的意义何在？
2．为什么血管闭塞会导致心肌发生坏死？
3．成功开通了血管就能完全避免心肌坏死吗？行支架治疗的目的是什么？
4．支架手术成功后还应该做什么治疗？什么是心梗后的“心室重构”？
5．心肌梗死发生后药物治疗主要能解决什么问题？
6．急性心肌梗死发生后患者是否需要在住院期间绝对卧床？如何进行功能锻炼？
7．出院后应该做什么？

教师注意事项（Tutor Attention）

1．重点探讨心肌梗死的治疗和注意事项。
2．围绕此病例探讨支架植入术后的注意事项。
3．结合病例和造影图例，加深学生对冠状动脉解剖和供血区域的理解。

附录：经皮冠状动脉介入术知情同意书

经皮冠状动脉介入术知情同意书

病案号________

尊敬的患者或患者的法定监护人、授权委托人：

您好！

您因病需在医院实行________治疗，医师特向您或家属、及您授权委托人详细介绍疾病诊断情况、治疗方案、治疗措施、重要检查和治疗措施的目的及可能结果、预后、药物不良反应、医药费用等情况。（注：本同意书中所涉及选择项目，均在□内打“√”，不选择的项目打“×”，请勿空白。

一般项目	患者姓名________　　性别________　　年龄________ 科　　室________　　病房________　　床号________
医师告知	【治疗前诊断及主要病情介绍】________________________________ 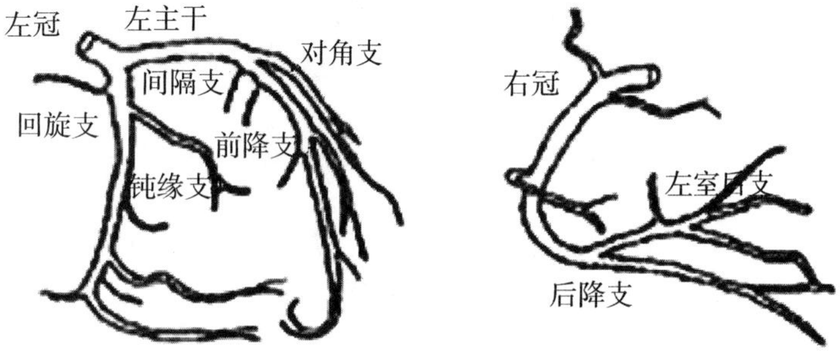 注：没办法标注，可在“治疗前诊断及主要病情介绍”中叙述。 【治疗方案】 针对此患者的疾病目前有如下主要的治疗方式： 1．经皮冠状动脉介入术（PCI） 2．搭桥手术 3．药物治疗 本病例主要高危因素： ____。 【建议拟行治疗方式】 经皮冠状动脉介入术（PCI）________________________ 选择手术入路：□股动脉　□桡动脉　□其他 是否使用血管缝合器：　□是　□否 □国产普通支架　□国产药物涂层支架　□进口普通支架　□进口药物涂层支架 可能使用支架数量________个，费用约________元。术者有权根据患者术中情况选择支架种类及增减支架使用数量，但尽量以患者及家属意见为主要参考。 【拟行治疗目的及原因】 □明确诊断　□祛除病灶　□缓解症状 其他：________________________________

	【治疗可能发生的并发症和不良后果及采取相应的主要治疗对策原则】 根据您的病情，您需要进行上述治疗。一般来说，治疗过程是安全的，但由于该治疗方式具有创伤性和风险性，特此向您告知如下内容： □1．麻醉剂过敏，严重可导致过敏性休克、危及生命。 □2．局部穿刺部位出血、血肿、感染、假性动脉瘤或动静脉瘘形成等；血管内血栓形成或脱落，并导致重要脏器栓塞（如肺栓塞、肾栓塞、脑栓塞等）。 □3．经桡动脉或肱动脉入路手术时可能出现动脉痉挛、血管穿孔或闭塞；可能因血管严重狭窄、扭曲或闭塞等原因无法完成手术操作，必要时需改为穿刺股动脉等血管；出血、血肿可能导致腕管综合征；术后桡动脉瘤形成或桡动脉闭塞。 □4．造影剂过敏，甚至过敏性休克，造影剂肾病、肾功能不全需血液透析，严重者可危及生命。 □5．穿刺时损伤肘正中神经、股神经等神经，可能导致同侧肢体麻木、萎缩、运动障碍。 □6．各种原因引起的冠脉痉挛、夹层、撕裂、无复流及慢血流现象或急性冠状动脉血栓形成、闭塞，导致严重心肌缺血、心肌梗死或出现冠状动脉穿孔导致心包填塞，可能需心包穿刺引流，必要时外科手术切开处理，甚至死亡。 □7．术中可能出现急性肺水肿，心衰、心肌梗死：包括急性Q波心梗和急性非Q波心梗；脑血管事件（包括TIA和脑卒中）、下肢静脉血栓形成并血栓脱落导致急性肺栓塞；室速、室颤或严重的传导阻滞、心搏骤停等恶性心律失常；直接PCI时心脏破裂；术后由于抗栓药物诱发的出血，严重者（如脑出血、消化道出血等）可致残或致死；因患者个体化差异对抗栓药物不敏感可导致冠状动脉内血栓形成，可能造成心梗或猝死。 □8．导引导丝和导管在推送过程中损伤血管内膜出现夹层、血栓、血管闭塞甚至穿孔，腹膜后出血、血肿，可能危及生命，严重时需输血并接受外科手术，甚至导致出血性休克，死亡。导管、球囊、导丝可能出现打折、打结、折断导致损坏或支架脱载，严重时需要外科手术处理。 □9．缝合部位出血、血肿、感染、假性动脉瘤、动静脉瘘形成，缝合器打折、折断、缝合失败，严重者可能需外科手术。 □10．各种原因导致导丝、球囊或支架无法推送到位以致手术失败，必要时需急诊冠状动脉搭桥手术。 □11．冠状动脉成形术后由于冠状动脉内损伤过度修复造成再狭窄。 □12．由于个体差异等原因引起的难以预料的并发症。 其他：____。 您具有该项治疗的适应证，我们建议为您施行该项治疗。基于现在医学技术的局限性，除上述告知内容外，还有一些罕见、特殊、不可预测的并发症与医疗风险，医师不可能做到在此全面的告知，请您理解。 【治疗后应当注意的主要事项】________________________________ ____。
患者知情选择	【同意】 医师已经将上述第______项至第______项医疗风险向我详细告知，我已充分了解病情并知道该项治疗是创伤性治疗手段，治疗中、治疗后可能发生医疗风险及其他不可预见的危险情况，我同意接受治疗并授权委托医院为我实施该项治疗，同时我授权在治疗中如发生紧急情况来不及做知情告知时，为保证本人的最大利益，医师可以按照医学规范进行应急处置，实施必要的医疗抢救措施。
	患者签字：________ 家属（或患者的法定监护人、授权委托人）签字：________ 与患者关系：____________ 签字日期：________年________月________日 签字地点：________ 时间________ 医师签字：________ 签字日期：________ 【不同意】 医师已经将该项治疗的必要性或紧急性，以及上述第______项至第______项医疗风险向我详细告知，我已充分了解该项治疗对我健康的重要，但经认真考虑，我自主决定拒绝该项（操作）治疗，并且愿意承担因不施行该项治疗（操作）而发生的一切后果，特此签字声明。

	患者签字：________ 家属签字（或患者的法定监护人、授权委托人）________ 与患者关系：________ 签字日期：______年______月______日 签字地点：________ 时间________ 医师签字：________ 签字日期：________
术后告知	患者经冠状动脉造影诊断冠心病明确，医生根据冠状动脉病变情况进行了 PCI 治疗。手术中共使用： 1．导引导管________条 2．导丝 ________根 3．球囊 ________只，其中国产________只，进口________只 4．支架 ________枚，其中国产________枚，进口________枚 国产药物________枚，进口药物________枚 5．缝合器 ________只 6．其他器械 IABP 导管： 冠脉内超声导管：________根 冠脉内旋磨导管：________根 冠脉内远端血管保护装置：________根 右心室临时起搏电极：________ 其他：________ 您已经知晓上述器材和数量。 患者签字：________ 近亲属签字（或患者的法定监护人、授权委托人）________

学习资源（Learning Resources）

一、图书及文献

1．朱大年，王庭槐．生理学．8版．北京：人民卫生出版社，2013．

2．陈灏珠．实用内科学．13版．北京：人民卫生出版社，2009．

3．Lee Goldman，Dennis Ausiello，希氏内科学．22版．北京：世界图书出版公司，2009．

4．黄宛．临床心电图学．5版．北京：人民卫生出版社，2008．

5．北京大学医学部图书馆/电子资源/电子图书/MD consult 电子书/zips：Braunwald's Heart Disease：A textbook of cardiovascular medicine．

6．2013 ACCF/AHA Guideline for the Management of ST-Elevation Myocardial Infarction. Journal of the American College of Cardiology.2013，61（4）e78-e125．

7．2012 ESC Guidelines for the management of acute myocardial infarction in patients presenting with ST-segment elevation. European Heart Journal. DoI：10.1093/eurheartj/dhs215．

8．2010 急性ST段抬高型心肌梗死诊断和治疗指南。中华心血管病杂志，2010，38（8）675-690．

二、网络资源

1．U.S.National Library of Medicine

http：//www.ncbi.nlm.nih.gov/sites/entrez

2．北京大学医学图书馆电子期刊数据库

http：//library.bjmu.edu.cn/ejym/dzqk.htm

参考资料

第一节　冠状动脉粥样硬化性心脏病

冠状动脉粥样硬化性心脏病（coronary atherosclerotic heart disease ）指冠状动脉粥样硬化使血管腔狭窄或阻塞，和（或）因冠状动脉功能性改变（痉挛）导致心肌缺血缺氧或坏死而引起的心脏病，统称冠状动脉性心脏病（coronary heart disease)，简称冠心病，亦称缺血性心脏病(ischemic heart disease)。临床上包括慢性冠状动脉粥样硬化性心脏病和急性冠脉综合征。慢性冠状动脉粥样硬化性心脏病、稳定型心绞痛是慢性胸痛的常见病因；急性冠脉综合征（包括不稳定性心绞痛和急性心肌梗死）是引起急性胸痛最常见、最凶险的病因之一。高血压、糖尿病、血脂异常、吸烟等是动脉粥样硬化发生的主要危险因素。

冠心病分为以下 5 型：

1．无症状性心肌缺血　患者无症状，但静息、动态时或负荷试验心电图示有 ST 段压低，T 波低平或倒置等心肌缺血的客观证据；或心肌灌注不足的核素心肌显像表现。

2．心绞痛　有发作性胸骨后疼痛，为一过性心肌供血不足引起。

3．心肌梗死　症状严重，由冠状动脉闭塞致心肌急性缺血性坏死所致。

4．缺血性心肌病　表现为心脏增大、心力衰竭和心律失常，为长期心肌缺血或坏死导致心肌纤维化而引起、临床表现与扩张型心肌病类似。

5．猝死　因原发性心脏骤停而猝然死亡，多为缺血心肌局部发生电生理紊乱，引起严重的室性心律失常所致。

近年来，临床医生更加重视结合病理变化特点进行分型，以便有预见性、针对性地选择恰当的治疗方案以提高疗效，降低死亡率。如稳定型心绞痛（stable angina)，即典型的劳力性心绞痛，其冠状动脉病变为稳定的粥样硬化斑块，造成管腔的固定狭窄，在劳力负荷增加时，因心肌耗氧量增加诱发心肌缺血而致心绞痛；而急性心肌梗死的发生并不直接与冠状动脉狭窄程度相关，而是由于其不稳定的斑块破裂、局部血栓形成而导致管腔急性闭塞，因此治疗上非常强调尽早实施经皮介入或溶栓再灌注治疗。近年来提出的急性冠脉综合征（acute coronary syndrome，ACS）包括了不稳定型心绞痛（unstable angina，UA)、非 ST 段抬高心肌梗死（non-ST-elevation myocardial infarction，NSTEMI）及 ST 段抬高心肌梗死（ST-elevation myocardial infarction，STEMI)。这三种病症的共同病理基础均为不稳定的粥样斑块，只是伴发了不同程度的继发性病理改变，如斑块内出血使斑块短时间内增大或斑块纤维帽破裂，血小板在局部激活聚集（白色血栓)，继续发展形成红色血栓，并有血管痉挛等因素参与。一旦斑块出现继发性病变，患者往往即有胸痛，而当胸痛发作之初并不能确定其最终的结果，是仅仅停留于 UA 或进展至 NSTEMI 或 STEMI。把 UA、NSTEMI、STEMI 统称之为 ACS，有利于提高对这类急性胸痛患者重视、严格进行观察及危险分层，审慎并及时做出正确的临床判断及选择相应的治疗措施。这样做，一方面可使部分 UA 患者病情稳定逆转，更重要的是能及时发现心肌梗死，争取及早实施抢救治疗，可大大降低死亡率。

本部分将重点讨论“心绞痛”和“心肌梗死”，其他类型的冠心病仅作简略介绍。

第二节　稳定型心绞痛

稳定型心绞痛是慢性稳定性冠心病的主要临床类型，是临床上引起慢性胸痛的主要病因之一。其病因主要是在冠状动脉狭窄的基础上，由于心肌负荷的增加引起心肌供氧 - 耗氧失平衡所导致的心肌急剧、暂时的缺血与缺氧的临床综合征。常由劳力引起，伴有心肌功能失调，但没有心肌坏死。其症状特点为心前区、胸骨后压榨感，可放射至左肩和左臂、左手尺侧，劳力、情绪激动、饱食等为常见的诱因，持续数分钟，休息或服用硝酸酯类药物后缓解。

一、病因和发病机制

慢性稳定性心绞痛的主要发病机制是冠状动脉的供血与心肌的需血之间发生矛盾，冠状动脉血流量不能满足心肌代谢的需要，心肌缺血缺氧引起心绞痛。

正常冠脉有很大的冠脉血流储备，冠脉血流量可随身体的生理需要而调节，剧烈运动时，内皮功能正常的冠状动脉适当扩张，血流量可增加到休息时的 6 ～ 7 倍；缺氧时冠脉扩张也能使血流量增加 4 ～ 5 倍。当冠状动脉发生粥样硬化导致斑块形成、管腔狭窄或闭塞时，其血流量减少；同时由于内皮功能障碍，导致冠脉扩张能力减低，失去对应耗氧量增加所需要的冠脉血流储备，对心肌的供血量相对比较固定。平静休息时心肌的血液供应尚能应付心脏平时的需要，因此无心肌缺血症状。当心肌耗氧量增加时，心肌对血流量的需求增加，而冠脉供血不能相应增加，即可引起心绞痛。

对心源性胸痛和神经传导的机制现在仍缺乏了解。据推测心绞痛起源于心脏化学敏感的神经感受器受体。在缺血缺氧的情况下，心肌内积聚过多的代谢产物，如乳酸、丙酮酸等，刺激受体引起腺苷、缓激肽和其他能够激动交感和迷走传入神经纤维的物质释放，这些传入神经纤维末梢经 1 ～ 5 胸交感神经节和相应的脊髓段，传至大脑，产生疼痛感觉。这种痛觉反映在与自主神经进入水平相同脊髓段的脊神经所分布的区域，即胸骨后及两臂的前内侧与小指，尤其是在左侧，而多不在心脏部位。另外，在延脑的孤束核迷走神经传入纤维释放刺激，然后下行沿脊髓丘脑束，可能导致颈部和下颌疼痛。

心肌耗氧 / 供氧失衡，除劳力以外，还包括贫血、甲亢、感染、慢性疾病、心律失常等所致心肌耗氧增加，及呼吸道疾病如 COPD 所致缺氧等，导致冠状动脉供血供氧不能满足心肌需求，造成心肌相对缺血缺氧。

二、临床表现

（一）心绞痛症状

稳定型心绞痛表现为慢性、稳定性胸痛，“稳定”是指其诱发原因、持续时间、发作频率、缓解方式比较稳定，通常表现为劳力性心绞痛，心梗后、血管再通术后也可发生慢性稳定性胸痛，也属于稳定型心绞痛的范畴。典型心绞痛发作常在寒冷、步行、登高、饱食、用力大便时发生，逐渐开始，在几分钟内达到疼痛顶峰，然后逐渐消失。几秒钟之内达到最大程度不常见。患者常选择中止正在进行的活动、坐下休息的方式以求缓解。不典型心绞痛症状包括左胸部模糊的疼痛，轻度压迫不适，单纯活动时右胸痛、下颌痛、颈部疼痛和上腹疼痛。

1．常发作于体力劳动（快速步行、爬楼、登山、提重物等）或情绪激动（愤怒、焦急、过度兴奋等）时，饱食、用力大便（valsava 动作）、寒冷、吸烟、心动过速、休克等亦可诱发。疼痛多发生于劳力或激动的当时，而不是在一天劳累之后。典型的心绞痛常在相似的条件下发生，但有时同样的劳力只在早晨而不在下午引起心绞痛，提示与晨间交感神经兴奋性增高等昼夜节律变化有关。

2．部位　主要在左胸、胸骨体中上段之后、心前区，手掌大小范围，可以横贯整个前胸，界限不很清楚。心绞痛一般不表现为游走性胸痛、指尖大小针刺样疼痛、单纯背部疼痛。偶见单独右胸痛被证实为缺血性胸痛。常放射至左肩、左臂内侧达环指和小指，或至颈、咽、下颌、剑突下、上腹部。

3．性质　胸痛通常不是“刀绞样”。常为压迫、发闷或紧缩性、有烧灼感、沉重、挤压、窒息感，可有呼吸困难，但不尖锐，不像针刺或刀扎样痛。经常伴出汗，有时伴濒死的恐惧感觉。发作时，患者往往不自觉地停止原来的活动，直至症状缓解。

4．持续时间和发作频率　疼痛出现后常逐步加重，然后在 3 ~ 5min 内渐消失，一般不超过 15min。一过性持续数秒的胸痛通常不是心绞痛。可数天或数星期发作一次，亦可一日内多次发作。

5．一般在停止原来诱发症状的活动后即可缓解，舌下含用硝酸甘油也能在 1 ~ 2min 内使之缓解。含服硝酸甘油后 5 ~ 10min 甚至 1h 缓解者，不考虑是硝酸甘油所起的作用，不支持心绞痛（如果是缺血引起，应为更严重的不稳定型心绞痛或急性心肌梗死）。含服“速效救心丸”后缓解不能证明缺血性胸痛。

（二）心绞痛症状严重程度分级

根据加拿大心血管病学会分级（CCS 分级）分为 4 级。Ⅰ级：一般体力活动（如步行和登楼）不受限，仅在强、快或长时间劳力时发生心绞痛。Ⅱ级：一般体力活动轻度受限。快速步行、饭后、寒冷或刮风中、精神应激或醒后数小时内步行或登楼；步行两个街区以上、登楼一层以上和爬山，均引起心绞痛。Ⅲ级：一般体力活动明显受限，步行 1 ~ 2 个街区，登楼一层引起心绞痛。Ⅳ级：一切体力活动都引起不适，静息时可发生心绞痛。

（三）体征

全身皮肤均可出现黄色瘤，合并高血压、糖尿病的冠心病患者常见视网膜动脉改变。部分患者可有单侧或双侧耳垂皱痕（Frank 耳征）。心绞痛发作时常见心率增快、血压升高、表情焦虑、皮肤冷或出汗，有时出现第四或第三心音奔马律。可有暂时性心尖部收缩期杂音，是乳头肌缺血以致功能失调引起二尖瓣关闭不全所致，第二心音可有逆分裂或出现交替脉。

三、非创伤性检查

1．心电图的动态变化是发现心肌缺血最常用、最基本的检查。

（1）静息心电图：慢性稳定性心绞痛患者的静息心电图约一半是正常的，甚至严重心绞痛患者也可以有完全正常的心电图。以往发生过心肌梗死的患者可显示病理性 Q 波和 R 波递增不良等陈旧性心梗的改变。慢性缺血最常见的心电图改变为非特异性 ST-T 改变，包括 ST 段的水平型或下斜型压低、ST 段延长、T 波倒置或正负双向、QT 间期延长等。需要排除非缺血因素引起的 ST-T 改变，如左心室肥厚或扩大、电解质紊乱、洋地黄等药物所致、继发于室内阻滞等心律失常的 ST-T 改变。ST-T 与以往心电图相比的动态变化非常重要且对诊断心肌缺血有相对特异性价值，非缺血因素所致 ST-T 改变通常缺乏动态变化。有时会出现频发室性期前收缩、房室或束支传导阻滞或室性、房性期前收缩等心律失常。

（2）胸痛发作时心电图：胸痛发作时有 50% 或更多的静息心电图正常患者会出现心电图异常，表现为暂时性心肌缺血引起的 ST 段移位。因心内膜下心肌更容易缺血，故常见反映心内膜下心肌缺血的 ST 段水平型或下斜型压低（> 0.lmV），发作缓解后 ST 段回复至等电位线。有时出现 T 波倒置或正负双向。在平时有 T 波持续倒置的患者，发作时可变为直立（所谓“假性正常化”）。T 波改变虽然对反映心肌缺血的特异性不如 ST 段，但如与平时心电图比较有明显差别，也有助于诊断。多种传导阻滞可发生于慢性稳定型心绞痛患者，其中最常见的是左束支阻滞和左前分支阻滞，常伴有显著的左心室功能障碍，反映有多支血管病变和曾有心肌损害。

（3）运动负荷心电图：心电图负荷试验最常用的是运动负荷试验，运动可增加心脏负荷以激发心肌缺血。运动方式主要为分级活动平板或踏车，以达到按年龄预计可达到的最大心率或亚极量心率为负荷目标。运动中出现典型心绞痛症状、心电图出现 ST 段水平型或下斜型压低 > 0.1mV（J 点后 60 ~ 80ms）持续 2min 为运动试验阳性标准。抗心绞痛药物可能降低运动试验对诊断心肌缺血的敏感性。如试验的目的是诊断是否心绞痛，行运动试验前应停用长效 β 受体阻滞剂 2 ~ 3 天；长效硝酸酯类、钙拮抗剂和短效 β 受体阻滞剂停药 1 天即可。如果担心停药后患者出现严重心绞痛，可舌下含服硝酸甘油 1 ~ 2 天以控制症状。

老年人行运动负荷试验困难较大，因为常存在肌肉力量不足、神经系统疾病、骨关节疾病、易跌倒等问题，难以达到靶运动量和靶心率，造成假阴性；同时合并其他疾病如左心室肥厚、室内传导阻滞等，难以判断心电图的动态改变。虽然年龄不是绝对禁忌证，但 80 岁及以上患者原则上不考虑运动负荷试验。如果确有必要，可行药物负荷试验。

（4）动态心电图：动态心电图（Holter）可记录心绞痛发生时 ST-T 改变和缺血性心律失常，并能揭示出无症状心肌缺血，其优势在于可以连续观察追踪可疑缺血患者、记录缺血事件，能够提供日常正常活动中缺血发作频率和持续时间的信息，有助于诊断心肌缺血，对诊断冠心病的敏感性低于运动负荷心电图。但对老年患者而言，其日常活动量较小，Holter 可记录和反映日常活动中心肌缺血的情况，且安全无创，比运动负荷试验更常应用于临床诊断。

2．心肌放射性核素检查　^{201}T1 或 ^{99m}Tc-MIBI 心肌显像：^{201}Tl（铊）或 ^{99m}Tc 随冠脉血流中的红细胞很快被正常心肌细胞所摄取。休息时铊显像所示灌注缺损主要见于心肌梗死后瘢痕部位。在冠状动脉供血不足部位的心肌，则明显的灌注缺损仅见于运动后缺血区。老年患者可做药物负荷试验，静脉注射双嘧达莫使正常或较正常的冠状动脉扩张，引起“冠状动脉窃血”，产生局部心肌缺血，可取得与运动试验相似的效果。近年还用腺苷或多巴酚丁胺做负荷试验。变异型心绞痛发作时心肌急性缺血区常显示特别明显的灌注缺损。

3．超声心动图　二维超声心动图可评估左心室整体功能和局部功能、左心室肥大和瓣膜病变，并可探测到缺血区心室壁的运动异常。

多巴酚丁胺负荷超声心动图可用于评估心脏微循环血流灌注和心肌缺血。多巴酚丁胺同时增加心率和心肌收缩力，当心肌缺血时，在局部室壁运动和收缩期室壁增厚可产生有诊断价值的改变，结合心肌超声造影可观察微循环血流灌注和心肌灌注，从而判断负荷与静息状态相比心肌灌注的缺损情况，判断有无心肌缺血。

4．非侵入性冠状动脉造影：多排螺旋 CT 冠状动脉造影　多排探测器螺旋 X 线计算机断层显像冠状动脉三维重建，磁共振冠状动脉造影等，已用于冠状动脉病变的诊断。CT 冠状动脉造影（CT angiography，CTA）为显示冠状动脉病变及形态的无创检查方法，有较高阴性预测价值，若冠状动脉造影未见狭窄病变，一般可不进行有创检查。老年患者行冠状动脉 CTA 时应注意：老年人肾功能不全发病率较高，检查中静脉注射的含碘对比剂可能造成对比剂肾病，需要精细权衡适应证、必要时水化；老年人普遍存在冠状动脉钙化，会影响对冠状动脉狭窄程度判读的准确性，导致该检查的特异性和阳性预测值下降。

四、诊断

慢性稳定性心绞痛的诊断主要依据以下几点：

1．年龄、生活方式、高血压、糖尿病、血脂异常、吸烟、肥胖等危险因素的存在支持冠心病缺血性胸痛的诊断。

2．典型心绞痛症状、劳力时发生、休息或含服硝酸甘油缓解。

3．除外其他原因所致的非缺血性胸痛。

4．发作时心电图：以 R 波为主的导联中，ST 段水平型 / 下斜型压低、ST 段延长、T 波平坦、双向或倒置，发作过后数分钟内逐渐恢复；缺血性心律失常。发作不典型者，应反复监测发作时心电图的改变。心电图无改变的患者可考虑做心电图负荷试验，也可行 24h 的动态心电图连续监测，如心电图出现阳性变化或负荷试验诱致心绞痛发作时亦可确诊。

5．负荷心肌核素检查与静息时相比，显示心肌灌注减低 / 缺损。

6．冠状动脉 CTA 提示冠状动脉管腔超过 50% 狭窄。

7．选择性冠状动脉造影为评估大 / 中冠状动脉解剖结构和管腔狭窄程度的“金标准”。

五、稳定型心绞痛的临床类型：基于病因和解剖结构

1．慢性阻塞性冠心病　即大 / 中冠状动脉粥样硬化斑块、管腔狭窄所致冠心病，典型心绞痛症状、心电图改变，冠状动脉 CTA/ 冠状动脉造影显示冠脉粥样斑块形成，管腔狭窄 50% ～ 75% 或更多。

2．慢性非阻塞性冠心病　患者出现典型心绞痛症状，发作时心电图或运动负荷后出现 ST-T 动态变化，或负荷心肌核素检查显示心肌灌注减低或缺损，证明存在心肌缺血和心绞痛；冠状动脉 CTA/ 冠状动脉造影显示冠脉无明显狭窄或轻度狭窄，提示冠脉病变发生于冠脉造影（仅限于显示直径在 200μm 以上的大 / 中冠状动脉）不能识别的小血管 / 微血管水平。冠状微血管结构不同于大 / 中动脉，内皮功能失调是冠脉微血管病变所致心肌缺血的重要原因，预后比较好。

3．其他疾病引起的心绞痛　包括冠状动脉先天畸形、冠脉肌桥、严重的主动脉瓣狭窄或关闭不全、风湿性冠状动脉炎、梅毒性主动脉炎引起冠状动脉口狭窄或闭塞、肥厚型心肌病等。

六、与非缺血性胸痛的鉴别

1．急性心包炎胸痛与心绞痛鉴别有时很困难，但心包炎患者发病年龄较心绞痛者年轻，深吸气、平卧后胸痛加重，胸痛与体位相关，可闻及心包摩擦音。心电图变化可资鉴别。

2．消化系统　反流性食管炎、食管动力性疾病，胆道疾病如胆石症、胆囊炎、胆管炎等，胃溃疡、胰腺炎等。

3．胸壁疾病　肋骨炎、肋软骨炎、胸锁关节炎等，局部常有肿胀和压痛。带状疱疹、颈胸部神经根病变如颈椎病、胸椎病等，与颈部、脊椎动作有关。

4．肺部疾病　肺栓塞、肺动脉高压，伴气短、头晕、右心负荷增加，可做相应检查。肺炎、气胸、胸膜炎，其胸痛常与呼吸运动有关。夜间睡眠呼吸暂停综合征可表现为胸闷、晨起气短、情绪改变等。

5．精神性疾病　焦虑症、抑郁症、过度换气等。需要注意的是，老年冠心病患者，尤其是老年女性合并恐慌、焦虑等精神症状者不在少数，可能二者同时存在，不可因为精神症状的存在而忽略了同时存在心肌缺血的可能。

七、预防和治疗

预防本病主要在于干预高血压、高血脂、糖尿病、吸烟等危险因素，预防动脉粥样硬化的发生和治疗已存在的动脉粥样硬化。

慢性稳定性冠心病的主要治疗目的是预防和控制心绞痛的发作，提高运动耐量和生活质量；减少心血管事件的发生，降低事件致残、致死率，改善远期生存和预后。药物治疗是主要措施。

（一）减轻症状、改善缺血的药物治疗

1．心绞痛发作时的治疗

（1）运动发作时立刻休息，一般患者在停止活动后症状即可消除。

（2）短效硝酸酯制剂可用于预防和中止正在发生的心绞痛症状。硝酸酯类可扩张冠状动脉，降低阻力，增加冠脉循环的血流量；还可扩张大静脉，减少静脉回心血量，降低心室容量、心腔内压、心排血量和血压，减低心脏前后负荷和心肌的需氧，从而缓解心绞痛。

硝酸甘油舌下含服 / 舌下喷雾，0.5mg/ 片（喷），可连续应用 1 ～ 2 次，经口腔黏膜和舌下

吸收，不经过肝首过效应，1 ~ 2min 开始起效，约半小时后作用消失。运动前数分钟应用可减少或避免心绞痛发作。延迟见效或完全无效时提示患者并非患冠心病或为严重的冠心病，也可能所含的药物已失效或未溶解，如属后者可嘱患者轻轻嚼碎后继续含化。副作用有头晕、头胀痛、头部跳动感、面红、心悸等，偶有血压下降。老年患者切忌反复连续应用 3 次以上，否则容易出现低血压及严重低灌注。

硝酸异山梨酯（消心痛）5 ~ 10mg 舌下含化，2 ~ 5min 起效，作用维持 2 ~ 3h。

（3）β 受体阻滞剂普通片：美托洛尔（倍他乐克）12.5 ~ 25mg 口服，对缓解劳力性心绞痛效果尤为显著。老年人心脏传导系统老化，应用时应注意：基础心率＜ 60bpm 或心电图显示长 PR 综合征（PR 间期＞ 300ms）或Ⅱ度及以上房室传导阻滞应慎用。

2．缓解期治疗　避免已知心绞痛诱因，如快走、寒冷时外出、用力大便、饱食、暴怒、大量吸烟等。与年轻患者不同，老年人由于其生活方式的特点，活动量较少，便秘为普遍存在的问题，用力大便为心绞痛的常见诱因，应注意保持大便通畅，保持适当的体力活动，但以不致诱发胸痛症状为度。鼓励保持日常生活规律，不建议长期卧床。

目前减轻症状及改善缺血的主要药物包括三类：β 受体阻滞剂、硝酸酯类和钙拮抗剂。

（1）β 受体阻滞剂：只要无禁忌证，β 受体阻滞剂应作为稳定型心绞痛的初始治疗药物。主要通过减慢心率、降低血压，减低心肌收缩力来减少氧耗量；同时心率的下降可延长心脏舒张期，增加冠脉灌注，增加心肌供氧，从而缓解心绞痛的发作。此外，还减低运动时血流动力的反应，使在同一运动量水平上心肌氧耗量减少；更多的血液通过极度扩张的侧支循环流入缺血区。

目前常用的制剂是美托洛尔 25 ~ 50mg bid ~ tid；琥珀酸美托洛尔（倍他乐克缓释片）47.5 ~ 190mg qd；比索洛尔（康忻或博苏）2.5 ~ 5mg qd。

应用本药应注意：严重心动过缓、Ⅱ度或以上房室传导阻滞、窦房结功能紊乱、有明显支气管痉挛或支气管哮喘者禁用。停用本药时应逐步减量，如长期应用，突然停药可导致反跳性心动过速，可能诱发心肌缺血和心肌梗死。慢性肺心病患者可小心使用高度选择性 β_1 受体阻滞剂。没有固定狭窄的冠状动脉痉挛所致缺血，如变异型心绞痛，不宜应用 β 受体阻滞剂，此时钙拮抗剂是首选药物。

（2）硝酸酯类药物：为内皮依赖性血管扩张剂，能减少心肌需氧和改善心肌灌注，从而改善心绞痛症状。硝酸酯类会反射性增加交感张力、促心率加快，因此常联合负性心率药物如 β 受体阻滞剂或非二氢吡啶类钙拮抗剂。联合用药的抗心绞痛作用优于单独用药。

硝酸异山梨酯（消心痛）：硝酸异山梨酯 5 ~ 20mg 口服 tid ~ qid，硝酸异山梨酯缓释片 20mg bid，5- 单硝酸异山梨酯缓释片（依姆多、异舒吉）40 ~ 60mg qd 口服。

注意每天用药应注意给予 8 ~ 12h 无药期，以避免耐药性的发生。严重主动脉瓣狭窄或肥厚型梗阻性心肌病引起的心绞痛不宜用硝酸酯类药物，因可减少左心室搏出量、增加流出道梗阻，造成晕厥。

（3）钙拮抗剂：钙拮抗剂通过改善冠脉血流和减少心肌耗氧起到缓解心绞痛的作用，对变异型心绞痛或以冠脉痉挛为主的心绞痛为一线药物。二氢吡啶类和非二氢吡啶类钙拮抗剂同样有效。二氢吡啶类可能导致反射性心动过速，与 β 受体阻滞剂联用可减轻这一不良反应。非二氢吡啶类药物地尔硫卓和维拉帕米的负性传导和负性肌力效应较强，可作为对 β 受体阻滞剂禁忌哮喘患者的替代治疗，常用于伴有心房颤动和心房扑动的心绞痛患者，但注意不宜用于已有严重心动过缓、高度房室传导阻滞和病态窦房结综合征的患者。临床常用钙拮抗剂剂量见表 2-2。

表2-2 临床常用钙拮抗剂剂量

药品名称	常用剂量	服用方法
硝苯地平控释片	30 ~ 60mg	每日1次口服
氨氯地平	5 ~ 10mg	每日1次口服
非洛地平	5 ~ 10mg	每日1次口服
尼卡地平	40mg	每日2次口服
贝尼地平	2 ~ 8mg	每日1次口服
地尔硫卓普通片	30 ~ 90mg	每日3次口服
地尔硫卓缓释胶囊	90 ~ 180mg	每日1次口服
维拉帕米普通片	40 ~ 80mg	每日1次口服
维拉帕米缓释片	120 ~ 240mg	每日1次口服

（4）其他治疗药物：曲美他嗪可通过调节心肌能源底物，移植脂肪酸氧化，优化心肌能量代谢，改善心肌缺血和左心室功能，缓解心绞痛，可与β受体阻滞剂等抗心肌缺血药物联用，常用剂量为20mg tid。尼可地尔是一种钾通道开放剂，与硝酸酯类药物有相似药理特性，常用剂量为2mg tid。

（二）改善远期预后的药物治疗

1．阿司匹林　可降低心肌梗死、脑卒中等血栓性心血管事件的发生率和死亡风险，剂量为75 ~ 150mg/天。主要不良反应为胃肠道出血或对阿司匹林过敏。不能耐受阿司匹林者可改用氯吡格雷75mg qd作为替代治疗。

2．氯吡格雷　通过选择性不可逆地抑制血小板ADP受体而阻断ADP依赖激活的GPⅡb/Ⅲa复合物，有效减少ADP介导的血小板激活和聚集。主要用于支架植入以后及阿司匹林有禁忌证的患者。该药起效快，顿服300mg后2h即能达到有效血药浓度。常用维持剂量为75mg qd。

3．β受体阻滞剂　心肌梗死后患者长期接受β受体阻滞剂二级预防治疗，可降低相对死亡率。β受体阻滞剂的使用剂量应个体化，从较小剂量开始逐渐增加到最大耐受量，以静息心率不低于50bpm为限。

4．调脂治疗　冠状动脉粥样硬化最重要的危险因素是低密度脂蛋白胆固醇（LDL-C）。他汀类药物能有效降低总胆固醇（TC）和LDL-C，延缓和逆转斑块进展，使斑块稳定和抗炎，降低心血管事件发生率。中危患者使用他汀的LDL-C目标为< 3.4mmol/l，高危患者为< 2.6mmol/l，极高危患者为< 2.0mmol/l。合并高甘油三酯（TG）血症患者可考虑联合服用贝特类药物（非诺贝特）或烟酸。临床常用他汀类药物见表2-3。

表2-3 临床常用他汀类药物

药品名称	常用剂量	服用方法
血脂康	600mg	每日2次口服
氟伐他汀	40 ~ 80mg	每晚1次口服
洛伐他汀	25 ~ 50mg	每晚1次口服
辛伐他汀	20 ~ 40mg	每晚1次口服
普伐他汀	20 ~ 40mg	每晚1次口服
阿托伐他汀	10 ~ 40mg	每晚1次口服
瑞舒伐他汀	5 ~ 20mg	每晚1次口服

他汀类药物的主要副作用是肝损害和肌病，部分患者可出现肌肉酸痛、乏力等不适。老年患者合并多种疾病，需要注意他汀和其他药物之间的相互作用，更应注意监测药物的安全性。血脂康也可用于高龄冠心病患者的降胆固醇治疗。

5．血管紧张素转化酶抑制剂（angiotenisn converting enzyme inhibitors，ACEI） 合并高血压、左心室肥厚、左心室收缩功能不全、心肌梗死后、糖尿病的患者应使用 ACEI。所有冠心病患者均能从 ACEI 治疗中获益，高危患者获益大于低危患者。常用 ACEI 类药物见表 2-4。

表2-4　常用ACEI类药物

药品名称	每日剂量	服用方法
卡托普利	12.5 ~ 50mg	每日 3 次口服
依那普利	5 ~ 10mg	每日 2 次口服
培哚普利	4 ~ 8mg	每日 1 次口服
雷米普利	5 ~ 10mg	每日 1 次口服
贝那普利	10 ~ 20mg	每日 1 次口服
福辛普利	10 ~ 40mg	每日 1 次口服

（三）冠状动脉造影和冠状动脉血运重建治疗

冠状动脉造影仍是稳定性冠心病诊断的“金标准”。高龄增加冠状动脉造影风险，但仍是安全的检查。老年人肾功能减退，且经常合并用药如二甲双胍等，在造影围术期应该注意水化和监测肾功能。高龄老年人血管并发症较多、出血风险增加、反应较迟钝、有手术并发症不易察觉，应在术后予以足够关注。

稳定型心绞痛患者在药物治疗基础上进行血运重建指征：①药物治疗不能成功控制症状使患者满意。②无创检查提示较大面积心肌存在风险。③手术成功率高，而相关并发症和死亡率在可接受范围内。④与药物治疗相比患者倾向于选择血运重建，并已向患者告知治疗可能出现的相关风险。

八、预后

稳定型心绞痛患者大多数能生存很多年，但部分患者可发生斑块不稳定、急性心肌梗死或猝死。有室性心律失常或传导阻滞者预后较差，但决定预后的主要因素为冠状动脉病变范围和心功能。左冠状动脉主干病变最为严重，此后依次为三、二支与一支病变。左前降支病变一般较其他两大支严重。据左心室造影、超声心动图检查或放射性核素心室腔显影所示射血分数降低和室壁运动障碍也有预后意义。心电图运动试验中 ST 段压低＞ 3mm 而发生于低运动量和心率每分钟不到 120 次时，或伴有血压下降者，常提示三支或左主干病变引起的严重心肌缺血。

第三节　不稳定型心绞痛和急性非 ST 段抬高性心肌梗死

不稳定型心绞痛（unstable angina，UA）和非 ST 段抬高性心肌梗死（non-ST elevation myocardial infarction，NSTEMI）统称为非 ST 段抬高性急性冠状动脉综合征（ACS），是老年患者急性缺血性胸痛的主要病因，往往伴有严重的冠状动脉阻塞。与 ST 段抬高性心肌梗死（ST-elevation myocardial infarction，STEMI）不同的是，UA/NSTEMI 没有发生关键冠状动脉的完全闭塞和透壁、大块心肌坏死，因此心电图上没有表现出 ST 段抬高，而只是缺血改变。但 UA/NSTEMI 患者由于其冠脉斑块的不稳定性和急性血栓形成，可发生主要冠状动脉的快速完全闭塞，从而进展为 STEMI。因此，与慢性稳定型心绞痛不同，UA/NSTEMI 病情发展常难以预料，是需要医生警惕和做出快速反应的不稳定临床情况。老年患者急性冠脉综合征的发病机制与其他年龄组无区别，但冠状动脉常呈现多支血管多部位弥漫病变的特点，尤其是老年女性，血管较为纤细、病变较弥漫，临床表现为UA/NSTEMI比例较高，其危险程度较高，应使患者处于医生的监控之下，疼痛发作频繁或持续不缓解及高危组的患者应立即住院。

一、发病机制

与稳定型劳力性心绞痛不同，UA/NSTEMI的发生主要基于冠状动脉易损斑块，即那些不稳定性和有血栓形成倾向的斑块。斑块不稳定造成一系列病理生理过程：斑块纤维帽出现裂隙、斑块破裂、糜烂，斑块内出血；炎症因子激活；血小板聚集形成血栓，和（或）刺激冠状动脉痉挛；局部心肌血流量明显下降，导致缺血性心绞痛。因此，一个完整的UA/NSTEMI事件，其病理生理过程可分为三个阶段：①不稳定斑块的进展乃至破裂；②急性缺血事件；③急性事件后再发冠状动脉事件的长期危险依然存在。UA/NSTEMI中的急性缺血可以由心肌氧耗增加引起（贫血、心动过速、高血压等），更多情况下是氧供减少（富含血小板的血栓引起冠状动脉内径狭窄或冠脉痉挛）引起，或两者兼而有之。

二、临床表现

（一）胸痛特点

当发生ACS时，老年患者出现典型心绞痛症状的比例低于其他年龄的患者，许多老年、高龄老年患者不能明确自己是否感到胸痛，甚至无胸痛表现，仅表现为乏力、疲劳、出汗、食欲差、恶心、头晕、嗜睡等症状，甚至一开始即表现为低血压、心律失常、急性肺水肿、休克等。UA/NSTEMI根据胸痛特点和临床症状分为以下几个临床类型：

1．静息心绞痛　休息或最小活动量（穿衣、叠被、刷牙等）时发生缺血性胸痛，持续时间在15 ~ 20min或以上。

2．新发心绞痛 新近2个月内发生的缺血性胸痛，因较轻负荷引起，严重程度达到CCSC分级Ⅲ级。

3．恶化劳力性心绞痛　以往有缺血性胸痛，近期内程度明显加重（CCSC分级增加Ⅰ级以上或达到Ⅲ级）、时间明显延长、较前明显频繁。

4．变异型心绞痛　主要由于冠状动脉痉挛所引起的静息心绞痛，可出现ST段抬高。

5．急性心肌梗死后心绞痛　急性心肌梗死后24h ~ 1个月内反复发作缺血性胸痛。

6．较严重、持续不缓解、反复频繁发作缺血性胸痛的患者，查血清心肌标志物：肌钙蛋白I或T（TNI，TNT）、肌酸激酶同工酶（CK-MB），如有升高，则可诊断NSTEMI。

（二）体征

大部分UA/NSTEMI可无明显体征。高危患者心肌缺血引起的心功能不全可有新出现的肺部啰音或原有啰音增加，出现第三心音（S_3）、心动过缓或心动过速，以及新出现二尖瓣关闭不全等体征。

（三）心电图表现

症状发作时心电图ST-T改变是确定UA/NSTEMI诊断和分类、判断预后的主要依据。老年患者多数在发病时心电图变化与其他年龄组相似，但部分患者合并有器质性或非器质性室内传导阻滞，从而掩盖了ST-T的变化；由于合并慢性代谢性疾病和用药等因素，电解质尤其是血钾、血钙水平异常，造成心电图异常表现，应注意鉴别。大部分患者胸痛发作时心电图可出现2个或更多的相邻导联ST段下移≥ 0.lmV。静息状态下胸痛发作时记录到一过性ST段改变，症状缓解后ST段缺血改变改善，或者发作时倒置T波呈伪性改善（假性正常化），发作后恢复原倒置状态更具有诊断价值，提示急性心肌缺血，并高度提示可能是严重冠状动脉疾病。发作时心电图显示胸前导联对称的T波深倒置并呈动态改变，多提示左前降支严重狭窄。心肌缺血发作时偶有一过性束支阻滞。持续性 ST 段抬高是心肌梗死心电图特征性改变。变异性心绞痛 ST 段常呈一过性抬高。心电图正常并不能排除 UA/NSTEMI 的可能性。NSTEMI 的心电图 ST 段压低和 T 波倒置比 UA 更明显和持久，并有系列演变过程，如 T 波倒置逐渐加深，再逐渐变浅，部分还会出现异常 Q 波。两者鉴别除了心电图外，还要根据胸痛症状以及是否检测到血中心肌损伤标记物。

（四）心肌损伤标记物检查

心肌损伤标记物（cTNI，cTNT，CK-MB）可以帮助诊断 NSTEMI，并且提供有价值的预后信息。心肌损伤标记物水平与预后密切相关。

三、诊断

诊断应根据胸痛发作的性质、特点、发作时体征，发作时心电图改变，以及冠心病危险因素等，结合临床综合判断，以提高诊断的准确性。发作时心电图 ST 段抬高和压低的动态变化最具诊断价值，应及时记录发作时和症状缓解后的心电图，动态 ST 段水平型或下斜型压低≥ 1mm 或 ST 段抬高（肢体导联≥ 1mm，胸导联≥ 2mm）有诊断意义。UA/NSTEMI 急性期应避免做任何形式的负荷试验，这些检查宜放在病情稳定后进行。

四、危险分层

UA/NSTEMI 患者的危险分层见表 2-5。

表2-5　UA/NSTEMI患者的危险分层

组别	心绞痛类型	发作时 ST 段压低幅度	持续时间	TNI/TNT
低危	初发、恶化劳力型、无静息发作	≤ 1mm	＜ 20min	正常
中危	A：1 个月内出现的静息心绞痛，48h 内无发作（多由劳力型心绞痛进展而来） B：梗死后心绞痛	＞ 1mm	＜ 20min	正常或轻度升高
高危	A：48h 内反复发作静息心绞痛 B：梗死后心绞痛	＞ 1mm	＞ 20min	升高

注：①陈旧性心肌梗死患者其危险度分层上调一级，若心绞痛是由非梗死区缺血所致时，应视为高危险组；②左心室射血分数（LVEF）＜ 40%，应视为高危险组；③若心绞痛发作时并发左心功能不全、二尖瓣反流、严重心律失常或低血压（SBP ≤ 90mmHg），应视为高危险组；④当横向指标不一致时，按危险度高的指标归类。例如：心绞痛类型为低危险组，但心绞痛发作时 ST 段压低＞ 1mm，应归入中危险组

五、冠状动脉造影检查

UA 患者具有以下情况时应视为冠状动脉造影的强适应证：①近期内心绞痛反复发作，胸痛持续时间较长，药物治疗效果不满意者可考虑及时行冠状动脉造影，以决定是否急诊介入性治疗或急诊冠状动脉旁路移植术（coronary artery bypass grafting，CABG）；②原有劳力型心绞痛近期内突然出现休息时频繁发作者；③近期活动耐量明显减低，特别是低于 Bruce Ⅱ级或 4METs 者；④梗死后心绞痛；⑤原有陈旧性心肌梗死，近期出现由非梗死区缺血所致的劳力型心绞痛；⑥严重心律失常、左心室射血分数（left ventricular ejection fraction，LVEF）＜ 40% 或充血性心力衰竭。

通常 UA/NSTEMI 患者有下列情况时应尽早行冠状动脉造影检查：① UA/NSTEMI 患者伴明显血流动力学不稳定；②尽管采用充分的药物治疗，心肌缺血症状反复出现；③临床表现高危，如与缺血有关的充血性心力衰竭或恶性室性心律失常；④心肌梗死或心肌缺血面积较大，无创性检查显示左心功能障碍，LVEF ＜ 35%；⑤做过 PCI 或 CABG 又再发心肌缺血者。

对血液动力学极不稳定的患者（肺水肿、低血压、致命性恶性心律失常）推荐在主动脉内球囊反搏支持下进行冠状动脉造影，并限制冠状动脉内多次注入造影剂，也不进行左心室造影，以免血液动力学状态恶化，其左心室功能可由超声心动图评价。除对造影剂有过敏的患者外，其他

患者一般无须特殊预防措施。就冠状动脉造影而言，一般无绝对禁忌证。

六、治疗

（一）一般处理

卧床休息，24h 心电监测。有呼吸困难、发绀者应给氧吸入，维持血氧饱和度达到 90% 以上，烦躁不安、剧烈疼痛者可给以吗啡 5 ~ 10mg，皮下注射。如有必要应重复检测心肌坏死标记物。

（二）药物治疗

1．缓解疼痛　心绞痛发作时应含服硝酸甘油，初次含硝酸甘油的患者以先含 1 片为宜，对于已有含服经验的患者，心绞痛症状严重时也可 1 次含服 2 片。如疼痛不缓解，3 ~ 5min 之内追加 1 次，若连续含硝酸甘油 3 ~ 4 片仍不能控制疼痛症状，需应用强镇痛剂以缓解疼痛，并随即采用硝酸甘油或硝酸异山梨酯静脉滴注，硝酸甘油的剂量以 5μg/min 开始，以后每 5 ~ 10min 增加 5μg/min，直至症状缓解或收缩压降低 10mmHg，最高剂量一般不超过 80 ~ 100μg/min，一旦患者出现头痛或血压降低（SBP ＜ 90mmHg）应迅速减少静脉滴注的剂量。维持静脉滴注的剂量以 10 ~ 30μg/min 为宜。对于中危和高危险组的患者，硝酸甘油持续静脉滴注 24 ~ 48h 即可，以免产生耐药性而降低疗效。

常用的口服硝酸酯类药物为硝酸异山梨酯（消心痛）和 5- 单硝酸异山梨酯。硝酸异山梨酯作用的持续时间为 4 ~ 5h，每日 3 ~ 4 次，对劳力型心绞痛患者应集中在白天给药。5- 单硝酸异山梨酯可采用每日 2 次给药。若白天和夜间或清晨均有心绞痛发作者，硝酸异山梨酯可采用每 6h 给药 1 次，但宜短期治疗以避免耐药性。对于频繁发作的 UA 患者口服硝酸异山梨酯短效药物的疗效常优于服用 5- 单硝类的长效药物。硝酸异山梨酯的使用剂量可以从 10mg/ 次开始，当症状控制不满意时可逐渐加大剂量，一般不超过 40mg/ 次，只要患者心绞痛发作时口含硝酸甘油有效，即是增加硝酸异山梨酯剂量的指征，若患者反复口含硝酸甘油不能缓解症状，常提示患者有极为严重的冠状动脉阻塞病变。

硝酸酯类制剂静脉滴注疗效不佳或不能应用 β- 受体阻滞剂者，可用非二氢吡啶类钙拮抗剂，如地尔硫卓每分钟静脉滴注 1 ~ 5μg/kg，用于控制心室率、减弱心肌收缩力、减少心肌氧耗。

治疗变异型心绞痛可应用钙通道阻滞剂（二氢吡啶类或非二氢吡啶类）。如血压耐受，建议联合硝酸酯类药物。停用本类药时也宜逐渐减量然后停服，以免诱发冠状动脉痉挛。

2．双联抗血小板治疗　UA/NSTEMI 进展和恶化的核心病理基础是以血小板为主要成分的白色血栓形成。无论是否行 PCI 治疗，均应予阿司匹林 + 氯吡格雷 / 替格瑞洛双联抗血小板治疗 12 个月，使用方法为负荷 + 维持量。如能耐受，阿司匹林应 100mg/d 长期维持。老年人服用阿司匹林出血风险增加，可适当减量使用，并加用质子泵抑制剂以减少消化道出血的发生。氯吡格雷剂量为 300mg 负荷量之后继以 75mg/ 天。替格瑞洛剂量 180mg 负荷量继之以 90mg 每日 2 次。＞ 75 岁高龄老年患者不给予负荷量。对于无禁忌证的 UA/NSTEMI 疑诊患者，不考虑年龄因素，开始起始剂量阿司匹林治疗。抗凝治疗：中、高危患者可给予皮下低分子肝素（尤其是依诺肝素）抗凝治疗。老年患者应用低分子量肝素，与肝素相比，在降低 UA 患者的心脏事件发生方面有更优或至少相同的疗效，且无需血凝监测、停药无反跳、使用方便，故可采用低分子量肝素替代普通肝素。

3．他汀类降脂药物　目前已有较多的证据（PROVE IT、AtoZ、MIRACL 等）显示，在急性冠脉综合征早期给予他汀类药物，可以改善预后，降低终点事件，这可能和他汀类药物抗炎症及稳定斑块作用有关。因此 UA/NSTEMI 患者应在 24h 内检查血脂，在出院前尽早给予他汀类药物，首选强效他汀阿托伐他汀和瑞舒伐他汀。

4．β- 受体阻滞剂　对老年 UA/NSTEMI 患者控制心绞痛症状以及改善近、远期预后均有获益，尤其是合并左心室功能不全者，除有禁忌证（肺水肿、未稳定的左心衰竭、支气管哮喘、低血压（SBP ≤ 90mmHg、严重窦性心动过缓或Ⅱ、Ⅲ度房室传导阻滞等），主张常规服用。首选具有心脏选择性的药物，如美托洛尔和比索洛尔等。除少数症状严重者可采用静脉推注β受体阻滞剂外，一般主张直接口服给药。剂量应个体化，根据症状、心率及血压情况调整剂量。美托洛尔常用剂量为25 ~ 50mg每日2 ~ 3次，比索洛尔常用剂量为5 ~ 10mg每日1次，不伴有劳力型心绞痛的变异性心绞痛不主张使用。

5．钙拮抗剂　主要用于控制缺血性胸痛发作，在变异性心绞痛患者为首选治疗用药。当患者由于支气管哮喘等疾病禁用β受体阻滞剂时，非二氢吡啶类钙拮抗剂可用于替代β受体阻滞剂，起到减慢心率、减弱心肌收缩、减少心肌耗氧的作用。左心室功能不全和充血性心衰的患者，应尽量避免使用非二氢吡啶类钙拮抗剂。

对于一些心绞痛反复发作、心室率控制不佳的患者，可试用地尔硫卓短期静脉滴注，使用方法为每分钟5 ~ 15μg/kg，可持续静滴24 ~ 48h，在静滴过程中需密切观察心率、血压的变化，如静息心率低于50bpm，应减少剂量或停用。

（三）UA/NSTEMI的介入治疗

1．患者具备以下一项极高危标准，推荐发病2h内行介入治疗：血流动力学不稳定或心源性休克；药物难治性胸痛复发或持续性胸痛；危及生命的心率失常或心搏骤停；心梗机械性并发症；急性心衰伴顽固性心绞痛或ST段下移；ST段或T波重复性动态演变，尤其是伴有间歇性ST段抬高。

2．患者具备以下一项高危标准，推荐发病早期（24h内）性介入治疗：与心梗对应的肌钙蛋白升高或降低；ST段或T波动态演变（有症状或无症状）；GRACE评分＞140。

3．患者至少具备以下一项中危标准，推荐发病72h内行介入治疗：患有糖尿病；肾功能不全[GFR ＜ 60mL/（min · 1.73m^2）]；LVEF ＜ 40%或充血性心力衰竭；早期心梗后心绞痛；最近行PCI；之前行冠脉搭桥手术；109 ＜ GRACE评分＜ 140，或者非侵入性检查时复发心绞痛或缺血。

第四节　急性ST段抬高性心肌梗死

急性心肌梗死（acute myocardial infarction，AMI）是心肌的急性缺血性坏死。在冠状动脉病变的基础上，发生冠状动脉血供急剧减少或中断，使该冠状动脉所供应血液的心肌发生严重而持久的急性缺血，导致心肌坏死。临床表现为持续时间较长（通常＞30min）或反复的剧烈胸痛、心肌标志物升高和心电图的动态演变，根据12导联心电图，可以将AMI分为有ST段抬高（ST段抬高性心肌梗死，STEMI）和无ST段抬高（非ST段抬高性心肌梗死，NSTEMI）。急性心肌梗死常见并发症为心律失常、急性心力衰竭、室壁瘤形成等，约三分之一STEMI是致死性的，其中约一半在起病后1h内死于恶性心律失常，老年患者更容易发生心力衰竭、急性肺水肿、心源性休克、多脏器功能衰竭，死亡率更高。STEMI的主要治疗原则是及早开通罪犯血管、保存存活心肌、保存心功能、治疗严重并发症和预防猝死、改善远期预后。

一、发病机制和诱因

（一）发病机制

急性心肌梗死发生的最常见病因是冠状动脉粥样硬化斑块破裂、溃疡，继发出血和急性血栓形成，加之冠脉痉挛因素的参与，造成一支或多支冠状动脉管腔闭塞，而侧支循环未充分建立，从而发生该冠状动脉所对应区域的心肌供血急剧减少或中断，使心肌严重而持久地急性缺血达1h或以上，发生心肌坏死。

（二）促使斑块破裂出血及血栓形成的诱因

1．清晨、上午交感神经张力增加，心肌收缩力、心率、血压增高，对冠状动脉内皮的剪切力增加，造成斑块容易破裂。

2．饱餐特别是进食多量脂肪后，血液中胆固醇含量急剧升高，斑块内脂质含量增多，斑块不稳定。

3．剧烈运动（尤其是等长运动）、情绪激动、血压剧升或用力大便（valsava 动作）时，左心室负荷明显加重。

4．休克、脱水、出血、外科手术或严重心律失常等，致心排血量骤降，冠状动脉灌流量锐减。

（三）主要心脏病理损害

冠状动脉急性闭塞后 20 ～ 30min，即开始了急性心肌梗死的病理过程，1 ～ 2h 之间绝大部分心肌呈凝固性坏死，炎症细胞浸润，肉芽组织形成。1 ～ 2 周起纤维组织逐渐替代原有的心肌组织化，在 6 ～ 8 周形成瘢痕，称为陈旧性心肌梗死（old myocardial infarction，OMI）。

大块心肌梗死累及心室壁的全层或大部分者常见，造成心肌收缩力减低、心室顺应性减低、室壁运动不协调。心梗对心脏功能影响的严重程度取决于梗死的部位、程度和范围，大块心肌坏死可造成左心室泵功能损失、心搏量和心排血量下降，心率增快或心律失常，动脉血压下降，重要脏器灌注不足等。

心肌坏死时可形成心室附壁血栓，也可波及心包引起心包炎症。在心腔内压力和血流动力学的作用下，坏死心壁向外膨出，可产生心脏破裂（心室游离壁破裂、心室间隔穿孔或乳头肌断裂），或逐渐形成室壁瘤。这些是急性心肌梗死的主要严重并发症。

作为 STEMI 的后果，左心室的容积、形态和厚度发生变化，梗死心肌节段变薄、无梗死的心肌节段变厚，总称心室重塑（remodeling），对心室的收缩效应及电活动均有长期影响，及时开通梗死相关血管可减少梗死区膨出和心室扩大的危险。

二、临床表现

（一）症状

1．先兆症状　发病前数日有胸部不适、活动耐量下降，类似于典型心绞痛症状，但通常发生于小于平时活动量或静息时，较频繁，持续时间较长，以初发心绞痛和恶化劳力型心绞痛更常见。老年人常伴心悸、气短等症状，出现食欲下降及烦躁、紧张等情绪变化，夜间睡眠不佳，部分老年患者有夜间卧位呼吸困难，全身乏力、“力气用尽”等感觉。

2．疼痛的性质　STEMI 有明显的昼夜周期性，上午 6am 至中午 12 时为高发时段。诱因多不明显，常发生于休息时，程度较重，持续时间较长，可达数小时或更长，休息和含用硝酸甘油多不能缓解，或短暂缓解后反复发作。疼痛部位通常位于胸骨后，常向前胸两侧传播，尤以左侧为主，可向左肩背部、左臂、左手尺侧、颈部、下颌、左中上腹部放射。老年人常以剑突下、上腹部不适起病，伴恶心、呕吐，误以为“胃病”而延误治疗。胸痛性质和心绞痛相同，常被描述为窒息感、压榨样、闷痛、烧灼痛，也有刺痛和刀割样痛。老年患者出现典型心绞痛症状的比例低于非老年患者。由于本身疼痛阈值的变化、合并糖尿病等影响内脏感觉神经、因全身多种原因疼痛服用非甾体类消炎药等原因，以及其他系统慢性疾病的干扰，使老年患者不能确定是否发生了心绞痛，甚至发生无症状性心肌梗死。与年轻患者相比较，老年患者更容易表现为烦躁不安、出汗、恐惧，或有濒死感；部分患者无疼痛，一开始即表现为休克或急性心力衰竭。

3．心律失常和猝死可为首发症状　心律失常多发生在起病 1 ～ 2 天内，以 24h 内最多见，可出现乏力、头晕、晕厥等症状。以室性心律失常最多，尤其是室性期前收缩，成对、多形性、多源性室性期前收缩、短阵室性心动过速，常为心室颤动的先兆。室颤是急性心肌梗死早期、特别是入院前的主要死亡原因。房室传导阻滞和束支传导阻滞也较多见，房颤多发生在心力衰竭者中。前壁心肌梗死如发生房室传导阻滞表明梗死范围广泛、情况严重。

4．心力衰竭、低血压和休克　老年 STEMI 患者更容易发生心脏泵功能衰竭，甚至一开始即表现为急性左心室功能衰竭。大块心肌梗死所致急性心脏泵功能衰竭多在起病 72h 发生，后期发生的心衰为梗死后心脏舒缩力显著减弱或不协调所致。出现呼吸困难、咳嗽、发绀、烦躁等症状，心率增快，肺部可闻及啰音。严重者可发生肺水肿，随后可发生颈静脉怒张、肝大、水肿等右心衰竭表现。低血压常见，但未必是休克。当收缩压仍低于 80mmHg，有乏力、烦躁不安、面色苍白、皮肤湿冷、脉细而快、大汗淋漓、尿量减少（< 20ml/h）、反应迟钝等低灌注表现，甚至晕厥者，则为休克表现。主要是左心室大块心梗所引起的心排血量急剧下降、心脏泵功能衰竭，导致心源性休克。右心室心肌梗死者可一开始即出现右心衰竭表现，可造成相对容量不足所致低血压。

5．其他症状　全身症状有发热、心动过速、白细胞增高和红细胞沉降率增快等，由坏死物质吸收所引起。一般在疼痛发生后 24 ~ 48h 出现，程度与梗死范围常呈正相关，体温一般在 38℃，很少超过 39℃，持续约一周。

（二）体征

1．STEMI 患者常显得焦虑、痛苦，与心绞痛不同的是，由于疼痛严重、持续，患者常坐立不安，来回走动、抓紧胸部，试图找到能令自己缓解痛苦的体位。老年人可表现为虚弱和淡漠。并发左室心力衰竭的患者常有苍白、冷汗、取坐位或支撑在床上。

2．心率多增快，最常见为心率快而规则（窦性心动过速 90 ~ 120 次 / 分），可有不规则的心动过速，老年人房颤较多；也可有明显心动过缓。心尖区第一心音减弱；可出现第四心音（心房性）奔马律，少数有第三心音（心室性）奔马律。部分患者在起病第 2 ~ 3 天出现心包摩擦音，为反应性纤维性心包炎所致；心尖区可出现粗糙的收缩期杂音或伴收缩中晚期喀喇音，为二尖瓣乳头肌功能失调或断裂所致；可有各种心律失常，在症状出现的 4h 内，95% 以上患者有期前收缩。

3．血压　无并发症的 STEMI 患者多数血压正常，部分患者最初数小时由于疼痛、焦虑等引起交感兴奋，血压可升高。大面积心梗、尤其是前壁心梗的患者，心搏量的降低可引起收缩压和脉压下降。起病前有高血压者，血压可降至正常；起病前无高血压者，血压可降至正常以下，且可能不再恢复到起病前的水平。

急性心肌梗死引起的心力衰竭称为泵衰竭，老年人心衰和心源性休克的发生率明显增高，85 岁以上老年人心源性休克的发生率是其他人群的 6 倍。根据患者体征，用 Killip 心功能分级法评估心功能（表 2-6）：

表2-6　Killip心功能分级法

分级	症状与体征
Ⅰ级	无明显心力衰竭
Ⅱ级	有左心衰竭，肺部啰音< 50% 肺野，奔马律，窦性心动过速或其他心律失常，静脉压升高，有肺淤血的 X 线表现
Ⅲ级	肺部啰音> 50% 肺野，可出现急性肺水肿
Ⅳ级	心源性休克，有不同阶段和程度的血流动力学障碍

（三）常见并发症

1．乳头肌功能失调或断裂　二尖瓣乳头肌因缺血、坏死等使收缩功能发生障碍，造成不同程度的二尖瓣脱垂并关闭不全，心尖区出现收缩中晚期喀喇音和新出现的吹风样收缩期杂音，第一心音可不减弱，可引起急性左心衰竭。乳头肌整体断裂极少见，多发生在二尖瓣后乳头肌，见于下壁心肌梗死，心力衰竭明显，可迅速发生肺水肿在数日内死亡。

2．心脏破裂少见，常在起病 1 周内出现，多为心室游离壁破裂，造成心包积血引起急性心脏压塞而猝死。偶为心室间隔破裂造成穿孔，在胸骨左缘第 3 ～ 4 肋间出现响亮的收缩期杂音，常伴有震颤，可引起心力衰竭和休克而在数日内死亡。心脏破裂也可为亚急性，患者能存活数月。

3．室壁瘤　主要见于左心室，多发生于前壁心肌梗死，瘤内可形成附壁血栓。体格检查可见左侧心界扩大，心脏搏动范围较广，可有收缩期杂音。心电图表现为 ST 段持续抬高。X 线透视、摄影、超声心动图、放射性核素心脏血池显像以及左心室造影可见局部心缘突出，搏动减弱或有反常搏动。

4．血栓栓塞　见于起病后 1 ～ 2 周，如为左心室附壁血栓脱落所致，则引起脑、肾、脾或四肢等动脉栓塞。由下肢静脉血栓形成部分脱落所致，则产生肺动脉栓塞。

5．心肌梗死后综合征　于心肌梗死后数周至数月内出现，可反复发生，表现为心包炎、胸膜炎或肺炎，有发热、胸痛等症状，可能为机体对坏死物质的过敏反应。

三、诊断

根据 2012 年急性心肌梗死全球定义，有心肌标志物（主要是 cTNI）升高并至少有以下一项者可诊断急性心肌梗死：心肌缺血症状；心电图 ST-T 动态变化 / 新发左束支传导阻滞（left bundle branch block，LBBB）；心电图新出现的病理性 Q 波；影像学检查显示新出现的心脏室壁运动异常；造影显示冠脉内血栓证据。

（一）心电图表现

1．主要心电图表现　ST 段抬高呈弓背向上型，在面向坏死区周围心肌损伤区的导联上出现；宽而深的 Q 波（病理性 Q 波），在面向透壁心肌坏死区的导联上出现；T 波倒置，在面向损伤区周围心肌缺血区的导联上出现。在背向心肌梗死区的导联则出现相反的改变，即 R 波增高、ST 段压低和 T 波直立并增高。

2．心电图的动态演变是 STEMI 的特征性改变　超急期：起病数小时内，可尚无异常或出现异常高大两肢不对称的 T 波。急性期：数小时后，ST 段明显抬高，弓背向上，与直立的 T 波连接，形成单相曲线。数小时～ 2 日内出现病理性 Q 波，同时 R 波幅度减低，或宽度丢失呈“线性 r 波”。演变期：在早期如不进行治疗干预，ST 段抬高持续数日至两周左右，逐渐回到基线水平，T 波则变为平坦或倒置。慢性期：数周至数月后，T 波呈 V 形倒置，两肢对称，波谷尖锐。T 波倒置可永久存在，也可在数月至数年内逐渐恢复。

3．根据心电图特征性改变进行 STEMI 位置和范围的判断

表2-7　STEMI的心电图定位诊断

导联	前间壁	局限前壁	前侧壁	广泛前壁	下壁	下侧壁	高侧壁	正后壁	右室
V_1	+			+					
V_2	+			+					
V_3	+	+		+					
V_4		+		+					
V_5		+	+	+		+			
V_6			+			+			
V_7			+			+		+	
V_8						+	+		

续表

导联	前间壁	局限前壁	前侧壁	广泛前壁	下壁	下侧壁	高侧壁	正后壁	右室
aVR									
aVL		±	+	+	-	-	+		
aVF		-	-	-	+	+	-		
Ⅰ		±	+	±	-	-	+		
Ⅱ		-	-	-	+	+	-		
Ⅲ		-	-	-	+	+	-		
V_{3R}									+
V_{4R}									+
V_{5R}									+

（二）心肌标志物变化

肌钙蛋白（cTn）是诊断心肌坏死最特异和敏感的首选心肌标志物。肌钙蛋白 I（cTnI）或 T（cTnT）起病 2 ～ 4h 后升高，10 ～ 24h 达峰值，7 ～ 14 天内仍可检测到。肌酸激酶同工酶（CK-MB）对判断心肌坏死的临床特异性较高，发病 4h 内增高，16 ～ 24h 达峰值，3 ～ 4 天恢复正常。其增高的程度能较准确地反映坏死的范围，溶栓后梗死相关动脉（infartion related artery，IRA）开通是 CK-MB 峰值前移（14h 以内）。肌红蛋白（MYO）发病 1h 即开始升高，出现最早、最敏感，但缺乏特异性，可用于超急期警示。

（三）影像学检查

超声心动图有助于了解心室壁的收缩异常和左心室功能，诊断室壁瘤和乳头肌功能失调等急性结构性并发症，评估主动脉夹层撕裂，有助于急性胸痛患者的鉴别诊断和危险分层。

核医学心脏显像技术能检出心肌梗死，测定梗死范围大小，可观察心室壁的运动和左心室的射血分数，有助于判断心室功能、诊断梗死后造成的室壁运动失调和心室壁瘤；判断侧支循环血流量和确定受损心肌对心室功能的影响，判断 STEMI 患者的预后。目前多用单光子发射计算机化体层显像（SPECT）来检查，新的方法正电子发射体层显像（PET）可观察心肌的代谢变化，判断存活心肌的效果更好。

四、与其他急性胸痛的鉴别诊断

1．不稳定型心绞痛　不稳定型心绞痛与 STEMI 同属急性缺血性胸痛，疼痛的部位、性质相同，而 STEMI 胸痛范围更大、更持久和剧烈，或反复发作，心电图表现为 T 波高尖、分区域 ST 段抬高、ST-T 态演变、R 波丢失和 Q 波形成，心肌标志物阳性。STEMI 通常造成大块心肌坏死，肌钙蛋白数值较高。冠状动脉痉挛所致变异型心绞痛也可表现为心电图 ST 段抬高，但痉挛缓解后 ST 段回落至等电位线，缺乏动态演变的过程，也不出现 R 波丢失和病理性 Q 波，心肌标志物阴性。主要冠状动脉的持久痉挛也可造成大块心肌坏死，其病理过程和临床表现与 STEMI 相同。

2．急性心包炎　急性心包炎可有较剧烈而持久的心前区疼痛，通常还伴有胸膜病变的表现，胸痛呼吸运动（尤其是吸气）和咳嗽时加重，常累及肩部、斜方肌嵴和颈部。向斜方肌嵴放射是心包炎胸痛的特征。早期即有心包摩擦音，心包摩擦音和疼痛在心包腔出现渗液时均消失；全身症状一般不如心肌梗死严重；心电图除 aVR 外，其余导联均有 ST 段弓背向下的抬高，T 波倒置，无异常 Q 波出现。

3．急性肺动脉栓塞　可发生胸痛、咯血、呼吸困难和休克。但有较严重的低氧血症和右心负荷急剧增加的表现，如肺动脉瓣区第二心音亢进、颈静脉充盈、肝大、下肢水肿等。心电图示

Ⅰ导联 S 波加深，Ⅲ导联 Q 波显著 T 波倒置，胸导联过度区左移，右胸导联 T 波倒置等改变。

4．主动脉夹层　胸痛一开始即达高峰，持续多个小时，常位于胸部中央区，特别严重不能耐受，患者描述为“撕裂样”。常放射到背、肋、腹、腰和下肢，常有一支或多支主要动脉搏动消失，两上肢的血压和脉搏可有明显差别，可有下肢暂时性瘫痪、偏瘫和主动脉瓣关闭不全的表现。二维超声心动图检查、X 线或磁共振体层显像有助于诊断。

5．急腹症急性胰腺炎、消化性溃疡穿孔、急性胆囊炎、胆石等，均有上腹部疼痛，可能伴休克。仔细询问病史、体格检查、心电图检查、肌钙蛋白测定可协助鉴别。

五、治疗

STEMI 的治疗原则是早期识别、防止猝死、尽早开通罪犯血管、恢复血流灌注、挽救存活心肌、防止梗死扩大或缩小心肌缺血范围，保护和维持心脏功能，及时处理严重心律失常、泵衰竭和各种并发症，使患者度过急性期、康复后能保存尽可能多的心功能。

（一）入院后一般处理

所有 STEMI 患者收住 CCU 病房，12h 内卧床休息，如无并发症，24h 内床上行肢体活动，第 3 天可在病房内走动，第 4 ～ 5 天，逐步增加活动直至每天 3 次步行 l00 ～ 150m。心电、血压和血氧饱和度监测，及时发现和处理心律失常、血流动力学异常和低氧血症。除颤仪应随时处于备用状态。合并左心衰竭（肺水肿）/ 机械并发症者常伴有严重低氧血症，需面罩加压给氧、无创通气或气管插管并机械通气。STEMI 伴剧烈胸痛者应迅速给予有效镇痛剂：吗啡 5mg 皮下注射，必要时间隔 5min 重复一次，总量不宜超过 15mg。但吗啡可引起低血压和呼吸抑制。心梗急性期禁用非甾体类消炎止痛剂，以避免心脏破裂。注意保持大便通畅，给予缓泻剂，避免用力大便引起心衰加重、心律失常和心脏破裂。

（二）再灌注治疗

冠状动脉血流恢复越早，左室收缩功能和舒张功能保存越好，病死率越低。早期、快速、完全开通梗死相关动脉（IRA）是改善 STEMI 患者预后的关键。高龄患者也应接受 PCI 治疗，年龄≥ 75 岁的患者再血管化病死率低于常规药物治疗。为缩短延误时间，尽量在得到首次医疗接触（FMC）后 10min 内完成第一份心电图，确诊后优先将发病 12h 内的患者送到可行直接 PCI 的医院。如果接诊医院不能行直接 PCI，应该在 2h 内尽量转运至可行 PCI 的医院。再灌注治疗包括溶栓、PCI 和急诊 CABG。

1．溶栓治疗　发病 3h 内，溶栓治疗的即刻疗效与直接 PCI 基本相似。就诊时间早、大面积梗死（前壁心肌梗死、下壁合并右室心肌梗死）、左束支传导阻滞患者溶栓获益较大。溶栓治疗的主要风险是出血，尤其是颅内出血。应注意，老年、低体重、女性、既往脑血管病史、入院时血压升高是颅内出血的主要危险因素，75 岁以上患者禁忌溶栓治疗。

（1）溶栓治疗适应证：①发病 12h 内，预期 2h 内不能行直接 PCI 治疗。②年龄＜ 75 岁。③两个或两个以上相邻导联 ST 段抬高（胸导联＞ 0.2mV，肢导联＞ 0.1mV），或病史提示急性心肌梗死伴左束支传导阻滞。④发病时间已达 12 ～ 24h，但有进行性缺血性胸痛、广泛 ST 段抬高或血流动力学不稳定者可考虑。

（2）溶栓治疗禁忌证：①既往发生过出血性脑卒中，1 年内发生过缺血性脑卒中或脑血管事件；②颅内肿瘤；③近期（2 ～ 4 周）有活动性出血或出血素质（不包括月经来潮）；④可疑为主动脉夹层；⑤入院时严重且未控制的高血压（＞ 180/110mmHg）或慢性严重高血压病史；⑥目前正在使用治疗剂量的抗凝药或已知有出血倾向；⑦近期（2 ～ 4 周）创伤史，包括头部外伤、创伤性心肺复苏或较长时间（＞ 10min）的心肺复苏；⑧近期（＜ 3 周）外科大手术；⑨近期（＜ 2 周）曾有在不能压迫部位的大血管行穿刺术。

（3）溶栓药物的选择：优选特异性纤溶酶原激活剂，重组组织型纤维蛋白溶酶原激活剂

（rt-PA，阿替普酶）是目前最常用的溶栓剂，但其半衰期短，为防止 IRA 再阻塞，需要联用肝素 24 ～ 48h。非特异性纤溶酶原激活剂包括尿激酶和尿激酶原。①阿替普酶：全量 90min 加速给药法：先静脉推注 15mg，继而 30min 内静脉滴注 50mg，其后 60min 内再滴注 35mg。半量给药法：50mg 溶于 50ml 专用溶剂，先静脉推注 8mg，其余 42mg 于 90min 内滴完。用阿替普酶前先用肝素 5000U 静脉注射，用药后继续以肝素每小时 700 ～ 1000U 持续静脉滴注共 48h，以后改为皮下注射低分子肝素 7500U 每 12 h 一次，连用 3 ～ 5 天。

（4）溶栓疗效评估：以下指标说明溶栓成功、血管再通：冠状动脉造影 IRA 血流达到 TIMI2 ～ 3 级；或根据间接指标：① 60 ～ 90min 内心电图抬高的 ST 段至少回落 50%；② cTn 峰值提前至发病 12h 内，CK-MB 酶峰提前至发病 14h 内；③ 2h 内胸痛基本消失；④ 2 ～ 3h 内出现再灌注性心律失常，如出现加速性室性自主心律、束支阻滞突然改善或消失等。其中①②最重要，单有心律失常不能说明血管再通。

（5）出血并发症处理：一旦发生颅内出血，应立即停止溶栓和一切抗栓治疗，降低颅内压；4h 内使用过普通肝素者，予鱼精蛋白中和（1mg 鱼精蛋白中和 100u 普通肝素）。导致血流动力学不稳定和血红蛋白严重下降的大出血（消化道出血）应输注压积红细胞；出血时间异常者酌情输注血小板。

2．直接 PCI

直接 PCI 适应证为：①发病 12h 内 ST 段抬高（包括正后壁心肌梗死）或伴新出现左束支传导阻滞；②伴心源性休克或心力衰竭时，即使发病＞ 12h 者。③发病 12 ～ 24h，临床 / 心电图有进行性缺血证据。

直接 PCI 禁忌证为：①发病＞ 24h、无心肌缺血证据、血流动力学稳定、心电稳定。②无血流动力学障碍者，不应对非梗死相关动脉行直接 PCI。

3．溶栓后 PCI　溶栓后尽早将患者转运到有 PCI 条件的医院。溶栓后仍有明显胸痛、抬高的 ST 段无明显回落者，应尽快进行冠状动脉造影，如显示 TIMI 0 ～ 2 级血流，说明相关动脉未再通，应紧急行补救性 PCI，溶栓后无心肌缺血症状或血流动力学稳定者不必行紧急 PCI；溶栓成功者于 3 ～ 24h 进行冠状动脉造影和血运重建治疗。

4．未接受早期再灌注治疗的 STEMI 患者（发病＞ 24h）　①再发心梗、有缺血证据、心力衰竭、心源性休克、血流动力学不稳定、严重室性心律失常者可行 PCI 治疗。②无缺血证据，但梗死相关动脉有严重狭窄者可于发病 24h 后行 PCI。

5．紧急主动脉 - 冠状动脉旁路移植术（CABG）　当 STEMI 患者出现持续或反复缺血、心源性休克、严重心衰，而冠状动脉解剖特点不适合行 PCI，或出现心肌梗死机械并发症、需外科手术修复时，可选择急诊 CABG。

（三）抗栓治疗

STEMI 的主要原因是冠状动脉内斑块破裂所致血栓性管腔闭塞。因此，抗栓治疗（包括抗血小板和抗凝）是核心药物治疗。

1．行 PCI 的患者　如无禁忌证，需要双联抗血小板（DAPT）治疗。①阿司匹林 + 氯吡格雷方案：术前口服水溶性阿司匹林或嚼服肠溶阿司匹林 300mg，继以 75 ～ 100mg/d 长期维持；术前口服负荷量氯吡格雷 600mg，继以 75mg qd 口服至少 12 个月。年龄＞ 75 岁者，术前不给予负荷量阿司匹林和氯吡格雷，分别给予 100mg 和 75mg。②阿司匹林 + 替格瑞洛方案：阿司匹林用法同前；术前替格瑞洛 180mg 负荷量，继以 90mg bid 口服至少 12 个月。肾功能不全者无需调整氯吡格雷和替格瑞洛的剂量。老年患者应用时胃肠道或泌尿道出血远多于其他年龄组患者，加用质子泵抑制剂如雷贝拉唑等对于胃肠道大出血有一定预防作用。

2．未行 PCI 的患者　DAPT 治疗至少 12 个月，阿司匹林 100 mg qd+ 氯吡格雷 75mg qd/ 替格瑞洛 90mg bid。

3．行 CABG 术　急诊 CABG 术前停用氯吡格雷至少 24h，替格瑞洛至少 24h；择期 CABG 术前氯吡格雷至少停用 5 天，替格瑞洛停用 5 天。

4．抗凝治疗　①静脉溶栓者，应至少接受 48h 抗凝治疗。②直接 PCI 患者静脉推注普通肝素 70 ~ 100u/kg，继以低分子肝素，以减少急性支架内血栓形成风险。③发病后未行直接 PCI 或溶栓治疗者，须尽快给予低分子肝素抗凝治疗。高龄老年患者推荐低分子肝素应用剂量降至常规剂量的 1/2，使用时间 3 ~ 5 天。

5．预防血栓栓塞　CHA_2DS_2-VASc 评分≥ 2 分的房颤、心脏机械瓣膜置换术后、静脉血栓栓塞患者：给予华法林抗凝 +DAPT 治疗，INR 控制在 2.0 ~ 2.5，1 个月后改为氯吡格雷 + 华法林，1 年后华法林单药抗栓即可。左室附壁血栓形成患者应用华法林 +DAPT 治疗是合理的。

（四）其他药物治疗

其他药物治疗有助于改善缺血、挽救濒死心肌，防止梗死扩大，缩小缺血范围，减少左室重构、保存心脏功能。

1．β 受体阻滞剂　如无禁忌证应 24h 内常规口服 β 受体阻滞剂，有利于缩小心梗面积，减少心肌缺血复发、再梗死、心室颤动和其他恶性心律失常。从低剂量开始口服美托洛尔，逐渐加量，如患者耐受良好，2 ~ 3 天后可换用长效药物。老年患者对于 β 受体阻滞剂敏感性增强、自身传导系统老化而较年轻患者易于发生心动过缓，起始剂量需要更小，靶心率 55bpm。

2．ACEI 和 ARB　所有无禁忌证的 STEMI 患者都应 24h 内服用并长期维持，可影响心肌重构、减轻心室过度扩张而减少慢性心力衰竭的发生，降低死亡率。高危、前壁心梗并左室功能不全者获益最大。在起病早期应用，从低剂量开始，如培哚普利 1mg qd，以后逐渐加量至 4 ~ 8mg qd，雷米普利 5 ~ 10mg qd，福辛普利 10 ~ 40mg qd 等。因干咳等副作用不能耐受 ACEI 者可选用 ARB 类药物氯沙坦和缬沙坦等。禁忌证包括：STEMI 急性期收缩压＜ 90mmHg、血肌酐＞ 265μmol/l、双侧肾动脉狭窄或移植 / 孤立肾动脉狭窄、过敏、高钾血症、妊娠 / 哺乳妇女等。

3．硝酸酯类　静脉滴注硝酸酯类药物用于缓解缺血性胸痛、控制高血压或减轻肺水肿。从低剂量（3 ~ 5mg/h）开始滴注，酌情逐渐增加剂量至 8 ~ 10mg/h，直至症状控制、收缩压降低 10mmHg（正常血压者）或 30mmHg（高血压者）。以下患者禁用：收缩压＜ 90mmHg 或目前血压较基础血压降低＞ 30%、心率＜ 50bpm 或＞ 100bpm、拟诊右室心梗。

4．钙拮抗剂　不推荐 STEMI 患者应用短效二氢吡啶类钙拮抗剂。以下情况可考虑应用非二氢吡啶类钙拮抗剂地尔硫卓：无左室收缩功能不全或 AVB，需要缓解心肌缺血或控制房颤快速心室率而 β 受体阻滞剂禁忌，或单用 β 受体阻滞剂难以控制。STEMI 合并高血压患者在已经应用 ACEI/ARB、β 受体阻滞剂、利尿剂、硝酸酯类等后仍难以控制血压时，可考虑应用长效二氢吡啶类钙拮抗剂。

5．他汀类　无论胆固醇水平如何，所有无禁忌证的 STEMI 患者入院后应尽早开始他汀类药物治疗。老年患者需要格外注意肝肾功能、低体重和甲状腺功能异常等易于产生不良反应的因素，不建议起始大剂量强化他汀治疗。

六、右心室梗死

右心室梗死多与下壁心肌梗死同时发生，较少单独出现。所有下壁心梗患者都应加做 18 导联心电图，右胸导联（V_3R ~ V_5R）尤其是 V_4R ST 段抬高≥ 0.1mV 提示右心室心梗。超声心动图可能提示右心室壁节段性运动异常。右心室梗死易出现低血压，但很少伴发心源性休克。预防和治疗原则是维持有效的右心室前负荷，避免使用利尿剂和血管扩张剂，硝酸酯类为禁忌。首先补液治疗，如补液 500 ~ 1000ml 血压仍不回升，可考虑静脉应用血管活性药物（多巴胺或多巴酚丁胺）以维持血压。右心室梗死患者应尽早实行再灌注治疗。

七、心肌梗死并发症的处理

（一）心力衰竭

主要是治疗急性左心衰竭。给予吸氧、心电、血氧饱和度监测和定期血气测定，X线胸片可估测肺淤血情况。超声心动图了解心肌梗死的范围、评估心功能、发现机械并发症。轻度心力衰竭（Killip Ⅱ级）给予静脉推注利尿剂，如呋塞米20 ~ 40mg，必要时可重复，注意血压和电解质。无低血压者可静脉应用硝酸酯类药物；无禁忌证者24h内应用ACEI。严重心力衰竭（Killip Ⅲ级）或急性肺水肿应尽早使用机械辅助通气（无创呼吸机或气管插管），急性肺水肿合并高血压者给予硝普钠静脉滴注，从小剂量（10μg/min）开始，根据血压调整剂量。应用吗啡（5mg静脉推注）和利尿剂。低血压、心源性休克者静脉滴注多巴胺[5 ~ 15μg/（kg · min）]或多巴酚丁胺（剂量范围同多巴胺）。STEMI合并严重心力衰竭、肺水肿、心源性休克者应尽量考虑早期血运重建治疗。

STEMI发病24h内禁用洋地黄制剂，以免增加室性心律失常风险。有右心室梗死的患者应慎用利尿剂。

（二）心源性休克

大面积心肌坏死所造成的左心室泵功能损失和严重机械并发症（室间隔穿孔、心脏游离壁破裂、乳头肌功能不全或腱索断裂等）是造成STEMI患者心源性休克的主要原因，同时注意除外其他原因所致低血压，如低血容量、药物所致低血压、心脏压塞、心律失常、右心室梗死等。静脉滴注正性肌力药物有助于稳定STEMI患者的血流动力学，严重低血压时静脉滴注多巴胺5 ~ 15μg/（kg · min），必要时可同时静脉滴注多巴酚丁胺，大剂量多巴胺无效时可静脉滴注去甲肾上腺素2 ~ 8μg/min。

急诊血运重建治疗（包括PCI和急诊CABG）可改善STEMI合并心源性休克患者的远期预后，合并机械并发症时，CABG和同期相应手术可降低死亡率。血运重建前主动脉内气囊反搏（IABP）有助于稳定血流动力学状态。

（三）心律失常

心室颤动或持续多形室性心动过速时，尽快采用非同步直流电除颤。单形性室速血流动力学不稳定或药物疗效不满意时，应及早用同步直流电复律。有效的再灌注治疗、早期应用β受体阻滞剂、纠正电解质紊乱，可降低STEMI患者的48h内室颤发生率。室速经电复律后仍反复发作者可应用胺碘酮联合β受体阻滞剂，室性心律失常消除后无需长期应用抗心律失常药物，但长期口服β受体阻滞剂可改善远期生存率。

心房颤动可诱发或加重心力衰竭，应尽快恢复窦律或控制心室率。如房颤在48h内，血流动力学状况允许，可予静脉胺碘酮转复；血流动力学不稳定者给予电复律。转复房颤禁用Ic类抗心律失常药（普罗帕酮）。如时间超过48h或不能成功转复、转复后不能维持窦律，应积极控制心室率，首选 β 受体阻滞剂。房颤的转复和心室率控制过程中应充分重视抗凝治疗。

房室传导阻滞（AVB）伴有血流动力学障碍者应立即行临时心脏起搏。前壁心梗引起AVB通常与广泛心肌坏死相关，其逸搏位点较低，心电图上呈现较宽的QRS波群，逸搏频率低且不稳定。下壁心梗引起的AVB通常为一过性，其逸搏位点较高，呈现窄QRS波逸搏心律，心室率常＞40bpm。

（四）机械并发症

左心室游离壁破裂表现为循环“崩溃”伴电机械分离，常在数分钟内死亡。亚急性左心室游离壁破裂（血栓或粘连封闭破口）患者突然发生血流动力学恶化伴一过性或持续不能纠正的低血压，同时存在典型心脏压塞体征，超声心动图发现心包积液（血），应立即外科手术治疗。室间隔穿孔表现为临床情况突然恶化，胸前区粗糙收缩期杂音，外科手术可为STEMI合并室间隔穿孔伴心源性休克者提供生存机会。乳头肌功能不全或腱索断裂者出现急性二尖瓣反流，表现为血流动力学突然恶化、二尖瓣区新出现的收缩期杂音或原有杂音加重，宜在血管扩张剂联合 IABP 辅助循环下尽早外科手术治疗。

（五）急性肾损伤

STEMI 老年患者因为多种原因出现肾功能在短期内不同程度的下降。影响急性肾损伤的危险因素包括：年龄、糖尿病、肌酐水平、左心室射血分数等。在心功能允许下水化治疗预防对比剂肾病，但水化速度应个体化。对高危患者或慢性肾病 3 期以上的高龄患者视病情可考虑在 PCI 术后 24h 内进行血液滤过治疗。

八、康复与二级预防

急性期未行冠状动脉造影者出院前应行造影，结合临床表现、心电图、超声心动图、心肌核素等检查评估存活和缺血心肌，以确定是否需要冠脉血运重建治疗。急性心肌梗死恢复后，进行康复治疗，病情稳定者出院后可每日进行 30 ~ 60min 中等强度有氧运动（步行），每周至少 5 天。体力活动应循序渐进，避免诱发心绞痛和加重心力衰竭。应避免过重体力劳动或精神过度紧张。

如无禁忌证，所有 STEMI 患者出院后均应长期服用阿司匹林、ACEI 和 β 受体阻滞剂，接受 PCI 治疗者应给予至少 12 个月双联抗血小板治疗。坚持使用他汀类药物，使 LDL-C < 2.0mmol/l，且达标后不应停药或盲目减小剂量。进行有效血压管理和糖尿病治疗，强化各项危险因素的控制。

"急性心肌梗死"案例小组教师后记

一、医学生对 PBL 的接受度

以往我们在对北京大学医学部基础医学八年制学生进行临床内科学授课的过程中发现，学生思维非常活跃，但对临床课普遍缺乏主动参与的热情，课堂效果差于同期临床医学专业的学生。通过和学生的交流，我们发现学生普遍觉得临床课缺乏讨论平台和主动参与的机会，没有吸引力。我们体会，当教学对象为基础医学专业的医学生时，临床课授课应更注重培养学生的临床研究思维能力、主动学习的能力和脚踏实地的研究精神，激发其基于临床的科学研究兴趣和灵感；培养其作为科学研究者的责任心和人文情怀。

以心脏病学为例，难点重点很多，需要有效利用有限的学习时间，尽可能多接触、感受、总结病例。PBL 能够提高学生深入病例的主动性，主动运用所学知识、融会贯通，能大幅提高学习效率，提高创造性和整体分析能力。近几年尝试在冠心病教学中采用 PBL 模式，第一次时学生反应不一，有的学生对 PBL 评价比较低，认为讨论比较杂乱，缺乏系统，但经过积累和反馈，第二年和第三年的冠心病 PBL 课堂明显活跃，学生更愿意接受讨论、自由发言的沙龙形式，与今后的职业生涯的表达模式衔接，能够更主动、更积极地表达自己的思维。

二、PBL 中教师的角色和参与度

PBL 的主旨是以学生为主导，但在实际讨论中我们发现，如果完全由学生自行讨论，教师不置一词，则容易误入歧途，偏离学习方向，在关键之处需要教师的把控和指点。学时有限，如不能集中在重点，则容易使课程散乱无章、学习缺乏系统性。何时、如何在病例中加入教师的指点是难点和关键。我们在进行冠心病 PBL 时，在每一次课的讨论中加入对讨论方向和重点的引导提示，讨论中适时引导学生回到讨论的主题，即冠心病的发病机制、临床表现、诊断和治疗，避免陷入对细枝末节的讨论。最后一次课时加入对知情同意和病患沟通的讨论。

三、PBL 病例撰写技巧

在开始冠心病 PBL 前，我们建立了典型冠心病病例库，约有 20 例典型真实病例，根据 PBL 模式改写了 4 例病例，以供上课使用。但此种方式所撰写的病例，仍是由教师提供，广播式发送给学生。此外我们认为，目前的 PBL 病例书写模式同传统一样，仍强调以"器官"和"疾病"为主导，这样培养出来的学生容易"见木不见林"，以致许多年轻医生只看见"病变"而看不见"病人"。而实际上，无论是临床医生还是科研人员，面对的是"人"而不是"病"，应视患者为一个整体，有整体的思维模式。因此，教师在提供 PBL 病例时，应给出这样的信号，使医学生初入临床课时就培养正确的整体思维。如果能够尝试由学生面对患者自己导出病史，则会使整个讨论更加完整。

四、思考：如何能让学生在学习临床课时更主动

在第三次冠心病 PBL 课中，我们探索把虚拟病人应用到 PBL 中，教师编辑好虚拟病人之后，由学生从虚拟病人出逐一问出病史和体格检查结果、化验结果，以上信息不是由教师提供，而是由学生根据自己的思考一步步主动求问和取得，结合了之前桥梁课中诊断学的内容，思维更加主动和严密。

教学后记

案例三

题　目： 突如其来的腰痛

关键词： 类风湿关节炎、骨性关节炎、骨质疏松、骨折、非甾体镇痛药、糖皮质激素

前 言

一、进行本案例教学，学生应具备的背景知识（Student Preparation and Prerequisite Knowledge）

解剖学、生物化学、病理学、药理学、免疫学、内科学、外科学、预防医学

二、预期学习目标（Learning Objectives）

1．类风湿关节炎的临床表现及特点。
2．类风湿关节炎治疗原则。
3．非甾体药物的作用机制和常见副作用。
4．糖皮质激素的作用机制和常见副作用。
5．骨质疏松诊断标准、高危因素及二级预防。
6．骨折的定义、临床表现，早、晚期并发症的诊断、治疗原则。

三、病例摘要（Abstract）

67 岁的刘阿姨大约 1 年半前无明显诱因出现双手关节肿痛，晨起关节僵硬，不能做拧毛巾及切菜等家务活。此后，又逐渐出现双肘关节，双肩关节疼痛伴有活动受限。经社区卫生站治疗后，关节症状时好时重。3 天前，刘阿姨买菜回来后，突然出现腰部剧烈疼痛，不能移动躯干，咳嗽及深呼吸会加重腰痛，平躺时翻身困难。医生给刘阿姨进行的相关检查，包括抽血化验及拍 X 线片等，同时给予药物治疗后，刘阿姨关节症状明显缓解，腰痛症状也好多了。

四、关键词（Key Words）

类风湿关节炎、骨质疏松、骨折、糖皮质激素、非甾体镇痛药

五、课堂安排（Classroom Management）

课程	内容	大约时间
一	暖场、推选学生主席、记录人和相互介绍	15min
	第一幕：展开讨论	45min
	第二幕：展开讨论	60min
	第三幕：展开讨论	60min
二	根据第一次讨论中汇集的问题分别展开讨论	120min
	每个同学反馈学习心得	45min
	主持老师对案例学习过程和学生情况进行点评	15min

六、注意事项（Specific Issues of Emphasis）

1．参与本次病例讨论的学生为基础八年制学生，已基本完成基础课的学习，目前为临床学习，故本次 PBL 课程的目的主要是通过对类风湿关节炎合并腰椎骨折这一案例的学习，掌握类风湿关节炎和骨折的临床表现，鉴别诊断及诊治原则；同时学习骨质疏松的预防和诊治原则。

因学生目前阶段临床知识有限，尚不具备深入探讨的相关基础，建议教师加强引导，讨论时应注意深度。

2．关于药物使用，需要求学生掌握药物作用的基本机制和主要副作用。

3．教师手册请勿与学生分享。

第一幕

67 岁的刘阿姨是一名家庭妇女。她整日为老伴及儿孙忙忙碌碌，无暇顾及自己的身体。平时身体有些不舒服，她不是自己在家找点药吃，就是在社区诊所开点药，症状缓解了，她也就不在意了。

大约 1 年半前刘阿姨无明显诱因出现双手关节肿痛，晨起关节僵硬，不能做拧毛巾及切菜等家务活。此后，又逐渐出现双肘关节，双肩关节疼痛伴有活动受限。刘阿姨翻开自家的药箱，找到了“扶他林”并口服后，关节症状缓解。但刘阿姨口服“扶他林”3 周后，出现胃部不适，并伴有反酸和烧心症状。于是，刘阿姨就诊于社区卫生站。社区医生诊断“关节炎”，给刘阿姨肌内注射复方倍他米松。刘阿姨打针后，关节症状明显缓解，晨僵症状消失，干起家务活来自如多了。但是好景不长，20 多天后，刘阿姨的关节炎症状又有了反复。于是，刘阿姨又再次去社区医院打针缓解关节症状。此后，刘阿姨的关节症状反反复复，刘阿姨间断用些镇痛药或去社区打针。

3 天前，刘阿姨买菜回来后，突然出现腰部剧烈疼痛，不能移动躯干，平躺时翻身困难，咳嗽及深呼吸会加重腰痛，但无大小便失禁，下肢无麻木等异常感觉。

医生询问了刘阿姨的病史。刘阿姨间断腰痛 10 余年，劳累或提重物时加重，休息后缓解。近 5 年间断出现双膝关节疼痛，尤其上下楼梯时症状加重。尤其近 2 年，刘阿姨时常腰酸背疼，身高也变矮 2 ～ 3 cm，有时也有双腿抽筋的现象。老伴目前身体健康，老两口育有 1 子 1 女。

学习重点（Learning Issues）

1. 类风湿关节炎的临床表现及特点。
2. 骨性关节炎的临床表现及特点。
3. 非甾体药物和激素的作用机制和常见副作用。
4. 骨质疏松常见的临床表现。
5. 腰椎骨折的临床表现。

引导问题（Guiding Questions）

1. 刘阿姨主要的临床表现是什么？（注意引导学生总结类风湿关节临床表现特点：多关节、小关节、对称性）

2. 刘阿姨双膝关节疼痛的特点是什么？（注意引导学生学习骨性关节炎的临床特点）

3. 扶他林和复方倍他米松属于哪一类药物？其药理作用是什么？这类药物的副作用主要有哪些？

4. 刘阿姨间断腰痛，身高变矮可能是什么原因导致的？（注意引导学生学习骨质疏松的临床表现及危险因素）

5. 刘阿姨腰痛症状加重有可能出现什么问题？（注意引导学生对腰椎骨折的临床表现特点及引起腰痛的疾病的鉴别诊断）

教师注意事项（Tutor Attention）

1．建议讨论时间为45min。

2．引导学生对病案进行认真分析，将关节炎作为中心环节进行讨论，并逐步引入对类风湿关节炎、骨性关节炎、骨质疏松及骨折等临床表现和治疗原则的讨论。

第二幕

入院查体：体温 36.5℃，呼吸 20 次 / 分，血压 125/70 mmHg。营养中等，体型略肥胖，被动体位。皮肤黏膜正常，心脏听诊正常，双肺呼吸音清，可闻及爆裂音，腹软无压痛，肠鸣音正常。双手腕关节肿，局部皮温高，压痛（+）。双手 2、3 掌指关节压痛，右肘关节、右肩关节压痛，活动受限。腰椎查体：腰椎后突畸形，局部肿胀并压痛明显，L_1 棘突叩痛，双下肢及肛周感觉正常，屈趾肌自主活动。检查结果见表 3-1 及图 3-1 ～图 3-5。

表3-1　实验室检查

检验类型	检验项目	数值	正常值
血常规	WBC	6.5×10^9/L	（3.5 ～ 9.5）$\times 10^9$/L
	Hb	106 g/L	（115 ～ 150）$\times 10^9$/L
	Plt	332×10^9/L	（125 ～ 350）$\times 10^9$/L
血沉	ESR	38 mm	＜ 20 mm
生化	ALT	38 IU/L	0 ～ 40 IU/L
	AST	38 IU/L	0 ～ 42 IU/L
	Cr	87 umol/L	45 ～ 106umol/L
类风湿因子	RF	477 IU/ml	32.9 IU/ml

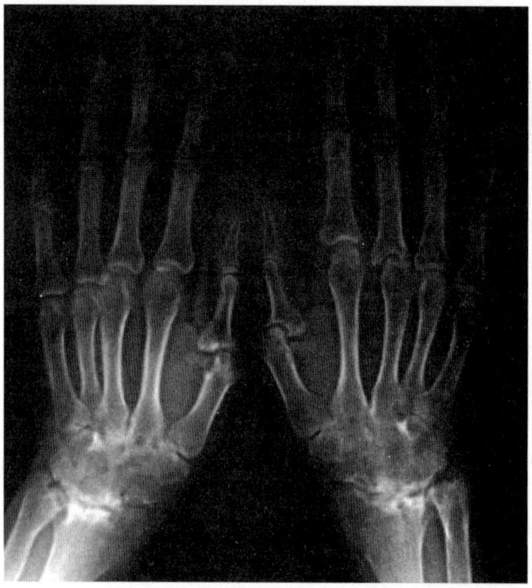

图 3-1　双手关节正位片（含腕关节）双侧腕骨、掌骨及指骨骨密度稍减低；腕关节及掌骨与腕骨间关节间隙变窄，关节面下见低密度骨破坏；腕骨间关节间隙消失；双侧第一掌指关节及左侧第三掌指关节关节间隙明显变窄伴半脱位

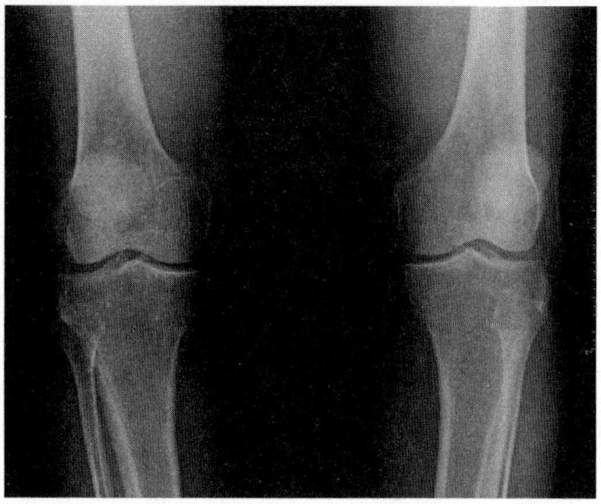

图 3-2　双膝关节正位片：双膝关节间隙基本正常，未见明显骨质破坏。胫骨内外侧可见唇样改变，髁间嵴略变尖

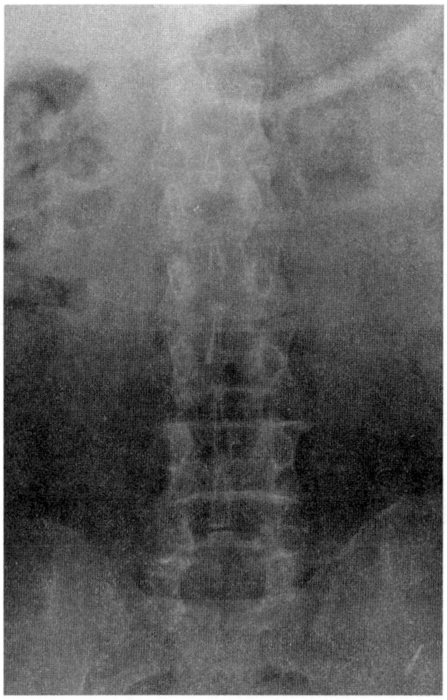

图 3-3

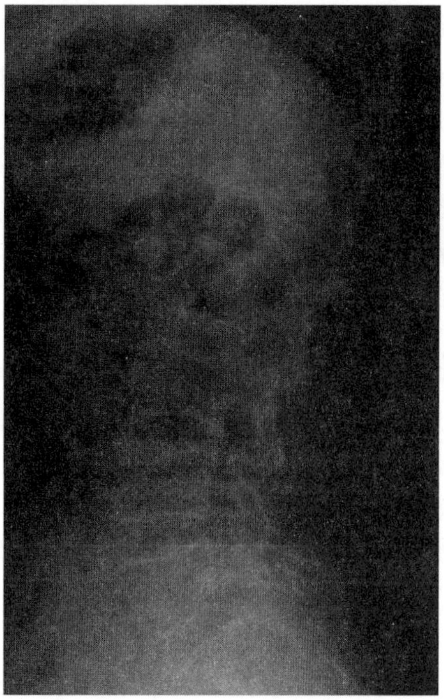

图 3-4

图 3-3, 3-4 腰椎正侧位片：L_1 椎体前方压缩成楔形，椎体侧方侧缘连线中断，无侧方移位，不伴椎板、关节突、横突骨折

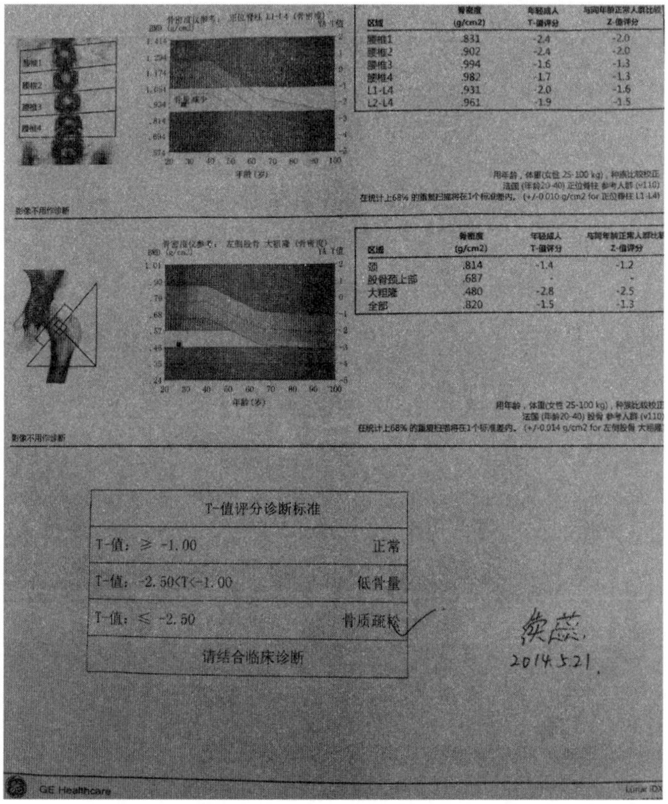

区域	骨密度 (g/cm2)	年轻成人 T-值评分	与同年龄正常人群比较 Z-值评分
腰椎1	.831	-2.4	-2.0
腰椎2	.902	-2.4	-2.0
腰椎3	.994	-1.6	-1.3
腰椎4	.982	-1.7	-1.3
L1-L4	.931	-2.0	-1.6
L2-L4	.961	-1.9	-1.5

用年龄，体重(女性 25-100 kg)，种族比较校正
法国 (年龄20-40) 正位脊柱 参考人群 (v110)
在统计上68% 的重复扫描将在1个标准差内。(+/-0.010 g/cm2 for 正位脊柱 L1-L4)

区域	骨密度 (g/cm2)	年轻成人 T-值评分	与同年龄正常人群比较 Z-值评分
颈	.814	-1.4	-1.2
股骨颈上部	.687	-	-
大粗隆	.480	-2.8	-2.5
全部	.820	-1.5	-1.3

用年龄，体重(女性 25-100 kg)，种族比较校正
法国 (年龄20-40) 股骨 参考人群 (v110)
在统计上68% 的重复扫描将在1个标准差内。(+/-0.014 g/cm2 for 左侧股骨 大粗隆)

T-值评分诊断标准	
T-值：≥ -1.00	正常
T-值：-2.50<T<-1.00	低骨量
T-值：≤ -2.50	骨质疏松
请结合临床诊断	

2014.5.21

GE Healthcare

图 3-5 骨密度检查报告

学习重点（Learning Issues）

1．类风湿关节炎 X 线改变分期和实验室检查特点。
2．类风湿关节炎的关节外表现。
3．骨性关节炎的影像学特点。
4．骨性关节炎与类风湿关节炎的鉴别诊断。
5．骨质疏松的诊断标准。
6．脊柱骨折及并发症的临床表现及诊断。

引导问题（Guiding Questions）

1．类风湿关节炎 X 线检查主要有哪些表现？实验室检查有哪些特点？
2．类风湿关节炎有哪些关节外表现？
3．刘阿姨双膝关节 X 线片有什么表现？（注意引导学生学习骨性关节炎的影像学特点）
4．类风湿关节炎与骨性关节炎有什么不同？
5．老刘骨密度检查给予我们什么提示？
6．骨质疏松常见的病因是什么？
7．腰椎骨折的临床表现和 X 线表现是什么？腰椎骨折会出现哪些并发症？如何治疗？

教师注意事项（Tutor Attention）

1．建议讨论时间为 60min。
2．注意对类风湿关节炎和骨性关节炎在临床表现、辅助检查、影像学特点等方面进行讨论。
3．注意讨论骨折及早晚期并发症的诊治原则，避免过于深入。
4．在讨论中注意问题的顺序，循序渐进。

第三幕

根据患者临床表现和辅助检查结果，医生考虑刘阿姨的诊断是：类风湿关节炎、肺间质纤维化、严重骨性关节炎、严重骨质疏松、腰椎压缩性骨折。风湿科医生和骨科医生共同查看患者后，给予刘阿姨的治疗方案是：雷公藤和塞来昔布治疗类风湿关节炎，碳酸钙、骨化三醇和阿仑磷酸钠治疗骨质疏松。骨科医生建议刘阿姨睡硬板床、带支具下床活动。

经过住院治疗，刘阿姨关节症状明显缓解，腰痛症状也好多了。出院时，刘阿姨想：回家后，没有了医生的指导，关节症状会不会再次反复呢？现在吃的药物要吃多久呢？她不禁又担心起来。刘阿姨把自己的担忧告诉了医生，医生安慰刘阿姨说："虽然类风湿关节炎到目前为止仍是不能治愈的疾病，但大多数患者经过一段时间的治疗，均能得到很好的控制。不过，您需要定期到门诊随诊，在专科医生的指导下定期复查，调整药物。而且，每年都应检测骨密度情况。"经过医生的安慰，刘阿姨心情放松多了。

学习重点（Learning Issues）

1．类风湿关节炎治疗原则。

2．骨质疏松的治疗原则。

3．骨质疏松的高危因素及二级预防。

4．脊柱骨折的治疗原则。

引导问题（Guiding Questions）

1．类风湿关节炎的治疗原则是什么？

2．治疗类风湿关节炎常用药物都有哪些？使用这些药物时都有哪些注意事项？（讨论中注意学生归纳总结类风湿关节炎治疗都有哪些常用药物，非甾体药物对于类风湿关节炎的治疗起到何种作用。如果学有余力，可进一步探讨有关生物制剂对于类风湿关节炎的治疗进展）

3．骨质疏松的治疗原则是什么？常用药物有哪些？

4．刘阿姨为什么会发生骨折？（注意引导学生讨论骨质疏松的高危因素及有关骨质疏松的二级预防）

5．脊椎骨折的治疗原则是什么？骨折常见有哪些并发症？

6．对于类风湿关节炎、骨质疏松等慢性疾病，该如何管理患者的随访？

教师注意事项（Tutor Attention）

1．建议讨论时间为60min。

2．注意控制学生讨论的深度，对于类风湿关节炎的治疗，只需掌握原则性的问题，相关药物的细节问题可省略。

3．引导学生注意骨质疏松的危害，提高对骨质疏松的认识。

4．注意引导学生对骨折总论及脊椎骨折治疗原则进行讨论，掌握对不同类型骨折治疗的原则。

参考资料

1．类风湿关节炎

（1）定义：类风湿关节炎（Rheumatoid Arthritis，RA）是一种以慢性破坏性关节病变为特征的全身性自身免疫病。主要表现为双手、腕和足关节的对称性多关节炎，也可累及膝、髋等大关节，同时可伴有发热、贫血、皮下结节及淋巴结肿大等关节外表现，血清中可出现多种自身抗体。

（2）病因学：RA 是一种抗原驱动、与遗传相关及多因素参与的自身免疫疾病。其中心环节是感染和自身免疫反应，而内分泌、遗传和环境因素等也参与发病机制。

（3）病理：RA 的基本病理改变是滑膜炎，表现为滑膜的血管增生和炎性细胞浸润以及血管翳形成导致软骨乃至软骨下骨组织的破坏。同时，患者可有皮肤及内脏血管的淋巴细胞、单核细胞等炎性细胞浸润。

（4）临床表现

1）关节表现：RA 可累及全身多个关节，其受累关节以小关节、对称性关节及手关节为特点。其中近端指间关节、掌指关节和腕关节是 RA 最早易受累的关节，同时也是 RA 最具特征性的受累关节。肘关节、颞颌关节及胸锁关节的受累也具有诊断参考价值。关节症状以关节疼痛、关节肿胀、晨僵及活动受限为主要特点。

2）关节外表现见表 3-2

表3-2　关节外表现

受累系统	主要表现
全身表现	发热、淋巴结病变、体重减轻、疲乏
皮肤	红斑、皮下结节、血管炎
呼吸系统	胸膜炎、结节、肺间质病变、肺血管炎、细支气管炎
心血管系统	心包炎、心肌炎、心内膜炎
血液系统	贫血、白细胞减少、血小板减少
肾	肾小球肾炎、间质性肾炎、淀粉样变性
神经系统	周围神经病变、多发性单神经炎
视觉系统	角膜炎、虹膜炎、脉络膜及视网膜结节
外分泌腺	继发性干燥综合征

（5）实验室检查

血常规：可有白细胞减少，轻度贫血及血小板升高。

自身抗体：可有类风湿因子阳性，其他自身抗体有抗环瓜氨酸抗体（抗 CCP 抗体），抗核周因子，抗角蛋白抗体，抗 SSa 抗体等。

急性时相反应产物：ESR，CRP 可升高。

（6）影像学检查

1）X 线检查：典型的 X 线表现是近端指间关节的梭形肿胀、关节面模糊或毛糙及囊性变。晚期出现关节间隙变窄甚至消失。本病的早期可见关节周围的骨质疏松，在晚期可由关节炎症及废用而致普遍性骨质疏松。

2）MRI：MRI 可很好地分辨关节软骨、滑液及软骨下骨组织，对早期发现关节破坏很有帮助。已经证明，发病 4 个月内即可通过 MRI 发现关节破坏的迹象。

（7）诊断

1）美国风湿病学会 1987 年修订的 RA 分类标准见表 3-3。

表3-3　RA分类标准

①	晨僵，持续至少 1h（≥ 6 周）
②	至少 3 个关节区得关节炎。关节肿痛涉及双侧近端指间关节、掌指关节、腕关节、肘关节、跖趾关节、踝关节、膝关节共 14 个关节区中至少 3 个区（≥ 6 周）
③	手关节炎。关节肿胀累及近端指间关节或掌指关节，或腕关节（≥ 6 周）
④	对称性关节炎。同时出现左、右两侧的对称性关节炎（近端指间关节、掌指关节及跖趾关节不要求完全对称）（≥ 6 周）
⑤	皮下结节
⑥	RF 阳性（所用方法在正常人的检出率 < 5%）
⑦	手或腕关节 X 线片显示受累关节骨侵蚀或骨质疏松

2）美国风湿病学会 2009 年类风湿关节诊断标准

患者如果按照下列标准评分 6 分或以上，可确诊为类风湿关节炎：

①受累关节：

1 个中到大的关节（0 分）

2 ~ 10 中大关节（1 分）

1 ~ 3 小关节（2 分）

4 ~ 10 小关节（3 分）

超过 10 个小关节（5 分）

注：关节炎定义为肿胀或压痛关节

远端指间关节，第一腕掌关节和第一跖趾关节除外。

大关节包括肩、肘、髋、膝和踝关节。

小关节包括第二至第五跖趾关节、近端指间关节，拇指指间关节和腕关节。

②血清学：

RF 和抗 CCP 抗体阴性（0 分）

其中之一是低效价阳性，即超过正常上限，但不超过 3 倍正常值上限（2 分）

至少其中之一高效价阳性，即效价超过 3 倍正常上限（3 分）

③滑膜炎持续时间：

少于 6 周（0 分）

6 周或更长的时间（1 分）

④急性期反应物：

CRP 和 ESR 均正常（0 分）

CRP 或 ESR 升高（1 分）

（8）治疗

RA 的治疗原则：早期治疗，联合用药，治疗方案个体化，功能锻炼。

药物治疗：

1）非甾体抗炎药：主要通过抑制炎症介质的释放和炎症反应过程而发挥镇痛作用。常用有双氯氛酸、布洛芬、洛索洛芬等。

2）慢作用抗风湿药（slow action antirheumatic durg，DMARDs）及免疫抑制剂：一般起效较慢，对疼痛的缓解作用较差，但可减缓或阻止关节的侵蚀和破坏。常用药物有：甲氨蝶呤，来氟米特，柳氮磺吡啶等（用法用量及常见副作用略）。

3）糖皮质激素：激素可有效减轻炎症，缓解病情，主要用于下述情况：①类风湿血管炎；②过渡治疗；③经正规慢作用抗风湿药治疗无效的患者；④局部应用，如关节腔内注射等。

4）生物制剂：目前主要有针对TNF-α、IL-1、IL-6等细胞因子的生物制剂。

（9）预后：总体来说，近年来随着慢作用抗风湿药的正确使用以及新疗法的不断出现，RA的预后明显改善。若能早期诊断、规范化治疗，大多数RA患者可得到控制，甚至完全缓解。

2．骨质疏松症

（1）定义：骨质疏松症（osteoporosis）是由各种原因导致骨量减少，骨的微结构发生改变，易发生骨折的一种全身性骨骼疾病。临床上分为原发性骨质疏松和继发性骨质疏松。

（2）骨质疏松的诊断：目前临床上骨密度的测定常采用DEXA法，通用标准仍延用世界卫生组织（WHO）标准。其内容如下：①正常：骨密度值低于同性别、同种族健康成人的骨峰值不足1个标准差属正常，现常用T值表示，即T ≥ –1.0为骨密度正常；②骨量减少：–2.5 < T值 < –1.0；③骨质疏松：T值 ≤ –2.5。如果骨密度降低程度符合骨质疏松诊断标准同时伴有一处或多处骨折或者T值 ≤ –3时为严重骨质疏松。临床上常用的推荐测量部位是L1-4和股骨颈。

（3）糖皮质激素引起的骨质疏松（glucocorticoid-induced osteoporosis，GIOP）是最常见的继发骨质疏松。

（4）GIOP发生机制：糖皮质激素引起骨代谢异常主要表现为骨形成减少、骨吸收增加，其中糖皮质激素直接抑制成骨细胞功能致骨形成减少在GIOP的发生中起关键作用，它可直接抑制成骨细胞的增殖，促进其凋亡，抑制前成骨细胞向成骨细胞转化。

（5）临床表现：早期患者常无症状，随着骨量丢失的加重，患者可出现疼痛、身高变矮、驼背、骨折等。GIOP引起的骨丢失以代谢活跃的小梁骨为著，骨病变主要在中轴骨和肋骨，脊椎压缩性骨折和肋骨骨折比较常见。

（6）预防和治疗

预防措施：营养均衡，运动，纠正不良生活习惯（吸烟、酗酒和过量咖啡因摄入），避免应用诱发骨质疏松的药物，防止跌倒。

药物治疗：

1）基础用药：钙剂和维生素D。

2）抑制骨吸收药物：双磷酸盐、降钙素、激素替代疗法等。

3．骨折

（1）骨质的连续性发生完全或部分性中断称骨折。

（2）骨折的常见原因：

1）主因：直接暴力、间接暴力。

2）诱因：

① 疾病的关系：全身及局部的疾病，可使骨结构变脆弱，较小的外力即可诱发骨折，称之为病理性骨折。如全身性疾病，如软骨病、维生素C缺乏（坏血病）、脆骨症、骨软化症等。局部骨质病变，如骨质疏松、骨髓炎、骨囊肿、骨肿瘤等。

② 劳损：长期、反复的直接或间接暴力（如长途行走），可集中在骨骼的某一点上发生骨折。

③ 与年龄关系：骨折与年龄也有一定关系，儿童骨质韧性大而强度不足，易发生青枝骨折。老年骨质疏松，脆性大，加上年龄大行走协调性差易发生Colles骨折及股骨颈骨折，且骨折后不

易愈合。

（3）骨折的分类：

1）依据骨折是否和外界相通可分为：开放性骨折，闭合性骨折。

2）依骨折的程度分类：完全性骨折，不完全性骨折。

3）依骨折的形态分类：横形、斜形骨折，粉碎性骨折，压缩骨折，星状骨折。

4）依据解剖部位来分类：如脊柱的椎体骨折，长骨的骨干骨折。

5）依据骨折前骨组织是否正常分类：外伤性骨折，病理性骨折。

6）依据骨折稳定程度分类：稳定性骨折，不稳定性骨折。

7）依据骨折后的时间分类：新鲜骨折，陈旧性骨折。

（4）骨折的愈合：骨折的愈合是一个连续不断的过程，是一面破坏清除，一面新生修复的过程，新生修复的过程是由骨膜内骨化与软骨化共同完成。骨折愈合的过程也是暂时性紧急连接过程到永久性的坚固连接的过程。分为血肿机化期，原始骨痂形成期，骨痂改造塑型期。

（5）影响骨折愈合因素：年龄，全身健康情况，局部因素（包括骨折的类型、骨折部的血运情况、组织损伤的程度、感染、神经供应的影响、软组织的嵌入、治疗方法不当）。

（6）骨折的治疗：

1）骨折的急救：骨折急救的目的，在于用简单而有效的方法抢救生命，保护肢体，预防感染和防止进一步损伤，能安全而迅速地运送伤员，以便进行有效的治疗。

2）闭合性骨折的治疗原则及治疗：治疗原则为复位、固定、功能锻炼和药物治疗。复位是将移位的骨折段恢复正常或接近正常的解剖关系，重建骨骼的支架作用。但骨折愈合需要一定的时间，因此还得用固定的方法将骨折维持于复位后的位置，待其坚固愈合。功能锻炼的目的是在不影响固定和愈合的前提下，尽快恢复患肢肌肉、肌腱、韧带、关节囊的舒缩活动，防止发生肌肉萎缩、骨质疏松、肌腱挛缩、关节僵硬并发症。用药利于消肿，并促进骨折的愈合。

（7）脊柱骨折知识背景：骨质疏松性三大骨折为脊柱骨折、桡骨远端骨折及髋部骨折（转子间骨折和股骨颈骨折）。脊柱骨折多由间接外力引起，为由高处跌落时臀部或足着地、冲击性外力向上传至胸腰段发生骨折；少数由直接外力引起，如房子倒塌压伤、汽车压撞伤或火器伤。病情严重者可致截瘫，甚至危及生命；治疗不当的单纯压缩骨折，亦可遗留慢性腰痛。

【临床表现】

1．外伤后脊柱局部疼痛，活动受限、畸形、压痛。

2．可有不全或完全瘫痪的表现。如感觉、运动功能丧失、大小便障碍等。

【诊断依据】

1．有外伤史。

2．局部疼痛、活动受限或瘫痪、压痛、畸形。

3．X 线片有骨折。

【病理生理】

每块脊椎骨分椎体与附件两部分。可以将整个脊柱分成前、中、后三柱。前柱包含了椎体前 2/3，纤维环的前半部分和前纵韧带；中柱则包含了椎体的后 1/3，纤维环的后半部分和后纵韧带；而后柱则包含了后关节囊、黄韧带及脊椎的附件、关节突和棘上以及棘间韧带。中柱和后柱包裹了脊髓和马尾神经，该区的损伤可以累及神经系统，特别是中柱的损伤，碎骨片和髓核组织可以突入椎管的前部，损伤脊髓，因此对每个脊柱骨折病例都必须了解有无中柱损伤。胸腰段脊柱（胸 10 ～腰 2）处于两个生理幅度的交汇处，活动度大，是应力集中之处，因此该处骨折十分常见。暴力是引起胸腰椎骨折的主要原因。暴力的方向可以通过 X、Y、Z 轴。脊柱有六种运动：在 Y 轴上有压缩、牵拉和旋转；在 X 轴上有屈、伸和侧方移动；在 Z 轴上则有侧屈和前后方向移动。有三种力量可以作用于中轴：轴向的压缩，轴向的牵拉和在横面上的移动。三种病因不会同时存在，例如轴向的压缩和轴向的牵拉就不可能同时存在。因此胸腰椎骨折和颈椎骨折可以分别有六种类型损伤。

【脊椎骨折的诊断】

1．检查时要详细询问病史，受伤方式，受伤时姿势，伤后有无感觉及运动障碍。

2．注意多发伤，多发伤病例往往合并有颅脑、胸腹脏器的损伤，要先处理紧急情况，抢救生命。

3．检查脊柱时暴露面应足够，必须用手指从上至下逐个按压棘突，如发现位于中线部位的局部肿胀和明显的局部压痛，提示后柱已有损伤，胸腰段脊柱骨折常可摸到后突畸形。检查有无脊髓或马尾神经损伤的表现，如有神经损伤表现，应及时告诉家属或陪伴者，并及时记载在病史卡上。

4．影像学检查有助于明确诊断，确定损伤部位、类型和移位情况，X 线片是首选的检查方法，老年人感觉迟钝，胸腰段脊柱骨折往往主诉为下腰痛，单纯腰椎摄片会遗漏下胸椎骨折，因此必须注明摄片部位包括下胸椎（T10 ～ 12）在内，通常要拍摄正侧位两张片子，必要时加拍斜位片，在斜位片上则可以看到有无椎弓峡部骨折。由于颈椎前方半头尾是一种隐匿性损伤，没有明显的骨折，普通的 X 线片检查时很容易疏忽而难以诊断。

如果仔细读片，仍可发现有四种特征性 X 线表现：

（1）棘突间间隙增宽。

（2）脊椎间半脱位。

（3）脊椎旁肌痉挛使颈椎丧失了正常的前凸弧，上述各种表现在屈曲位摄片时更为明显。

（4）下一节椎体前上方有微小突起表示有轻微的脊椎压缩性骨折。X 线检查有其局限性，它不能显示出椎管内受压情况，凡有中柱损伤或有神经症状者均须做 CT 检查。CT 检查可以显示出椎体的骨折情况，还可显示出有无碎骨片突出于椎管内，并可计算出椎管的前后径与横径损失了多少，CT 片不能显示出脊髓损伤情况，为此必要时应做 MRI 检查，在 MRI 片上可以看到椎体骨折出血所致的信号改变和前方的血肿，还可看到因脊髓损伤所表现出的异常高信号。

【脊柱骨折的治疗】

急救搬运：脊柱骨折者从受伤现场运输至医院内的急救搬运方式至关重要，一人抬头，一人抬脚或用搂抱的搬运方法十分危险，因这些方法会增加脊柱的弯曲，可以将碎骨片向后挤入椎管内，加重了脊髓的损伤，正确的方法是采用担架，木板甚至门板运送，先使伤员双下肢伸直，木板放在伤员一侧，三人用手将伤员平托至门板上，或二三人采用滚动法，使伤员保持平直状态，成一整体滚动至木板上。

治疗：有其他严重多发伤者，应优先治疗脊柱损伤，以挽救伤员生命为主。

（一）胸腰椎骨折的治疗：

1．单纯性压缩性骨折的治疗

（1）椎体压缩不到 1/5 者，或年老体弱不能耐受复位及固定者可仰卧于硬板床上，骨折部位垫厚枕，使脊柱过伸，同时嘱伤员 3 日后开始腰背部肌锻炼，开始时臀部左右移动，接着做背伸动作，使臀部离开床面，随着背肌力量的增加，臀部离开床面的高度逐日增加，3 个月后骨折基本愈合，第 3 个月内可以下地少许活动，但仍以卧床休息为主，3 个月后逐渐增加下地活动时间。

（2）椎体压缩高度超过 1/5 的青少年及中年伤者，采用两座法过仰复位，在给予镇痛剂或局部麻醉后，用两张桌子，一张较另一张高 25 ～ 30cm，桌横放一软枕，伤员俯卧，头端置高桌侧，两手抓住桌边两大腿放在低桌上，注意胸骨柄和耻骨联合处必须露出，一助手把住伤员两侧腋部，另一人握住双侧小腿，以防止伤员坠落，利用悬垂之体重约 10min 后，即可逐渐复位，复位者一手托住髂嵴，另一手扪摸有突的棘突，观察是否已复位，如果仍有后突，术者可用手掌施力于后突的棘突处，使皱褶的前纵韧带绷紧，压缩的前半部椎体得以复位，棘突重新互相靠拢和后突的消失，提示压缩的椎体已复位，复位后即在此位置包过伸位石膏背心，也可先上石膏后壳，干硬后伤员仰卧在石膏后壳上，包成完整的石膏背心，石膏干透后，鼓励伤员起床活动，固定时间约 3 个月，在固定期间，坚持每天做背肌锻炼，并逐日增加锻炼时间。也可以采用双踝悬吊法，局部麻醉后将伤员移向手术台之一端，使其颈部位于台之边缘，伤员俯卧，用双手拉住一靠背椅的靠背，靠背架上有衬垫，伤员的额部托在衬垫上，在踝关节部包棉垫，然后在踝部套上牵引带，利用滑轮装置将双下肢逐渐拉高，直至骨盆离开台面约 10cm 为止。依靠悬垂的腹部和经下肢的纵向牵拉，可使脊柱过伸，后突消失，压缩成楔状的椎体即可复位。复位的手法同两桌法，复位后在此位置包石膏背心。包石膏方法、固定时间与复位时间约同前。

2．爆裂型骨折的治疗，对没有神经症状的爆裂型骨折的伤员，经 CT 证实没有骨块挤入椎管内者，可以采用双踝悬吊法复位，因其纵向牵引力较大，比较安全，但需小心谨慎，对有神经症状和有骨折块挤入椎管内者，不宜复位，对此类伤员宜经侧前方途径，去除突出椎管内的骨折片以及椎间盘组织，然后施行椎体间植骨融合术，必要时还可置入前路内固定物，后柱有损伤者必要时还需做后路内固定术。

3．Chance 骨折，屈曲 - 牵拉型损伤及脊柱移动性骨折 - 脱位者，都需做经前后路复位及内固定器安装术。

（二）颈椎骨折的治疗

1．对颈椎半脱位病例，在急诊时往往难以区别出是完全性撕裂或不完全性撕裂，为防止产生迟发性并发症，对这类隐匿型颈椎损伤应予以石膏固定 3 个月。虽然韧带一旦破裂愈合后能否恢复至原有强度仍有争论，但早期诊断与固定无疑对减少迟发性并发症有很大的好处。对出现后期颈椎不稳定与畸形的病例可采用经前路或经后路的脊柱融合术。

2．对稳定型的颈椎骨折，例如轻度压缩的可采用颌枕带卧位牵引复位。牵引重量 3kg，复位后用头颈胸石膏固定 3 个月，石膏干硬后可起床活动，压缩明显的和有双侧椎肩关节脱位的可以采用持续颅骨牵引复位再辅以头颈胸石膏固定，牵引重量 3 ~ 5kg，必要时可增加到 6 ~ 10kg，及时摄 X 线片复查，如已复位，可于牵引 2 ~ 3 周后用头颈胸石膏固定，固定时间约 3 个月。有四肢瘫者及牵引失败者须行手术复位，必要时可切去交锁的关节突以获得良好的复位，同时还须安装内固定物。

3．单侧小关节脱位者可以没有神经症状，特别是椎管偏大者更易幸免，可以先用持续骨牵引复位，牵引重量逐渐增加，从 1.5kg 开始，最多不能超过 10kg，牵引时间约 8h，牵引过程中不宜手法复位，以免加重神经症状，复位困难者仍以手术为宜，必要时可将上关节突切除，并加作颈椎植骨融合术。

4．对爆破型骨折有神经症状者，原则上应该早期手术治疗，通常采用经前路手术，切除碎骨片，减压，植骨融合及内固定手术，但该类病例大部病情严重，有严重并发伤，必要时需待情况稳定后手术。

5．对过伸性损伤，大都采用非手术治疗，特别是损伤性枢椎椎弓骨折伴发神经症状者很少，没有移位者可采用保守治疗，牵引 2 ~ 3 周后上头颈胸石膏固定 3 个月，有移位者应做颈前路 C2 ~ 3 椎体间植骨融合术。而对有脊髓中央管周围损伤者一般采用非手术治疗，有椎管狭窄和脊髓受压者一般在伤后 2 ~ 3 周时做椎管减压术。

6．对第Ⅰ型、第Ⅲ型和没有移位的第Ⅱ型齿状突骨折，一般采用非手术治疗，可先用颌枕带或颅骨牵引 2 周后上头颈胸石膏 3 个月。第Ⅱ型骨折如移位超过 4mm 者，愈合率极低，一般主张手术治疗，可经前路用 1 ~ 2 枚螺钉内固定，或经后路 C1 ~ 2 植骨及钢丝捆扎术。

学习资源（Learning Resources）

一、图书及文献

1．陆再英，钟南山．内科学．7 版．北京：人民卫生出版社，2008．
2．吴东海，王国春．临床风湿病学．北京：人民卫生出版社，2008．
3．中华医学会骨质疏松和骨矿盐疾病分会．原发性骨质疏松症诊治指南．中国骨质疏松和骨矿物盐疾病杂志，2011，4：2-17．
4．Grossman JM，Gordon R，Ranganath VK，et al. American college of rheumatology 2010 recommendations for the prevention and treatment of glucocorticoid-induced osteoporosis. Arthritis care tes，2010，62：1515-1526.
5．O'Dell JR. Therapeutic strategies for theumatoid arthritis. N Engl J Med 2004，350：2591-2602
6．Singh JA，Furst DE，Bharat A，et al. 2012 update of the 2008 American College of Rheumatology recommendations for use of disease-modifiying antirheumatic drugs and biologic agents in the treatment of rheumatoid arthritis. Arthritis Care Res（Hoboken），2012，64：625-639
7．陈效平．外科学．8 版．北京：人民卫生出版社，2013．
8．胥少汀．实用骨科学．4 版．西安：人民军医出版社，2012．
9．Cho SK，Lcc JH，Han M，et al.The influence of vertebral fracture on the functional disability of patients with rheumatoid arthritis.J Korean Med Sci，2014，29（6）：859-863.
10．Saag KG. Bone safety of low-dose glucocorticoids in rheumatic diseases. Ann N Y Acad Sci，2014，1318（1）：55-64.

二、网络资源

1．中日友好医院图书馆数据库 https：//58.30.139.200/
2．PubMed http：//www.ncbi.nlm.nih.gov/pubmed/
3．北京大学医学图书馆电子期刊数据库 http：//library.bjmu.edu.cn/ejym/dzak.htm

（章　璐　孙　伟）

风湿免疫－骨关节专业PBL案例教师手记

1．案例撰写前

认真学习PBL理论知识，充分了解PBL特点。

多次参加北京大学医学部组织的PBL研讨会，领会PBL核心内容。

广泛旁听北京大学医学部各院所PBL实际授课过程。

结合我院特点，认真思考我院PBL案例撰写和授课细节。

2．案例撰写中

涉及专业—风湿免疫与骨关节专业

因此，选取类风湿关节炎、骨性关节炎、骨质疏松、骨折等疾病能够较好地涵盖两个学科专业领域。

本案例包含三部分内容，首先构思各幕提纲，而后集中1～2天时间将案例草稿一次性完成。

在撰写过程中，注重将各幕的学习重点（依据大纲）与提示问题相对应，有利于教师教学重点把握。

3．案例撰写后

案例草稿完成后，对于其中的细节问题，如辅助检查，语句、修饰词语等进行修改，增加科学性和可读性。

案例草稿完成后，与参与授课的教师和与案例有关专业的教师或其他PBL教师讨论，进一步修改。

根据院内外专家提出的意见进一步修改。

4．PBL前

通过教育处协调，组织参与本案例授课的教师，集体备课，讨论PBL内容，重点如下：

统一各幕时间安排。

统一案例学习重点，侧重点。

统一PBL后，学生评价标准。

授课教师提前安排好临床工作，保证教学时间。

5．PBL过程中

开场白：通过开场白，营造宽松，热烈的教学氛围，激发学生学习兴趣。

PBL课程中，积极引导学生，使其掌握学习重点，侧重点。

PBL课程中，通过一定的激励机制，鼓励学生积极发言，积极参与。

PBL课程中，积极参与到学生讨论中，配合临床实际情况，使课程内容生动活泼。

PBL课程中，随时记录学生课堂表现。

6．PBL课程后

PBL课程后，参照教师集体备课提出的统一标准，根据课程中记录的学生课堂表现，按时完成学生评价，确保评价客观公正。

7．建议

课程对象为基础八年制学生，如何根据学生特点将偏向临床的案例与基础医学知识紧密联系，需要进一步探讨。

根据学习对象不同，设置不同案例。

根据大纲要求，将每个案例涉及的学科专业多样化，使学生掌握临床知识多元化（主要针对临床医学专业学生）。

课程设置上，各幕的安排需要进一步改进，使其更加合理化。

关于课后评价，建议对学生使用定量评价，确保评价公正客观，并建议建立双向评价机制，有利于提高课程水平。

对于案例撰写制定相关政策上的激励机制，有利于提高案例撰写水平。

建议对于参与 PBL 案例撰写老师、授课教师，从政策层面上对教师上课时间给予充分保证，以调动积极性、保证授课质量。

（章　璐　孙　伟　黄振国）

教学后记

案例四

题　目:“闹更年期”的李阿姨

关键词: 甲状腺功能亢进症、Graves 病、甲状腺激素、抗甲状腺药物、甲亢危象、甲亢同位素治疗、甲亢手术治疗

前　言

一、进行本案例教学学生应具备的背景知识（Student Preparation and Prerequisite Knowledge）

解剖学、生理学、病理生理学、药理学、免疫学、病原学、病理学、预防医学

二、预期学习目标（Learning Objectives）

1. 熟悉甲状腺的结构特点、调节以及与碘的关系。

2. 了解甲状腺的病理改变和浸润性突眼的病理基础。

3. 熟悉甲状腺激素分泌过多时的病理生理表现及其机制。

4. 掌握甲状腺毒症、甲状腺功能亢进症和Graves病的定义、临床表现（包括特殊临床表现）、诊断及鉴别诊断。

5. 掌握甲状腺功能亢进症和Graves病的药物治疗原则，了解抗甲状腺药物的作用机制、不良反应；了解同位素治疗和手术治疗的适应证、禁忌证和并发症。

6. 掌握甲状腺危象的临床表现及处理原则。

7. 了解甲状腺功能亢进症（甲亢）病因新进展。

8. 了解Graves病的发病机制，自身免疫机制在Graves病发病学上的近代观点。

三、病例摘要（Abstract）

李阿姨，女性，54岁，因怕热、出汗10年，心悸2年诊断为“甲状腺功能亢进症”，吃“他巴唑”半年左右症状消失自行停药。1周来感冒后症状明显加重。

四、关键词（Key Words）

甲状腺功能亢进症、Graves病、甲状腺激素、抗甲状腺药物、甲亢危象、甲亢同位素治疗、甲亢手术治疗

五、课堂安排（Classroom Management）

课程	内容	大约时间
一	暖场、推选学生主席、记录人、相互介绍	15min
	第一幕：展开讨论	45min
	第二幕：展开讨论	95min
	第三幕：了解病情并简单讨论	15min
二	讨论上一课遗留的第三幕问题	30min
	针对第一课汇集问题分别讨论	90min
	每个同学反馈学习心得	45min
	主持教师对本案例学习过程及学生情况进行点评	15min

六、注意事项（Specific Issues of Emphasis）

1．甲亢的临床表现与本病的病理和病理生理变化密切对应，教学中应鼓励学生根据病理生理变化来推演可能发生的临床表现。

2．本节只有两课时，时间较紧，教师要注意把握。

3．本教师手册勿与学生分享。

第一幕

李阿姨，女性，54岁，超市收银员，以下是她的自述：

我以前身体一直不错，除了偶尔吃东西不合适后有皮肤过敏，一直身体挺好的。

大概10年前开始闹更年期，最开始就是觉得怕热，心里烦躁得不行，晚上翻来覆去睡不着，一身一身出汗，心里蹦蹦跳好像要跳出来一样。脾气也急，点火就着，单位的人都说我是更年期了。结果没几个月果然月经就不正常了，开始两三个月来一次，过了1年就彻底没了。8年前胃也开始不好，平时肚子里面老是咕噜咕噜响，吃得倒是挺多，一吃东西就要大便，一天最少3回，不到半年瘦了10多斤。

有一回心慌得实在太厉害，我在附近小诊所做了个心电图说我有房颤，另外白细胞有点低，让我吃“心得安”这种药，又经人介绍吃了好多中药，慢慢地也不知怎么就好起来了。不过“心得安”这个药我还留着，一觉得心慌难受就吃几天。

2年多以前，经朋友介绍开始吃“胺碘酮”这种药来治疗房颤，结果吃了不到两个月就感觉不好，以前那些症状全都回来了。我赶紧把药停了，可过了一个月情况不但不好转，反而加重，不但不能再去锻炼，连回家上3楼都心慌气喘，我才到医院看看。

学习重点（Learning Issues）

1. 甲状腺功能亢进症的临床症状和产生症状的原因。
2. 碘剂与甲状腺功能亢进症的关系。

引导问题（Guiding Questions）

1. 患者哪些系统出现异常？可能还存在哪些系统问题？产生这些问题的原因是什么？
2. 房颤与本病有何关系？
3. 胺碘酮与患者病情加重有无关系？
4. 心得安为什么可以缓解患者病情？

教师注意事项（Tutor Attention）

1. 这一幕相对简单，建议讨论时间为45min。
2. 注意引导学生根据甲状腺素的生理作用按系统推导可能的甲亢症状。
3. 甲亢发病学机制不清，除了了解经典的免疫学说外，鼓励学生提出想法见解。

第二幕

李阿姨在医院查体：血压 150/60 mmHg，脉率 110 次 / 分，消瘦，全身皮肤湿热，双眼睑肿胀，眼球无明显凸出，甲状腺Ⅱ度大、质地韧、未触及结节，双手可见细震颤，心率 110 次 / 分，律齐，心尖部可闻及 3 级收缩期吹风样杂音；肠鸣音活跃，双胫骨前皮肤肿胀，压之无凹陷。

实验室检查提示白细胞 3.5×10^9/L（4.0 ~ 10.0），FT_4 11.38 ng/dL（0.82 ~ 1.63）、FT_3 20.93 pg/mL（2.1 ~ 3.8）、TSH 0.005 uIU/mL（0.5 ~ 5.0）；TPO-Ab190 IU/ml（0 ~ 100），TG-Ab 32.17 IU/ml（0 ~ 100），TR-Ab 18.11 IU/ml（< 1.0），肝功能正常。心电图提示心房纤颤；胸片未见显著异常；甲状腺超声见双侧甲状腺大，血流丰富呈“火海征”；超声心动图提示左心房扩大，室间隔增厚，二尖瓣轻度返流，左室射血分数 73%（55% ~ 65%）；甲状腺锝扫描见双侧甲状腺摄锝功能显著增强（见下图 4-1）。

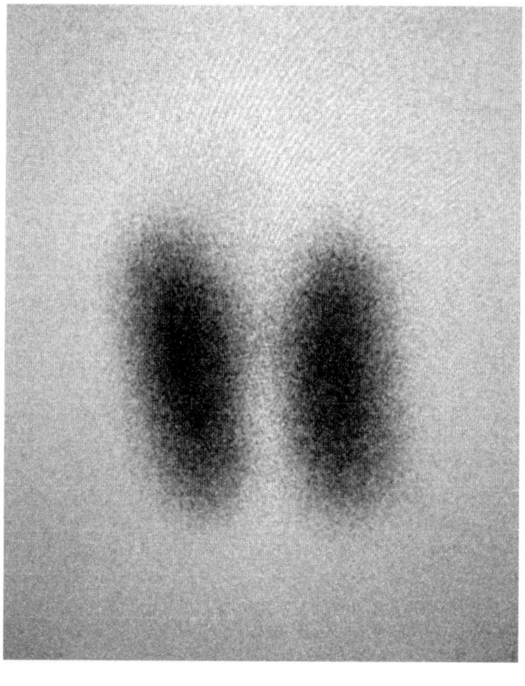

图 4-1　甲状腺锝扫描

李阿姨说：“医生让我多休息，避免劳累和情绪激动，避免进食含碘的食物和药物，然后跟我说这个病可以吃药，也可以放射治疗，各自有些好处和坏处，让我自己决定选哪种治疗方式。我也没太听懂，不过医生说放射治疗后可能要吃一辈子药，这个我可受不了，还是药物治疗放心。以后开始用“他巴唑”，开始每天吃 3 片（10 mg），医生说这个药副作用很大，要我每个月至少复查两次。吃了一个多月就感觉身体明显恢复，以前那些症状全都没有了，还胖了好几斤，医生就让我逐渐减少药物剂量，最后减少到每天就吃 1 片，复查 FT_4 1.36 ng/dL、FT_3 3.4 pg/mL、TSH 0.21 uIU/mL（0.5 ~ 5.0），血压也正常了。医生还让我继续吃药，要吃大概两年，还要每个月复查。我觉得这样太麻烦了，反正也没什么不舒服的感觉，就把药停了。总共吃药时间大概半年。

停药以后也没去医院复查，自己感觉还行，就是最近1年来，经常走路走多了以后两只脚肿，睡一觉就好了。”

学习重点（Learning Issues）

1. 甲状腺功能亢进症的体征。
2. 甲状腺功能亢进症、Graves 病的实验室检查及影像学检查方法。
3. 甲状腺功能亢进症的治疗原则。
4. 抗甲状腺药物的适应证、剂量、疗程、禁忌证及不良反应。
5. 甲状腺功能亢进症患者的一般治疗。

引导问题（Guiding Questions）

1. 如何从病理生理角度解释患者出现的体征，如收缩压增高、压差增大？
2. 患者甲状腺肿大、眼睑和胫骨前皮肤肿胀的病理基础是什么？
3. 根据下丘脑、垂体、甲状腺轴的正负反馈关系，如何解释患者的甲状腺功能检查结果？
4. 三个甲状腺相关抗体的意义是什么？
5. 甲亢患者治疗前及治疗期间为什么强调检查白细胞计数和肝功能？
6. 甲状腺功能亢进症治疗的手段有哪些？各有何利弊？医生为什么要给患者谈药物和同位素治疗的利弊，为什么不谈手术治疗？
7. 患者停药决策为什么是错误的？停药后发现下肢凹陷性水肿说明什么问题？

教师注意事项（Tutor Attention）

1. 本幕为重点，建议讨论时间为95min。
2. 注意引导学生注意体征及辅助检查与甲状腺激素过多的关系，甲亢药物治疗期间注意事项。
3. 甲亢3种治疗方法各有利弊，要强调患者的知情同意权。

第三幕

李阿姨说："大概 2 周前，我不小心受凉了，以后就开始咳嗽、嗓子痛、发烧到 38℃，我找了些感冒冲剂吃了 3 天，嗓子倒是不疼了，出汗更厉害，坐着不动就是一身一身的大汗。吃不下东西，一点都不想吃，稍微吃点东西就拉肚子，一天拉 6、7 次，拉得我全身没劲，稍微一动就喘，心好像到嗓子眼要跳出来一样。也不知道这次感冒怎么就这么厉害。周围人都说我 1 个礼拜瘦得完全变形了，只剩皮包骨头，一量体重，从原先的 120 斤减到不到 90 斤。一上医院就让我住院了。"

住院后查体记录：体温 39.2℃，心率 160 次 / 分，血压 150/60mmHg，严重消瘦，焦虑貌，全身皮肤湿热，双手细颤，肝肋下 3 指，双下肢轻度凹陷性水肿。

学习重点（Learning Issues）

1．甲亢危象的临床表现、诊断标准和治疗。

引导问题（Guiding Questions）

1．患者本次入院病因和诱因是什么?

2．患者出现以上表现最有可能的原因是什么?

3．对这种情况应该如何处理?

教师注意事项（Tutor Attention）

1．本幕虽短，是本次教学的一个重要变化。

2．通读本幕后，要求学生经过简短讨论，写出一个甲亢危象治疗方案，本课时结束。

3．下一课时把甲亢危象标准治疗方案与学生方案比对，讨论双方的不同以及产生这些不同的思考过程。

学习资源（learning Resources）

一、图书及文献

1. 葛均波、徐永健. 内科学. 8版. 北京：人民卫生出版社，2013.
2. 刘新民. 实用内分泌学. 3版. 西安：人民军医出版社，2004.
3. 廖二元. 内分泌代谢病学. 3版. 北京：人民卫生出版社，2012.
4. Melmed S，Polonsky KS，Larsen PR，et al. Williams Textbook of Endocrinology，12 th ed. Philadelphia，PA：Elsevier，2011.
5. 中华医学会核医学分会. ^{131}I治疗格雷夫斯甲亢指南（2013版）. 中华内分泌代谢杂志，2013，29：448-459.
6. Menconi F，Marcocci C，Marinò M. Diagnosis and Classification of Graves' Disease，Autoimmun Rev. 2014，13：398-402.
7. Sundaresh V，Brito JP，Wang Z，et al. Comparative effectiveness of therapies for Graves' hyperthyroidism：a systematic review and network meta-analysis. J Clin Endocrinol Metab. 2013，98：3677.
8. Biondi B，Kahaly GJ. Cardiovascular involvement in patients with different causes of hyperthyroidism. Nat Rev Endocrinol. 2010，6：431-443.
9. Klubo-Gwiezdzinska J，Wartofsky L. Thyroid emergencies. Med Clin North Am. 2012，96（2）：385-403.

二、网络资源

1. U.S. National Library of Medicine Http：//www.ncbi.nlm.nih.gov.
2. 北京大学医学图书馆电子期刊数据库 Http：//library.bjmu.edu.cn.

参考资料

一、定义

甲状腺功能亢进症（hyperthyroidism，简称甲亢）系指由多种病因导致体内甲状腺激素（thyroid hormone，TH）分泌过多，引起以神经、循环、消化等系统兴奋性增高和代谢亢进为主要表现的一组疾病的总称。甲状腺毒症是指任何原因引起血循环中 TH 过多，引起临床表现，有症状即可诊断甲状腺毒症，可伴或不伴甲亢。甲亢必须有甲状腺细胞合成激素功能增加，如桥本病属于不伴有甲亢的甲状腺毒症，在临床上以弥漫性毒性甲状腺肿伴甲亢（Graves disease，GD）最常见。

二、GD 的发病机制

GD 是一种伴 TH 分泌增多的器官特异性自身免疫性疾病，GD 的发病机制和病因未明。

细胞免疫：抑制性 T 淋巴细胞（Ts）功能缺陷导致辅助 T 淋巴细胞（Th）的不适当致敏，并在 IL-1 和 IL-2 等的参与下，使 B 细胞产生抗自身甲状腺的抗体 TRAb，对应的抗原为 TSH 受体或邻近甲状腺细胞胞浆膜面的抗原物质，与甲状腺细胞结合时，TSH 受体被激活，甲状腺的功能被兴奋，引起甲亢和甲状腺肿。TRAb 分兴奋和抑制型。

遗传因素：同卵双生和 GD 一级亲属发病率高，与 HLA 相关。

感染和精神创伤：有研究提出细菌式病毒可以启动 GD 发病，另部分患者在发病前有情绪刺激或创伤史，因此认为可能是 GD 的诱发因素，但非直接原因。

三、碘与甲状腺

碘是生物体内必需的微量元素之一，而甲状腺是唯一能浓聚和利用碘的内分泌腺体，碘是合成 TH 的必需原料。一般认为，成人碘的生理摄入量范围为 200 ~ 500mg/d，胺碘酮含碘 37.5%。血清碘通过 Na^+/I^- 同向转运体（Na^+/I^- symporter，NIS）进入滤泡细胞，通过氧化有机化形成 T_4 和 T_3。以碘化食盐形式摄入安全剂量的碘可引起甲亢，除 GD 病发病率增加外，其他类型的甲亢，如高功能性甲状腺结节、多发性毒性甲状腺肿等均呈增加趋势，碘化食盐还可使甲亢的病因学类型发生改变。高碘地区 GD 发生率高于正常碘地区，甲状腺相关抗体阳性率也增高。

全世界约有 8 亿人口生活在缺碘地区，约有 2 亿人患有与碘缺乏有关的甲状腺肿。1990 年，世界儿童委员会倡导在世界范围内普及碘化食盐，至 1999 年 4 月，有 75% 的缺碘国家以立法形式来碘化食盐，地方性和缺碘性甲状腺疾病迅速减少，有些国家（如秘鲁）已经宣布消灭了碘缺乏病。二十世纪早期，美国的碘缺乏病流行严重，二十年代开始用碘化钠治疗，甲状腺肿从 21% 降至 0.2%，但同时出现了高碘摄入带来的一系列问题。

四、病理

GD 的甲状腺呈对称性、弥漫性增大，甲状腺内血管增生，血运丰富。滤泡细胞增生肥大，细胞呈立方或柱状，滤泡细胞由于过度增生而形成乳头状折叠凸入滤泡腔内，高尔基体肥大，附近有许多囊泡，内质网发育良好，有很多核糖体，线粒体数目增多。滤泡腔内胶质减少甚至消失。甲状腺内可有淋巴细胞浸润或形成淋巴滤泡或出现淋巴组织生发中心。

在浸润性突眼患者中，球后组织中常有脂肪浸润，脂肪组织及纤维组织增多，黏多糖沉积与透明质酸增多，淋巴组织及浆细胞浸润；眼肌纤维增粗，纹理模糊，脂肪增多，肌纤维透明变性，断裂及破坏、肌细胞内黏多糖及透明质酸亦增多伴结膜周围淋巴细胞浸润和水肿。

胫前黏液性水肿光镜下病变皮肤可见黏蛋白样透明质酸沉积，伴多数带有颗粒的肥大细胞、吞噬细胞和含有增大的内质网的纤维母细胞浸润，电镜下见大量微纤维伴糖蛋白及酸性葡糖聚糖（acid glycocaminoglycan）沉积，与重度甲减（黏液性水肿）的皮下组织黏多糖浸润的组织学相似。

五、病理生理

1．促进氧化磷酸化过程，致产热和耗氧量增加。

2．直接促进脂肪和蛋白分解。

3．增强儿茶酚胺作用。

六、临床表现

1．高代谢症候群累及所有系统

（1）心血管系统：心动过速，早搏和房颤，心收缩力增强相关（脉压差增大、水冲脉、毛细血管搏动征、第一心音亢进），心室壁肥厚、心脏扩大、心衰。

（2）消化系统：食欲亢进、消化道蠕动增加致大便稀溏、大便次数增加，少数恶心呕吐厌食，肝功能轻度损伤。

（3）神经系统：易激动，精神过敏、舌和双手细震颤，焦虑烦躁、多猜疑等，有时出现幻觉，甚而亚躁狂症。腱反射活跃，反射恢复时间缩短。

（4）运动系统：肌肉无力以四肢带肌为主、肌萎缩、骨质疏松。

（5）内分泌系统：糖耐量异常以餐后血糖升高为主、垂体 TSH 受抑制。

（6）血液和造血系统：周围血液中白细胞总数偏低、淋巴细胞百分比和绝对值及单核细胞增多，血小板寿命缩短，有时可出现皮肤紫癜。由于消耗增加，营养不良和铁的利用障碍偶可引起贫血。

（7）泌尿生殖系统女性患者常有月经稀少，周期延长，甚至闭经，但部分患者仍能妊娠、生育。男性多阳萎，偶见乳腺发育。

（8）呼吸系统：呼吸频率增加、过度通气。

（9）其他：皮肤湿热、毛发脱落、体重锐减。

2．眼部症状和体征

（1）甲亢眼病：所有甲状腺毒症均可有。

①上眼睑挛缩；②眼裂增宽（Dalrymple 征）；③上眼睑移动滞缓（von Graefe 征）眼睛向下看时上眼睑不能及时随眼球向下移动，可在角膜上缘看到白色巩膜；④瞬目减少和凝视（Stellwag 征）；⑤惊恐眼神（staring of frightened expression）；⑥向上看时，前额皮肤不能皱起（Joffroy 征）；⑦两眼内聚减退或不能（Mobius 征）。

（2）GD 眼病：为 GD 特有，为眶内和球后组织体积增加、淋巴细胞浸润和水肿所致。

眼球明显突出，突眼度一般在 18mm 以上，两侧多不对称。由于眼球明显突出，眼睛不能闭合，结膜、角膜外露而引起充血、水肿，角膜溃疡等。重者可出现全眼球炎、甚至失明。

3．甲状腺肿　甲状腺呈弥漫性对称性肿大，质软。由于甲状腺的血流量增多，故在上、下叶外侧可听到血管杂音。

4．甲亢特殊表现

（1）淡漠型甲亢其特点为：①发病较隐匿。②临床表现不典型，常以某一系统的表现为突出（尤其是心血管和胃肠道症状），心动过速较少见。老年甲亢患者食欲减退较多，约占半数以上，且多腹泻，致消瘦更为突出，呈恶病质，常误诊为癌症；③眼病和高代谢症群表现较少，甲状腺常不肿大，但甲状腺结节的发生率较高（尤其是女性患者）。④血清 TT_4 测定可在正常范围内，但 ^{131}I 摄取率增高，不能被 T_3 抑制。测定 FT_3、FT_4 常增高，TSH 下降或测不出。⑤全身症状较重，消瘦，衰竭，抑郁淡漠，有时神志模糊，甚至昏迷，易被漏诊、误诊。

（2）HCG 相关性甲亢：HCG 和 TSH 与 TSH 受体结合存在交叉反应，妊娠 HCG 升高刺激 TSH 受体出现甲亢，随 HCG 降低自行好转。

七、实验室检查

1．TH 测定

（1）T_4：全部由甲状腺分泌，60% 与 TBG 结合，30% 与 TH 转运蛋白（transthyretin 即 TBPA）结合，其余约 10% 与白蛋白结合，仅 0.03% ~ 0.04% 为游离状态。血清中 TT_4 的水平主要受 TBG 的影响。FT_4 不受 TBG 影响，

（2）T_3：80% 以上的 T_3 是在外周组织中通过 T_4 脱碘而成的。血清中的 99.5% T_3 与 TBG 结合，但 T_3 不与 TBPA 结合。T_3 与 TBG 的结合亲和力明显低于 T_4，FT_3 不受血清中 TBG 变化的影响。

分析 TH 注意：①甲状腺功能；②体内蛋白尤其 TBG 水平；③ T_4 向 T_4 转化通路；药物和生理状态，尤其妊娠升高 TT_3、TT_4，多巴胺和糖皮质激素降低 T_3/T_4。

2．TSH　TSH 已被广泛应用于甲亢筛选、诊断、病情追踪、药效评价和预后判定。在甲状腺疾病的诊断程序中，可将 uTSH 列为基础检测项目来确定甲状腺功能并指导进一步检查。下丘脑 - 垂体 - 甲状腺功能正常时，血 TSH 是甲状腺功能活动的“标志”或“金标准”。

局限：A．必须下丘脑 - 脑垂体 - 甲状腺轴反馈通畅才能正确反映甲状腺功能；B．TSH 变化较 TH 有延迟效应；C．激素不敏感综合征时意义不同。

3．TRH 兴奋试验：因 TRH 不宜取得，实际临床应用少。

4．甲状腺吸碘率

原理：甲状腺具有高度浓聚碘的能力。碘进入体内后，首先被甲状腺摄取，测定碘在体内的移动速度和量，可间接评价甲状腺的功能状态，特别能反映甲状腺对无机碘的浓聚能力。

方法：碘化钠加入 20% 葡萄糖液 20 ml 中口服后，测定放射性。分别于 2、4 及 24h 测定放射性。正常值最高摄 ^{131}I 率于 24h 出现。2、3 或 4h 摄 ^{131}I 率为 24h 率的 1/2 左右。

结果：摄 ^{131}I 率升高，即 3h 摄 ^{131}I 率 ≥ 25%（0.25），24h ≥ 45%。

注意：A．易受碘和抗甲状腺药物影响；B．受机体代谢快慢影响；C．妊娠、哺乳禁用；D．有放射性污染；E．可致过敏和病情加重。

5．影像学检查

（1）高分辨超声：主要用于①了解是否有甲状腺结节；②确定结节的数量、大小和分布；③明确临床发现的“包块”（主要是下颌部及甲状腺两旁）是否与甲状腺有关；④协助了解包块或结节的性质（如实性或囊性）；⑤在超声引导下行结节细针穿刺活检；⑥测量甲状腺体积。

（2）核素检查和核素扫描：主要用于①单发性结节经临床判断，认为以良性病变的可能性大；②了解有无甲状腺功能亢进或减退（以亢进的意义较大）；③协助寻找异位甲状腺组织。

方法：给患者口服 ^{131}I（通常为 $Na^{131}I$）或 ^{99m}锝（^{99m}Tc）后一定时间，用扫描机或 γ- 闪烁照相机使甲状腺显像，得到甲状腺闪烁图。

正常扫描图：呈蝴蝶状，分左、右两叶，中间与较薄的峡部相连，右半侧稍高于左半侧，右叶略大于左叶。有时在峡部或一叶上方可见一锥状叶。甲状腺内的放射性分布均匀。

6．甲状腺激素受体抗体　TSH 受体（TSHR）是 G- 蛋白偶联受体家族中的一种，由 744 个氨基酸残基组成。分子量 84kD，经糖化后约为 100kD。TSH 受体蛋白为一单肽链分子。TSH 和 TSHRAb 均可与 TSH 受体结合，并通过腺苷酸环化酶 -cAMP 和（或）磷脂酰肌醇 -Ca^{2+} 两个级联反应途径产生 TSH 的生物学效应。T_3、T_4 合成和分泌增加导致 GD。另一类 TSHRAb 的作用则相反，称为 TSH 阻断（结合）性抗体（TSH binding antibody，TSHBAb，TBAb），TSHBAb 与 TSHR 结合后，阻滞了 TSH 与 TSHR 的结合，并抑制 TSHR 后的信息传递。GD 患者可同时

存在 TSAb 和 TSHBAb 两种或更多种自身抗体。

目前认为，TSHRAb 是 GD 的最重要标志物。除 GD 外，TSHRAb 还可能与甲状腺肿大、甲状腺腺体萎缩（细胞凋亡）等有一定关系。

TSAb 临床意义：① TSAb（及 TPO）对单侧突眼、单侧甲状腺肿、甲状腺肿伴结节、亚临床型甲亢的诊断和鉴别诊断有重要意义；② TSAb 有助于确定 AITD 病因和类型，TSAb、TPO 和抗甲状腺球蛋白抗体阳性均提示为 AITD，TSAb 阳性则提示为 GD；③ TSAb 对 ATD 治疗后甲亢复发有重要参考价值，但仅 TSAb 阴性不能作为不复发或停药的依据；④ ATD 治疗中，不用 TSAb 来判断疗效；⑤妊娠后期的 TSAb 测定，可预测新生儿 GD。

7．甲状腺细针抽吸

单纯 GD 不做甲状腺细针抽吸（fine-needle aspiration，FNA），做 FNA 是为了与甲状腺结节伴甲亢区别，此时应与核素现象结合。病理特点如下：①胶质少，切片内血液成分多；②滤泡细胞较大，有丰富的胞浆，含有边缘空泡。

八、鉴别诊断

鉴别疾病名称	临床表现	实验室及其他检查
亚急性甲状腺炎	有发热等全身症状，甲状腺肿大疼痛（放射）	T_3、T_4 ↑、TSH ↓，^{131}I 摄取↓，血沉↑，对激素治疗有特殊效果
安静型甲状腺炎	甲状腺无痛性肿大，病程呈甲亢 - 甲减 - 正常过程	甲亢阶段：T_3、T_4 ↑，^{131}I 摄取↓ 甲减阶段：T_3、T_4 ↓ ^{131}I 摄取↑
桥本甲状腺炎	甲状腺滤泡细胞破坏引起一过性甲亢，甲状腺质地较韧	血清 TgAb 和 TPOAb 阳性，^{131}I 摄取降低
桥本甲亢	兼有桥本和甲亢临床表现，与 Graves 甲亢相似，但甲状腺质地较韧，对抗甲状腺药物治疗反应敏感	血清 TgAb 和 TPOAb 高滴度
Graves 甲亢	临床甲亢表现，或伴有突眼、胫前黏液性水肿等 触诊或 B 超查证甲状腺弥漫性肿大	TRAb 或 TSAb 阳性
结节性甲肿伴甲亢	中老年患者多见，临床甲亢表现，甲状腺结节性肿大	T_3、T_4 ↑，TSH ↓，扫描可见多发热结节或冷热结节，周围或对侧甲状腺组织受抑制或不显影
自主功能性腺瘤	甲状腺单结节，直径一般在 4cm 以上，临床甲亢表现	T_3、T_4 ↑，TSH ↓，甲扫：腺瘤部位热结节，其余部位显影淡或不显影
碘甲亢	有大剂量碘摄入史	^{131}I 摄取降低
垂体 TSH 瘤	可有甲状腺肿大或结节，如果大腺瘤可有占位效应如头痛，视力减退，或垂体功能减退症状	T_3、T_4 ↑，TSH 正常或↑，垂体 MRI 垂体瘤的征象

九、GD 治疗

1．一般治疗　休息、低碘饮食、失眠较重者可给镇静安眠剂，心悸明显者给 β 受体阻滞剂。早期营养支持和后期心理支持。

2．抗甲状腺药物治疗

优点：①疗效较肯定；②不会导致永久性甲减；③方便、经济、使用较安全。

缺点：①疗程长，一般需 1 ~ 2 年，有时长达数年；②停药后复发率较高，并存在原发性或继发性失败可能；③可伴发肝损害或粒细胞减少症等。

常用的抗甲状腺药物（ATD）分为硫脲类和咪唑类两类。其作用机制相同，都可抑制 TH 合成，PTU 还在外周组织抑制 5'- 脱碘酶而阻抑 T_4 转换成 T_3，故首选用于严重病例或甲亢危象。长程治疗分初治期、减量期及维持期，按病情轻重决定剂量，共 1.5 ～ 2 年。

主要有粒细胞减少，严重时可致粒细胞缺乏症。前者多发生在用药后 2 ～ 3 个月内，也可见于任何时期。药疹较常见，PTU 偶可诱导产生抗中性粒细胞胞浆抗体（ANCA），并可导致自身免疫性血管炎。停药后 1 年、3 年、5 年及 10 年的复发率分别为 42.9%、59.8%、67.9% 和 78.9%。

PTU 的乳汁 / 血清浓度比（0.1）明显低于甲巯咪唑（1.0），故哺乳期推荐用 PTU 治疗母亲的 Graves 病，当 PTU 用量达到 750mg/d 时对婴儿的甲状腺功能仍无明显影响。

3．放射性 ^{131}I 治疗

适应证：①中度甲亢，年龄＞ 25 岁者；②对 ATD 药物过敏而不能继用，或长期治疗无效，或治疗后复发者；③合并心脏、肝、肾疾病等不宜手术，或术后复发，或不愿手术者；④ GD 伴高功能结节者。除 GD 外，RAI 治疗主要适用于毒性甲状腺结节或毒性腺瘤，或毒性多发结节性甲状腺肿（TMG）。部分国家首选，儿童和青少年也有应用。

禁忌证：①妊娠、哺乳期妇女；②年龄＜ 25 岁的 GD 患者，尤其是女性患者（有争议）；③严重心脏、肝、肾衰竭或活动性结核患者；④外周血白细胞＜ 3×10^9/L 或中性粒细胞＜ 1.5×10^9/L 者；⑤重症浸润性突眼者（有人认为并非绝对禁忌）；⑥甲亢危象；⑦甲状腺摄碘不能或摄碘功能低下者；⑧ TSH 依赖性甲亢或 GD 伴 RAI 摄取率降低者。

疗效确切，一般无重大并发症。RAI 治疗后，近期可出现一过性甲减、放射性甲状腺炎、局部疼痛等，通常能自行缓解或恢复。远期并发症除永久性甲减外，是否会使突眼恶化或增加恶性肿瘤的发病率等仍无定论。

并发症：①甲状腺功能减退；②放射性甲状腺炎，见于治疗后 7 ～ 10 天，个别可诱发危象；③可能导致突眼恶化，但对此看法不一；④放射污染问题。

4．手术

（1）适应证：①中、重度甲亢，长期服药无效，停药后复发，或不愿长期服药者；②甲状腺巨大，有压迫症状者；③胸骨后甲状腺肿伴甲亢者；④结节性甲状腺肿伴甲亢者。

（2）禁忌证：①较重或发展较快的浸润性突眼者；②合并较重心脏、肝、肾、肺疾病，全身状况差不能耐受手术者；③妊娠早期（第 3 个月前）及晚期（第 6 个月后）；④轻症可用药物治疗者。

（3）并发症：可发生创口出血、呼吸道梗阻、感染、甲亢危象、喉上与喉返神经损伤、甲状旁腺暂时性或永久性功能减退、甲状腺功能减退（10% ～ 15%）及突眼恶化等。

5．甲亢危象的治疗

抑制 TH 合成。首选 PTU，首次剂量 600mg 口服或经胃管注入。②抑制 TH 释放。复方碘溶液，首剂 30 ～ 60 滴，以后每 6 ～ 8h 5 ～ 10 滴。③抑制组织中 T_4 转换为 T_3，心得安和氢化可的松。④降低血 TH 浓度，透析。⑤支持治疗。⑥对症治疗，降温禁用水杨酸类。

甲亢病例 PBL 教师手记

1．对于 PBL 的理解

预设场景

遭遇问题

提炼总结问题

收集资料

汇总讨论资料

解决问题

2．预设场景：教案设计问题

设计体会：先列表要掌握的知识点，根据每个知识点设计问题，围绕问题设计场景，最后串联场景

问题：课程大纲是根据传统教学编写的

本教案设计缺陷：甲亢心脏方面影响用力太多，第三幕学生注意力偏移

3．遭遇问题

预设的问题基本能被学生识别和提出

对学生提出的“计划外”问题给予鼓励

4．提炼总结问题

学生能提炼出主要的问题

针对本病例的特异性问题稍欠缺

5．搜集资料

最不满意的步骤

采用分配问题到个人的形式

利：避免上交指南；

弊：非负责同学沦为“酱油众”

作业仍有上交指南的现象（反思：未明确）

作业上交时有学生采用截屏方式复制资料

缺少新近发表的参考资料

部分学生上交 PBL 作业晚（接近截止日期最后时刻）

6．汇总讨论资料

搜集资料完整的同学，能较好地回答自己负责的问题

讨论问题时大部分同学能积极发言，个别同学发言少

讨论时针对问题，提出自己的观点和疑问相对少些

针对本病例患者的治疗情况讨论较少

问题太多，讨论深度不够

7．解决问题

第三幕设计的目的，是要考察学生的解决问题的能力。第三幕中患者甲亢失控制，导致甲亢危象发生。要求学生根据第一、第二幕学习后，自行讨论出甲亢危象的治疗方案，与教科书中危象治疗方案对比，讨论两者异同，来加深学生对危象治疗的理解。

实际效果并不理想

场景设计问题：心衰冲淡了危象讨论

识别危象后，立即有学生从教科书及计算机资料中调出了危象治疗的方案

学生列出了危象治疗的方案，但对其作用机制了解不够。

（帅　英　陈晓平　周益峰）

教学后记

案例五

题　目： 老王的“胰胆相照”

关键词： 胆囊炎、胆石症、胆管炎、急性胰腺炎、黄疸

前 言

一、进行本案例教学，学生应具备的背景知识（Students Preparation and Prerequisite Knowledge）

解剖学、组织胚胎学、生理学、病理生理学、药理学、免疫学、病原学、病理学

二、预期学习目标（Learning Objectives）

1．胆道系统的局部解剖和生理功能，了解它们与胆道疾病临床症状学的关系。
2．了解各种胆道疾病可采用的检查方法和选择的原则。
3．胆石症、胆囊炎、胆管炎的病因及病理生理。
4．急性胰腺炎的病因及病理生理、临床表现及诊断、治疗方法。
5．胆红素代谢的基本过程。
6．黄疸的鉴别要点。
7．淀粉酶的变化特点及临床意义。

三、病例摘要（Abstract）

患者是71岁老年女性，间断右上腹痛5年，持续中上腹痛伴恶心呕吐1天。经实验室检查及腹部影像学诊断为“胆囊炎、胆囊结石”，内科保守治疗；症状反复发作，1天前出现“急性胰腺炎”，经内科治疗后症状好转。经经内镜逆行胰胆管造影术（endoscopic retrograde cholangiopanercatography，ERCP）取石术后取出胆总管结石，之后行胆囊切除术。

四、关键词（Key Words）

胆囊炎、胆石症、胆管炎、急性胰腺炎、黄疸

五、课堂安排（Classroom Management）

课程	内容	大约时间
一	暖场，推选学生主席、记录者、互相介绍	15min
	第一幕：展开讨论	60min
	第二幕：展开讨论	60min
	第三幕：展开讨论	45min
二	根据前三幕讨论中汇集的问题分别进行讨论	120min
	每个同学反馈学习心得	45min
	主持教师对本案例学习过程及学生情况进行点评	15min

六、注意事项（Specific Issues of Emphasis）

1．参与本病例讨论的学生已基本完成基础课的学习，尚未进入临床，故本次PBL课程的目的主要是通过对此病例了解胰胆管系统的结构及功能，将基础学科与临床知识综合起来，学习如何运用基础知识来认识具体疾病的发病机制和诊治原则。

2．本病例的讨论过程中可涉及疾病的临床表现、并发症及治疗的相关知识，但要注意以原则性内容为主，请注意讨论范围及深度。

3．教师手册请勿与学生分享。

第一幕

老王是一名退休女教师，今年 71 岁。近 5 年来反复出现右上腹疼痛，一般在吃比较油腻的食物后出现，常同时伴有右肩部疼痛，还经常合并发热。体温最高 38.5℃，曾经做过腹部 B 超说是胆囊结石、胆囊炎，当时外科大夫建议做手术，但老王一直拖着没做。

1 天前老王进食油腻食物后出现持续中上腹疼痛，程度剧烈，以为是吃的不合适了，就赶紧回家休息。感觉不能平躺，躺着时疼得更厉害，弯腰疼痛能稍减轻点。有恶心、呕吐，吐得是吃的食物，共吐了 10 多次，后几次吐得是透明的黏液和黄绿色的胆汁。不发热，伴有尿颜色加深，就像浓茶水一样，而且脸和眼睛明显发黄。有腹胀，无排气排便，没有大便。在急诊行腹部超声示胆囊炎，胆囊内多发结石，胆总管及肝内胆管轻度扩张，胆总管结石可能，胰腺饱满，回声均匀。老王没有其他的慢性病，平时也不喝酒。

入院查体：体温 37.1℃、脉搏 91 次 / 分、呼吸 22 次 / 分、血压 151/87mmHg；营养良好，表情痛苦。全身皮肤黄染，全身浅表淋巴结无肿大。结膜正常，巩膜黄染，心肺查体未见明显异常。腹部平，中上腹部明显压痛，无反跳痛，无腹壁静脉曲张，腹部未触及明显包块。肝脾未触及，墨菲氏征阳性，无移动性浊音，肾区无叩击痛。肠鸣音弱，1 次 / 分。

学习重点（Learning Issues）

1. 胆道系统的局部解剖和生理功能。
2. 急性胆囊炎的典型表现。
3. 胆石症的分类。
4. 急性胆管炎的病因及病理生理。
5. 胆道疾病可采用的检查方法和选择原则。

引导问题（Guiding Questions）

1. 患者 1 天前出现的主要临床表现是什么？（引导学生说出急性胰腺炎的常见临床症状及体征）
2. 该患者既往曾有胆囊结石，发病过程中曾有过发热、腹痛、黄疸的表现，结合该表现，诊断方面有何补充？（引导学生说出急性胆管炎的诊断）
3. 如何解读患者从胆囊结石、胆囊炎到急性胆管炎、急性胰腺炎的发病过程？
4. 患者在右上腹疼痛时常伴有右肩部疼痛，如何解释？（引导学生说出牵涉痛的特点，并分析胆囊的传入神经及相应的脊髓节段、体表感应区）
5. 急性胆囊炎的病理生理机制是什么？
6. 急性胆管炎、急性胰腺炎临床表现与胰胆系统的局部解剖及生理功能之间的关系是什么？
7. 急性胆管炎的病理生理机制是什么？
8. 该患者有胆囊结石、胆总管结石，胆石症除此两类结石外还有哪些？
9. 胆道疾病可采用哪些检查方法？

教师注意事项（Tutor Attention）

1. 建议讨论时间为60min。
2. 引导学生注意胰胆系统的结构与该患者临床表现之间的关联。

第二幕

实验室检查结果见表5-1。

表5-1 实验室检查

检查类型	检查项目	数值	正常值
血常规	白细胞（WBC）	12.13×10^9/L	（4～10）$\times10^9$/L
	中性粒细胞比例（N%）	85%	（40～75）%
	血红蛋白（Hb）	141g/L	（115～150）g/L
	血小板（PLT）	310×10^9/L	（125～350）$\times10^9$/L
血生化	丙氨酸氨基转移酶（ALT）	187 IU/L	（0～40）IU/L
	天冬氨酸氨基转移酶（AST）	213 IU/L	（0～42）IU/L
	总胆红素（TBIL）	61.0 μ mol/L	（5.0～21.0）μmol/L
	直接胆红素（DBIL）	45.2 μ mol/L	（0～7.0）μmol/L
	谷氨酰转肽酶（GGT）	301IU/L	（0～52）IU/L
	碱性磷酸酶（ALP）	157IU/L	（40～150）IU/L
	尿素氮（BUN）	7.85mmol/L	（2.78～7.85）mmol/L
	肌酐（Cr）	83.0 μ mol/L	（35～106）μmol/L
	淀粉酶（AMY）	1998IU/l	（28～100）IU/L
	血钙（Ca）	2.16mmol/L	（2.00～2.75）mmol/L
血气分析	Ph（酸碱度）	7.39	（7.35～7.45）
	PaO_2（氧分压）	97mmHg	（80～100）mmHg
	$PaCO_2$（二氧化碳分压）	37mmHg	（35～45）mmHg

影像学检查见图5-1～图5-3。

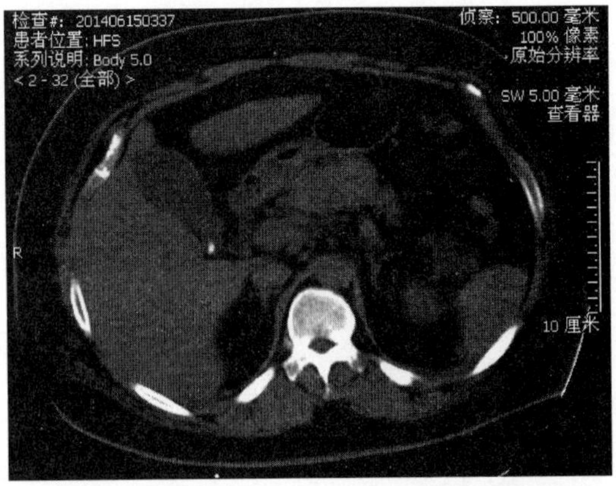

图5-1 胸片：双肺纹理清晰，双侧肋膈角锐利

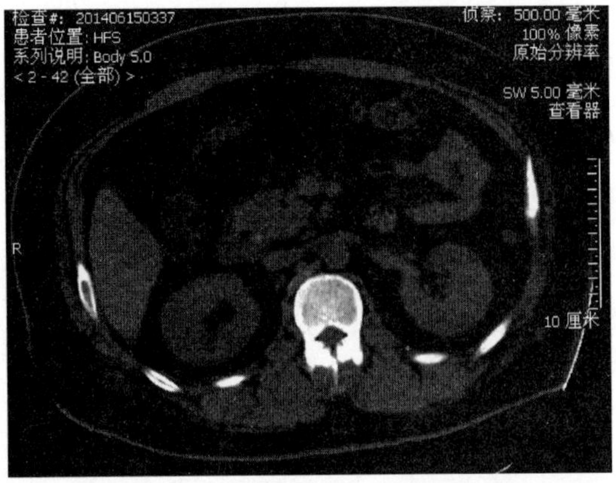

图5-2 腹部CT：胆囊增大，胆囊内可见结石，胰腺饱满，周围轻度渗出

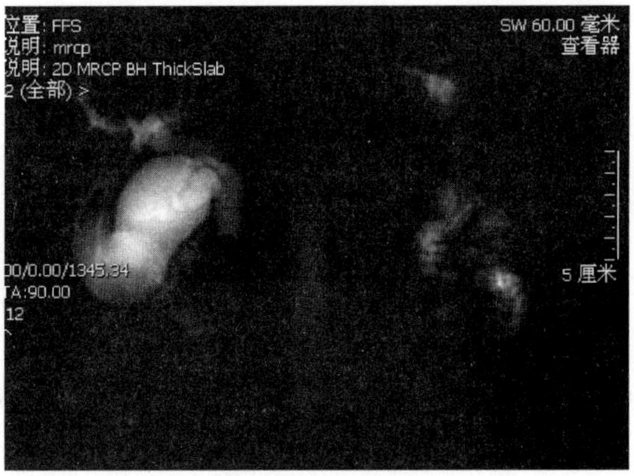

图 5-3 MRCP：胆囊增大，肝内外胆管扩张，胆总管下段可见多发类圆形低信号影

学习重点（Learning Issues）

1．急性胰腺炎的发病机制。

2．急性胰腺炎的分型及各型的临床特点。

3．急性胰腺炎的辅助检查及其解读。

4．淀粉酶的变化特点及临床意义。

5．胆红素代谢的基本过程。

6．黄疸的鉴别要点。

引导问题（Guiding Questions）

1．急性胰腺炎的常见病因和病理生理、分型是什么？结合此患者，病因及分型是什么？

2．患者的肝功能提示多项酶学异常，胆红素升高，如何解读这项结果？（提示学生说出梗阻性黄疸）

3．梗阻性黄疸的分类及常见病因、病理生理是什么？

4．患者在门诊行腹部超声提示胆总管增宽，为何入院后行腹部 CT 未见胆总管扩张？（引导学生说出胆囊结石排石过程的变化）。

5．胆石症的分类是什么？

6．为什么该患者反复发作右上腹疼痛伴有皮肤及巩膜黄染？（主要引导学生在结合超声诊断结果基础上，讨论胆红素代谢的基本过程）？

7．何谓黄疸，黄疸程度的判定和鉴别要点是什么？

8．急性胰腺炎的腹部 CT 上胰腺的形态如何分析？

9．血淀粉酶的变化特点是什么？其与尿淀粉酶的关系如何？

10．急性胰腺炎患者为何会出现血淀粉酶升高？

11．急性发作右上腹疼痛除伴有肝功能指标异常外，什么情况下出现血淀粉酶的异常升高？

12．急性胰腺炎的胰腺局部并发症及发生原因是什么？全身器官功能障碍常见有哪些？原因是什么？

教师注意事项（Tutor Attention）

1．建议讨论时间为 60min。

2．引导学生对胆红素代谢、黄疸进行讨论。

第三幕

入院后予以禁食、肠外营养支持、抑酸、抑制胰酶分泌、抑制胰酶活性、抗感染、保肝等内科治疗后患者腹痛、腹胀好转。入院后经上级医师查房后认为根据患者目前病情，需要行内镜下逆行胰胆管造影、十二指肠乳头切开＋胆总管取石术将胆总管结石取出，但该项操作为有创性操作，存在一定的风险性和并发症，经与患者及家属充分沟通，签署知情同意书后行此操作。操作非常成功，共取出深褐色胆总管结石 2 枚，术后恢复几天，老王病情稳定后出院。

出院时医生叮嘱老王，回家后要清淡饮食，不能进食油腻食物，出院 2 周后门诊复查血常规、肝功能、淀粉酶。如果出院后情况平稳，在出院 2 个月后，继续就诊于肝胆外科行胆囊切除术。

学习重点（Learning Issues）

1．急性胰腺炎的治疗原则。

2．胆石症的治疗原则。

3．急性胰腺炎的药物治疗基础。

引导问题（Guiding Questions）

1．急性胰腺炎患者的治疗原则是什么？

2．急性胰腺炎各项治疗的病理生理学基础是什么？（为什么急性胰腺炎患者需要这些治疗）

3．胆系感染和急性胰腺炎的抗生素选择原则是什么？

4．消化内科行内镜下逆行胰胆管造影、十二指肠乳头切开＋胆总管取石术是所有的胆石都能取吗？能取哪个部位的结石？

5．为什么该患者已取出胆总管结石后，医生还建议她行胆囊切除术？

6．针对不同类型的胆石症，可以选取哪些治疗方法？

教师注意事项（Tutor Attention）

1．建议讨论时间为 45min。

2．引导学生对急性胰腺炎的治疗方面只需把握原则即可。

学习资源（Learning Resources）

一、图书及文献

1. 陆再英，钟南山．内科学．7版．北京：人民卫生出版社，2008.
2. 吴在德，吴肇汉．外科学．7版．北京：人民卫生出版社，2008.
3. 中华医学会消化病学分会胰腺疾病学组．中国急性胰腺炎诊治指南（2013年，上海）．中华消化杂志，2013，33（4）：217-222.
4. 中国医师协会外科医师分会微创外科医师专业委员会．腹腔镜治疗肝胆管结石病的专家共识（2013版），中华消化外科杂志，2013，12（1）：1-5.
5. 中华医学会外科学分会胆道外科学组．急性胆道系统感染的诊断和治疗指南（2011版）．中华消化外科杂志，2011，10（1）：9-13.
6. Japanese Society of Hepato-Biliary-Pancreatic Surgery. Updated Tokyo Guidelines for the management of acutecholangitis and cholecystitis. J Hepatobiliary Pancreat Sci，2013，20（1）：1-7.

二、网络资源

北京大学医学图书馆电子期刊数据库 http：//library.bjmu.edu.cn/ejym/dzqk.htm

参考资料

一、急性胰腺炎

1．分类

（1）轻度急性胰腺炎（mild acute pancreatitis，MAP）具备急性胰腺炎的临床表现和生物化学改变，不伴有器官功能衰竭及局部或全身并发症，通常在 1 ～ 2 周内恢复，病死率极低。

（2）中度急性胰腺炎（moderately severe acute pancreatitis，MSAP）具备急性胰腺炎的临床表现和生物化学改变，伴有一过性的器官功能衰竭（48 h 内可自行恢复），或伴有局部或全身并发症而不存在持续性的器官功能衰竭（48 h 内不能自行恢复）。对于有重症倾向的急性胰腺炎患者，要定期监测各项生命体征并持续评估。

（3）重度急性胰腺炎（severe acute pancreatitis，SAP）具备急性胰腺炎的临床表现和生物化学改变，须伴有持续的器官功能衰竭（持续 48 h 以上、不能自行恢复的呼吸系统、心血管或肾衰竭，可累及一个或多个脏器），SAP 病死率较高，36% ～ 50% 如后期合并感染则病死率极高。

2．病因

（1）常见病因：胆石症（包括胆道微结石）、高甘油三酯血症、酒精。胆源性胰腺炎仍是我国急性胰腺炎的主要病因。高甘油三酯血症性胰腺炎的发病率呈上升趋势。当三酰甘油 ≥ 11.30 mmol/L，临床极易发生急性胰腺炎；而当三酰甘油＜ 5.65 mmol/L 时，发生急性胰腺炎的危险性减少。

（2）其他病因：壶腹乳头括约肌功能不良（sphincter of Oddidys function，SOD）、药物和毒物、外伤性、高钙血症、血管炎、先天性（胰腺分裂、环形胰腺、十二指肠乳头旁憩室等）、肿瘤性（壶腹周围癌、胰腺癌）、感染性（柯萨奇病毒、腮腺炎病毒、获得性免疫缺陷病毒、蛔虫症）、自身免疫性（系统性红斑狼疮、干燥综合征）、1- 抗胰蛋白酶缺乏症等，近年来，内镜逆行胰胆管造影（endoscopic retrograde cholangiopancreattography，ERCP）后、腹部手术后等医源性因素诱发的急性胰腺炎的发病率也呈上升趋势。

（3）经临床与影像、生物化学等检查不能确定病因者为特发性。

3．病理生理改变

无论何种原因，必须造成胰管内高压环境，如胆管下端明显梗阻，胆道内压力升高，高压的胆汁逆流胰管，造成胰腺腺泡破裂，胰酶进入胰腺间质而发生胰腺炎。长期饮酒导致胰腺炎在西方是常见的现象，占 70%。酒精性胰腺炎的发病机制：①酒精刺激胃的壁细胞产生大量胃酸，胃酸至十二指肠刺激肠壁的 S 细胞及小肠壁的 I 细胞，而产生缩胆囊素 - 肠促胰酶素（CCK-PZ），在短时间内胰管内形成高压环境；②由于酒精经常刺激十二指肠壁，使肠壁充血水肿，并波及十二指肠乳头，造成胆胰管开口相对梗阻；③长期饮酒则胰管内蛋白质分泌增多，而形成胰管内的“蛋白栓”（intraductal protein plug），造成胰腺管梗阻。在此基础上当某次大量饮酒和暴食的情况下，促进胰酶的大量分泌，致使胰腺管内压力骤然上升，引起胰腺泡破裂，胰酶进入腺泡之间的间质而促发急性胰腺炎。酒精与高蛋白高脂肪餐同时摄入，不仅胰酶分泌增加，同时又可引起高脂蛋白血症。这时胰脂肪酶分解三酰甘油释出游离脂肪酸而损害胰腺。

4．发病机制　急性胰腺炎的发病机制主要是由于胰酶对胰腺的自我消化，对其周围组织的消化，从而继发一系列器官的功能障碍。胰腺含有非常丰富的消化酶：蛋白酶、脂肪酶、淀粉酶等。胰腺腺泡分泌的酶主要有胰蛋白酶、糜蛋白酶、羧肽酶、弹力酶、磷脂酶 A_2、硬蛋白酶、脂肪酶、淀粉酶、核蛋白酶等。正常情况下除脂肪酶、淀粉酶、核蛋白酶是以活性型存在外，其他的均是以非活性状态存在。在病理情况下，这些酶在胰腺导管及细胞内被活化后即可引起胰腺炎的发生。胰酶在胰腺管内活化：由于各种因素使胆汁、十二指肠液、肠酶、乳化脂肪、溶血卵磷脂等反流于胰管，使胰管内的各种酶原活化，活化的酶对胰腺组织自我消化而发生胰腺炎。胰酶在细胞内活化：胰腺泡细胞内的酶原颗粒，因其中含有胰腺自身分泌的蛋白酶抑制因子（PSTI）防止细胞内酶活化。在细胞内形成的一种溶酶体酶，正常情况下此酶和酶颗粒是分离的。在致病因子作用下，则酶颗粒和溶酶体通过一种吞噬现象而融合，在 pH 低的情况下致使酶原在细胞内活化，而损害细胞自身。若胰酶流入组织间，将使胰腺病变进一步加重并引起邻近的脏器损害，病变继续发展则可发生多器官的损伤。胰蛋白酶和抗胰蛋白酶系统、磷脂酶 A 和血栓素 A_2、胰腺血循环障碍、氧自由基、细胞膜的稳定性以及内毒素等，在急性胰腺炎的发病机制中起了重要作用。

5．临床表现　急性轻度胰腺炎主要症状为腹痛、恶心、呕吐、发热，而重度急性胰腺炎的症状除上述情况外，又因胰腺有出血、坏死和自溶，故又可出现休克、高烧、黄疸、腹胀以至肠麻痹、腹膜刺激征以及皮下出现淤血斑等。腹痛，为最早最主要的症状，往往在暴饮暴食后发生，多为突然发作，位于上腹正中或偏左。疼痛为持续性进行性加重似刀割样。疼痛向背部、胁部放射。若为重度急性胰腺炎，发病后短暂时间内即为全腹痛，急剧腹胀，似向腹内打气样感，同时很快即出现轻重不等的休克。极少数患者没有腹痛。恶心、呕吐，为迷走神经被炎性刺激的表现，发作频繁，起初为食物或胆汁样物，病情进行性加重则很快进入肠麻痹。黄疸，轻度胰腺炎出现较少，约占 1/4。重度胰腺炎较多。多为胆道梗阻或肝功能受损。脱水，急性胰腺炎的脱水主要因肠麻痹、呕吐所致，这是轻度的原因。重度急性胰腺炎在短时间内即可出现严重的脱水及电解质紊乱，主要原因是因后腹膜炎症刺激导致大量液体渗出。由于全身炎症反应综合征（SIRS），胰腺大量炎性渗出，以致胰腺的坏死感染和局限性脓肿等，可出现不同程度的体温升高。全身感染：SAP 患者若合并脓毒症，病死率升高，为 50% ～ 80%。主要以革兰氏阴性杆菌感染为主，也可有真菌感染。

6．查体　除发热外，少数重度急性胰腺炎患者溶解的坏死组织沿组织间隙可达到皮下，并溶解皮下脂肪，而使毛细血管破裂出血，局部皮肤呈青紫色，有的可融成大片状。可在腰部（Grey-Turner 征）、前下腹壁，亦可在脐周出现（Cullen 征），上腹部深压痛。重度急性胰腺炎可全腹肌紧张、压痛，全腹胀气，并可有大量炎性腹水，可出现移动性浊音。肠鸣音消失，出现麻痹性肠梗阻。少数患者因脾静脉栓塞出现门静脉高压，脾大。罕见横结肠坏死。腹部因液体积聚或假性囊肿形成可触及肿块。其他可有相应并发症所具有的体征。由于渗出液的炎性刺激，可出现胸腔反应性胸水。以左侧多见，可引起同侧的肺不张，出现呼吸困难。

7．并发症　假性胰腺囊肿，主要是由于胰腺局部积液，周围纤维组织增生导致，CT 可确认。胰腺脓肿是指胰腺腺体内或其部分区域有脓液聚集，并由胶原和肉芽组织壁形成界限，CT 易确认。

胰腺感染，临床表现很难与胰腺炎本身鉴别，通常在发病后 1 ～ 2 周症状不缓解或恶化，增强 CT 提示气泡时提示感染，也可行细针引导下胰腺穿刺。

全身并发症主要包括器官功能衰竭、全身炎症反应综合征（systemic inflammatory response syndrome，SIRS）、全身感染、腹腔内高压（intra-abdomial hypertension，IAH）或腹腔间隔室综合征（abdominal compartment syndrome，ACS）、胰性脑病（pancreatic encephalopathy，PE）。SAP 时 IAH 和 ACS 的发生率分别约为 40% 和 10%，IAH 已作为判定 SAP 预后的重要指标之一。容易导致多器官功能不全综合征（multiple organ dysfunction syndrome，MODS）。膀胱压（urinary bladdor pressure，UBP）测定是诊断 ACS 的重要指标，膀胱压 $\geq$ 20 mmHg，伴有少尿、无尿、呼吸困难、吸气压增高、血压降低时应考虑出现 ACS。

胰性脑病：是急性胰腺炎的严重并发症之一，可表现为耳鸣、复视、谵妄、语言障碍及肢体僵硬、昏迷等，多发生于急性胰腺炎早期，但具体机制不明。

8．辅助检查：

（1）血尿淀粉酶：与病情严重程度不平行，重度可以不高，其他急腹症可以高。血脂肪酶，升高晚，持续时间长，特异性较高。

（2）血清标志物：推荐使用CRP，发病72h后CRP＞150 mg/L提示胰腺组织坏死。动态测定血清IL-6水平，增高提示预后不良。血清淀粉样蛋白升高对急性胰腺炎诊断也有一定价值。

（3）B超：简便易行，但易受肠积气影响，胰腺易显示不清。

（4）CT扫描：推荐作为诊断急性胰腺炎的标准影像学方法，且发病1周左右的增强CT诊断价值更高，可有效区分液体积聚和坏死的范围。在SAP的病程中，应强调密切随访CT检查，建议按病情需要平均每周1次。按照改良CT严重指数（modified CT severity index，MCSI），胰腺炎性反应分级为，正常胰腺（0分）；胰腺和（或）胰周炎性改变（2分）；单发或多个积液区或胰周脂肪坏死（4分）。胰腺坏死分级为，无胰腺坏死（0分）；坏死范围≤30%（2分）；坏死范围＞30%（4分）；胰腺外并发症，包括胸腔积液、腹水，血管或胃肠道等（2分）。评分≥4分可诊断为MSAP或SAP。此外，MRI也可以辅助诊断急性胰腺炎。

9．诊断　临床上符合以下3项特征中的2项即可诊断为急性胰腺炎。①与急性胰腺炎符合的腹痛（急性、突发、持续、剧烈的上腹部疼痛，常向背部放射）；②血清淀粉酶和（或）脂肪酶活性＞3倍正常上限值；③增强CT/MRI或腹部超声呈急性胰腺炎影像学改变。临床上完整的急性胰腺炎诊断应包括疾病诊断、病因诊断、分级诊断、并发症诊断，例如急性胰腺炎（胆源性、重度、ARDS）。诊断流程见图5-4。

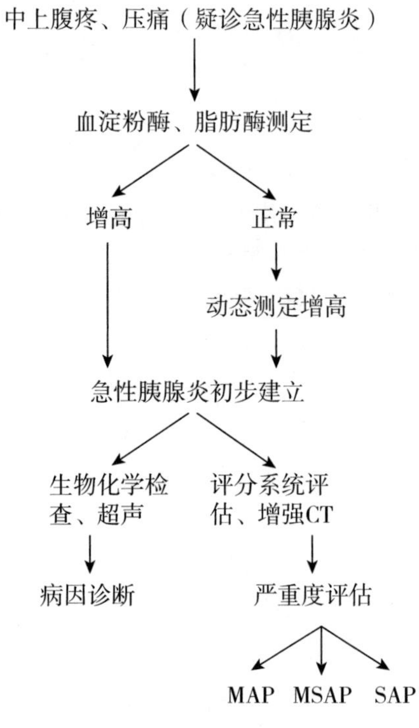

图5-4　AP诊断流程图

10．治疗原则　轻度胰腺炎，原则是让胰腺休息。禁食水、胃肠减压、补液、抑酸，抑制胰酶分泌。重度胰腺炎的原则除了上述以外，重要的是液体复苏和器官功能保护。见下流程图5-5。

11．手术治疗　在急性胰腺炎早期阶段，除因严重的ACS，均不建议外科手术治疗。在急性胰腺炎后期阶段，若合并胰腺脓肿和（或）感染，应考虑手术治疗。

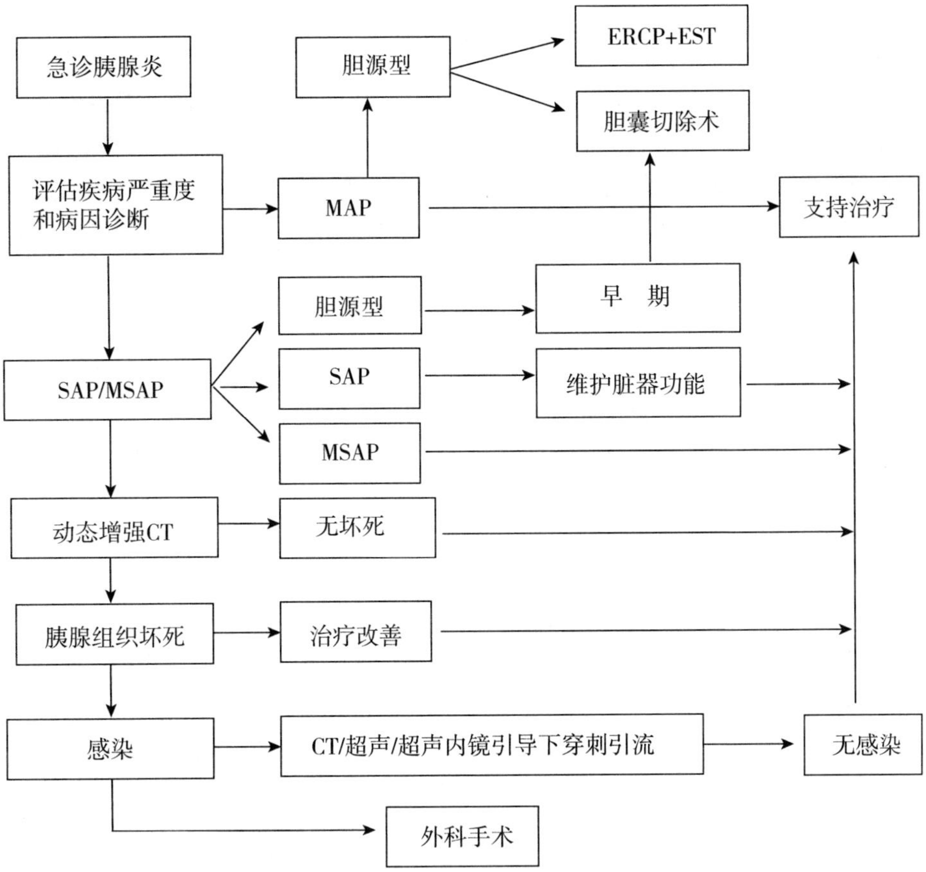

图 5-5　急性胰腺炎治疗流程图

二、胆石症

胆石症（cholelithiasis）包括发生在胆囊和胆管的结石，是常见病和多发病。

随着人民生活水平的提高，我国胆石症的发生情况发生了很大的变化。从 1992 年全国胆石症的调查资料显示，胆石症的收治率约占普通外科住院患者的 11.5%，女性与男性比例为 2.57 ∶ 1，我国胆囊结石的发病率有上升趋势，与胆管结石的比例从十年前的 1.5 ∶ 1 增至 7.36 ∶ 1，其中胆固醇结石与胆色素结石的比例也由 1.4 ∶ 1 上升到 3.4 ∶ 1。

胆石常从其剖面结构来判断胆固醇和胆色素的含量，胆固醇在胆固醇结石中含量 60% ~ 70%，在纯胆固醇结石中超过 90%，在胆色素结石中含量应低于 40%，如结石钙盐含量较多，X 线检查常可显影。胆石常分为三类：胆色素结石、胆固醇结石、混合性结石。

（1）胆固醇结石：80% 位于胆囊内。呈白黄、灰黄或黄色，形状和大小不一，小者如砂粒、大者直径达数厘米，呈多面体、圆形或椭圆形。质硬表面多光滑，剖面呈放射性条纹状。X 线检查多不显影。

（2）胆色素结石：又分为两种，一种是无胆汁酸、无细菌、质硬的黑色胆色素结石，由不溶性的黑色胆色素多聚体、各种钙盐和黏液糖蛋白组成，几乎均发生在胆囊内，常见于溶血性贫血、肝硬化、心脏瓣膜置换术后患者；另一种为有胆汁酸、有细菌、质软易碎的棕色胆色素结石，主要发生在胆管。形状大小不一，可呈粒状、长条状，甚至呈铸管形，一般为多发。

（3）混合性结石：由胆红素、胆固醇、钙盐等多种成分混合组成。根据所含成分的比例不同可呈现不同的形状、颜色和剖面结构。胆石可发生在胆管系统的任何部位，胆囊内的结石为胆囊结石，左右肝管汇合部以下的包括肝总管结石和胆总管结石为肝外胆管结石，汇合部以上的为肝内胆管结石。

（一）胆囊结石

胆囊结石（cholecystolithiasis）主要为胆固醇结石或以胆固醇为主的混合性结石和黑色胆色素结石。主要见于成年人，发病率在40岁后随年龄增长而增高，女性多于男性。

胆囊结石的成因非常复杂，与多种因素有关。任何影响胆固醇与胆汁酸浓度比例改变和造成胆汁淤滞的因素都能导致结石形成。如某些地区和种族的居民、女性激素、肥胖、妊娠、高脂肪饮食、长期肠外营养、糖尿病、高脂血症、胃切除或胃肠吻合手术、回肠末段疾病和回肠切除术、肝硬化、溶血性贫血等。在我国，西北地区的胆囊结石发病率相对较高，可能与饮食习惯有关。

临床表现：大多数患者可无症状，仅在体格检查、手术和尸体解剖时偶然发现，称为静止性胆囊结石，随着健康检查的普及，无症状胆囊结石的发现明显增多。胆囊结石的典型症状为胆绞痛，只有少数患者出现，其他常见表现为急性或慢性胆囊炎。主要临床表现包括：

1. 胆绞痛　典型的发作是在饱餐、进食油腻食物后或睡眠中体位改变时，由于胆囊收缩或结石移位加上迷走神经兴奋，结石嵌顿在胆囊壶腹部或颈部，胆囊排空受阻，胆囊内压力升高，胆囊强力收缩而发生绞痛。疼痛位于右上腹或上腹部，呈阵发性，或者持续疼痛阵发性加剧，可向右肩胛部和背部放射，部分患者因痛剧而不能准确说出疼痛部位，可伴有恶心、呕吐。首次胆绞痛出现后，约70%的患者一年内会再发作。

2．上腹隐痛　多数患者仅在进食过多、吃肥腻食物、工作紧张或休息不好时感到上腹部或右上腹隐痛，或者有饱胀不适、嗳气、呃逆等，常被误诊为“胃病”。

3．胆囊积液　胆囊结石长期嵌顿或阻塞胆囊管但未合并感染时，胆囊黏膜吸收胆汁中的胆色素，并分泌黏液性物质，导致胆囊积液。积液呈透明无色，称为白胆汁。

4．其他　①极少引起黄疸，即使黄疸也较轻；②小结石可通过胆囊管进入并停留于胆总管内成为胆总管结石；③进入胆总管的结石通过Oddi括约肌可引起损伤或嵌顿于壶腹部导致胰腺炎，称为胆源性胰腺炎；④因结石压迫引起胆囊炎症慢性穿孔、可造成胆囊十二指肠瘘或胆囊结肠瘘，大的结石通过瘘管进入肠道偶尔可引起肠梗阻称为胆石性肠梗阻；⑤结石及炎症的长期刺激可诱发胆囊癌。

5．Mirizzi综合征　是特殊类型的胆囊结石，形成的解剖因素是胆囊管与肝总管伴行过长或者胆囊管与肝总管汇合位置过低，持续嵌顿于胆囊颈部的和较大的胆囊管结石压迫肝总管，引起肝总管狭窄；反复的炎症发作更导致胆囊肝总管瘘管，胆囊管消失、结石部分或全部堵塞肝总管。临床特点是反复发作胆囊炎及胆管炎，明显的梗阻性黄疸。胆道影像学检查可见胆囊增大、肝总管扩张、胆总管正常。

诊断：临床典型的绞痛病史是诊断的重要依据，影像学检查可确诊。首选B超检查，其诊断胆囊结石的准确率接近100%，B超检查发现胆囊内有强回声团、随体位改变而移动、其后有声影即可确诊为胆囊结石。仅有10%～15%的胆囊结石含有钙，腹部X线能确诊，侧位照片可与右肾结石区别。CT、MRI也可显示胆囊结石，但不作为常规检查。

治疗：对于有症状和（或）并发症的胆囊结石，首选腹腔镜胆囊切除（laparoscopic cholecystectomy，LC）治疗，与经典的开腹胆囊切除相比同样效果确切，但损伤小。没有腹腔镜条件也可做小切口胆囊切除。

无症状的胆囊结石一般不需积极手术治疗，可观察和随诊，但下列情况应考虑行手术治疗：①结石直径＞3 cm；②合并需要开腹的手术；③伴有胆囊息肉＞1 cm；④胆囊壁增厚；⑤胆囊壁钙化或瓷性胆囊（porcelain gallbladder）；⑥儿童胆囊结石；⑦合并糖尿病；⑧有心肺功能障碍；

⑨边远或交通不发达地区、野外工作人员；⑩发现胆囊结石 10 年以上。

行胆囊切除时，有下列情况应同时行胆总管探查术：

1．术前病史、临床表现或影像检查证实或高度怀疑胆总管有梗阻，包括有梗阻性黄疸，胆总管结石（choledocholithiasis），反复发作胆绞痛、胆管炎、胰腺炎。

2．术中证实胆总管有病变，如术中胆道造影证实或扪及胆总管内有结石、蛔虫、肿块，胆总管扩张直径超过 1 cm，胆管壁明显增厚，发现胰腺炎或胰头肿物，胆管穿刺抽出脓性、血性胆汁或泥沙样胆色素颗粒。

3．胆囊结石小，有可能通过胆囊管进入胆总管。术中应争取行胆道造影或胆道镜检查，以避免盲目的胆道探查和不必要的并发症。胆总管探查后一般需作 T 管引流，且可能有一定的并发症。

（二）肝外胆管结石

1．病因病理　肝外胆管结石分为继发性和原发性结石。继发性结石主要是胆囊结石排进胆管并停留在胆管内，故多为胆固醇结石或黑色胆色素结石。原发性结石多为棕色胆色素结石或混合性结石，形成的诱因有：胆道感染、胆道梗阻包括胆总管扩张形成的相对梗阻、胆道异物包括蛔虫残体、虫卵、华支睾吸虫、缝线线结等。结石主要导致：①急性和慢性胆管炎：结石引起胆汁淤滞，容易引起感染，感染造成胆管壁黏膜充血、水肿，加重胆管梗阻；反复的胆管炎症使管壁纤维化并增厚、狭窄，近端胆管扩张。②全身感染：胆管梗阻后，胆道内压增加，感染胆汁可逆向经毛细胆管进入血循环，导致脓毒症。③肝损害：梗阻并感染可引起肝细胞损害，甚至可发生肝细胞坏死及形成胆源性肝脓肿；反复感染和肝损害可致胆汁性肝硬化。④胆源性胰腺炎：结石嵌顿于壶腹时可引起胰腺的急性和（或）慢性炎症。

2．临床表现　一般平时无症状或仅有上腹不适，当结石造成胆管梗阻时可出现腹痛或黄疸，如继发胆管炎时，可有较典型的 Charcot 三联征：腹痛、寒战高热、黄疸的临床表现。

（1）腹痛：发生在剑突下或右上腹，多为绞痛，呈阵发性发作，或为持续性疼痛阵发性加剧，可向右肩或背部放射，常伴恶心、呕吐。这是结石下移嵌顿于胆总管下端或壶腹部，胆总管平滑肌或 Oddi 括约肌痉挛所致。

（2）寒战高热：胆管梗阻继发感染导致胆管炎，胆管黏膜炎症水肿，加重梗阻致胆管内压升高，细菌及毒素逆行经毛细胆管入肝窦至肝静脉，再进入体循环引起全身性感染。约 2/3 的患者可在病程中出现寒战高热，一般表现为弛张热，体温可高达 39 ～ 40℃。

（3）黄疸：胆管梗阻后可出现黄疸，其轻重程度、发生和持续时间取决于胆管梗阻的程度、部位和有无并发感染。如为部分梗阻，黄疸程度较轻，完全性梗阻时黄疸较深；如结石嵌顿在 Oddi 括约肌部位，则梗阻完全、黄疸进行性加深；合并胆管炎时，胆管黏膜与结石的间隙由于黏膜水肿而缩小甚至消失，黄疸逐渐明显，随着炎症的发作及控制，黄疸呈现间歇性和波动性。出现黄疸时常伴有尿色变深、粪色变浅，完全梗阻时呈陶土样大便；随着黄疸加深，不少患者可出现皮肤痒疹。

体格检查：平日无发作时可无阳性体征，或仅有剑突下和右上腹深压痛。如合并胆管炎时，可有不同程度的腹膜炎征象，主要在右上腹，严重时也可出现弥漫性腹膜刺激征，并有肝区叩击痛。胆囊或可触及，有触痛。

实验室检查：当合并胆管炎时，实验室检查改变明显，如白细胞计数及中性粒细胞升高，血清总胆红素及结合胆红素增高，血清转氨酶和碱性磷酸酶升高，尿中胆红素升高，尿胆原降低或消失，粪中尿胆原减少。

影像学检查：除含钙的结石外，X 线片难以观察到结石。B 超检查能发现结石并明确大小和部位，可作为首选的检查方法，如合并梗阻可见肝内、外胆管扩张，胆总管远端结石可因肥胖或肠气干扰而观察不清，但应用内镜超声（Endoscopic Ultrasonography，EUS）检查可不受影响，对胆总管远端结石的诊断有重要价值。经皮肝穿刺胆管造影（percutaneous transhepatic cholangiography，PTC）及经内镜逆行胰胆管造影术（endoscopic retrograde cholangiopancreatography，ERCP）为有创性检查，能清楚地显示结石及部位，但可诱发胆管炎及急性胰腺炎和导致出血、胆漏等并发症，有时ERCP需作Oddi括约肌切开，使括约肌功能受损。CT扫描能发现胆管扩张和结石的部位，但由于CT图像中胆道为负影，影响不含钙结石的观察。磁共振胰胆管造影（magnetic resonance cholangiopancrea-tography，MRCP）是无损伤的检查方法，尽管观察结石不一定满意，但可以发现胆管梗阻的部位，有助于诊断。

诊断胆绞痛的患者除了胆囊结石以外，需要考虑肝外胆管结石的可能，主要依靠影像学诊断。合并胆管炎者有典型的Charcot三联征则诊断不难。腹痛应与下列疾病鉴别：

（1）右肾绞痛：始发于右腰或胁腹部，可向右股内侧或外生殖器放射，伴肉眼或镜下血尿，无发热，腹软，无腹膜刺激征，右肾区叩击痛或脐旁输尿管行程压痛。腹部平片多可显示肾、输尿管区结石。

（2）肠绞痛：以脐周为主。如为机械性肠梗阻，则伴有恶心、呕吐、腹胀，无肛门排气排便。腹部可见肠型，肠鸣音亢进、可有高调肠鸣音，或可闻气过水声；可有不同程度和范围的压痛和（或）腹膜刺激征。腹部平片显示有肠胀气和气液平面。

（3）壶腹癌或胰头癌：黄疸者需作鉴别，该病起病缓慢，黄疸呈进行性、且较深；可无腹痛或腹痛较轻、或仅有上腹不适，一般不伴寒战高热，体检时腹软、无腹膜刺激征，肝大、常可触及肿大胆囊；晚期有腹水或恶液质表现。ERCP或MRCP和CT检查有助于诊断。EUS检查对鉴别诊断有较大帮助。

治疗：肝外胆管结石仍以手术治疗为主。术中应尽量取尽结石、解除胆道梗阻、术后保持胆汁引流通畅。

近年对单纯的肝外胆管结石可采用经十二指肠内镜取石，获得良好的治疗效果，但需要严格掌握治疗的适应证，对取石过程中行内镜下十二指肠乳头括约肌切开术（Endoscopic sphincterotomy，EST）的利弊仍有争议。

（1）非手术治疗也可作为手术前的准备治疗。治疗措施包括：①应用抗生素，应根据敏感细菌选择用药，经验治疗可选用胆汁浓度高的、主要针对革兰氏阴性细菌的抗生素；②解痉；③利胆，包括一些中药和中成药；④纠正水、电解质及酸碱平衡紊乱；⑤加强营养支持和补充维生素，禁食患者应使用肠外营养；⑥护肝及纠正凝血功能异常的治疗。争取在胆道感染控制后才行择期手术治疗。

（2）手术治疗的方法主要有：

1）胆总管切开取石、T管引流术：可采用开腹或腹腔镜手术。适用于单纯胆总管结石，胆管上、下端通畅，无狭窄或其他病变者。若伴有胆囊结石和胆囊炎，可同时行胆囊切除术。为防止和减少结石遗留，术中可采用胆道造影、B超或纤维胆道镜检查。术中应尽量取尽结石，如条件不允许，也可以在胆总管内留置橡胶T管（不提倡应用硅胶管），术后行造影或胆道镜检查、取石。术中应细致缝合胆总管壁和妥善固定T管，防止T管扭曲、松脱、受压。放置T管后应注意：①观察胆汁引流的量和性状，术后T管引流胆汁200～300 ml/d，较澄清。如T管无胆汁引出，应检查T管有无脱出或扭曲；如胆汁过多，应检查胆管下端有无梗阻；如胆汁浑浊，应注意结石遗留或胆管炎症未控制。②术后10～14天可行T管造影，造影后应继续引流24h以上。③如造影发现有结石遗留，应在术后6周待纤维窦道形成后行纤维胆道镜检查和取石。④如胆道通畅无结石和其他病变，应夹闭T管24～48h，无腹痛、黄疸、发热等症状可予拔管。

2）胆肠吻合术：亦称胆汁内引流术。近年已认识到内引流术废弃了Oddi括约肌的功能，因此使用逐渐减少。仅适用于：①胆总管远端炎症狭窄造成的梗阻无法解除，胆总管扩张；②胆胰汇合部异常，胰液直接流入胆管；③胆管因病变而部分切除无法再吻合。常用的吻合方式为胆管空肠 Roox-en-Y 吻合，为防止胆道逆行感染，Y 形吻合的引流撑应超过 40 cm，并可采用如人工乳头、人工瓣膜等各种抗反流措施，但效果仍不确定。胆管十二指肠吻合虽手术较简单，但食物容易进入胆管、吻合口远端可形成“盲袋综合征”，因此已逐渐少用。胆肠吻合术后，胆囊的功能已消失，故应同时切除胆囊。对于嵌顿在胆总管开口的结石不能取出时可以应用内镜下或手术行 Oddi 括约肌切开，这也是一种低位的胆总管十二指肠吻合术，应严格掌握手术的适应证，禁忌用于有出血倾向或凝血功能障碍、乳头开口于十二指肠憩室、合并肝内胆管结石者。

（三）肝内胆管结石

1．病因病理　肝内胆管结石又称肝胆管结石，是我国常见而难治的胆道疾病。肝内胆管结石（hepatolithiasis）病因复杂，主要与胆道感染、胆道寄生虫（蛔虫、华支睾吸虫）、胆汁停滞、胆管解剖变异、营养不良等有关。结石绝大多数为含有细菌的棕色胆色素结石，常呈肝段、肝叶分布，但也有多肝段、肝叶结石，多见于肝左外叶及右后叶，与此两肝叶的肝管与肝总管汇合的解剖关系致胆汁引流不畅有关。

肝内胆管结石易进入胆总管并发肝外胆管结石。其病理改变有：①肝胆管梗阻：可由结石的阻塞或反复胆管感染引起的炎性狭窄造成，阻塞近段的胆管扩张、充满结石，长时间的梗阻导致梗阻以上的肝段或肝叶纤维化和萎缩，如大面积的胆管梗阻最终引起胆汁性肝硬化及门静脉高压症。②肝内胆管炎：结石导致胆汁引流不畅，容易引起胆管内感染，反复感染加重胆管的炎症狭窄；急性感染可发生化脓性胆管炎、肝脓肿、全身脓毒症、胆道出血。③肝胆管癌：肝胆管长期受结石、炎症及胆汁中致癌物质的刺激，可发生癌变。

临床表现：可多年无症状或仅有上腹和胸背部胀痛不适。绝大多数患者以急性胆管炎就诊，主要表现为寒战、高热和腹痛，除合并肝外胆管结石或双侧肝胆管结石外、局限于某肝段、肝叶的可无黄疸。严重者出现急性梗阻性化脓性胆管炎、全身脓毒症或感染性休克。反复胆管炎可导致多发的肝脓肿，如形成较大的脓肿可穿破膈肌和肺形成胆管支气管瘘，咳出胆砂或胆汁样痰；长期梗阻甚至导致肝硬化，表现为黄疸、腹水、门静脉高压和上消化道出血、肝衰竭。如腹痛为持续性，进行性消瘦、感染难以控制、腹部出现肿物或腹壁瘘管流出黏液样液，应考虑肝胆管癌的可能。

体格检查：可能仅可触及肿大或不对称的肝，肝区有压痛和叩击痛。有其他并发症则出现相应的体征。实验室检查急性胆管炎时白细胞升高、分类中性粒细胞增高并左移，肝功能酶学检查异常。糖链抗原（CA19-9）或 CEA 明显升高应高度怀疑癌变。对反复腹痛、寒战高热者应进行影像学检查。B 超检查可显示肝内胆管结石及部位，根据肝胆管扩张部位可判断狭窄的位置，但需要与肝内钙化灶鉴别，后者常无合并相应的胆管扩张。PTC、ERCP、MRCP 均能直接观察胆管树，可观察到胆管内结石影、胆管狭窄及近端胆管扩张，或胆管树显示不全、某部分胆管不显影、左右胆管影呈不对称等。CT 或 MRI 对肝硬化和癌变者有重要诊断价值。

治疗：主要采用手术治疗，原则为尽可能取净结石、解除胆道狭窄及梗阻、去除结石部位和感染病灶、恢复和建立通畅的胆汁引流、防止结石的复发。

手术方法包括：

（1）胆管切开取石是最基本的方法，应争取切开狭窄的部位，沿胆总管向上切开甚至可达 2 级胆管，直视下或通过术中胆道镜取出结石，直至取净。难以取净的局限结石需行肝切除，高位胆管切开后，常需同时行胆肠吻合手术。

（2）胆肠吻合术不能作为替代对胆管狭窄、结石病灶的处理方法。当 Oddi 括约肌仍有功能时，应尽量避免行胆肠吻合手术。治疗肝内胆管结石一般不宜应用胆管十二指肠吻合，而多采用肝管空肠 Roux-en-Y 吻合。适应证为：①胆管狭窄充分切开后整形、肝内胆管扩张并肝内胆管结石不能取净者；② Oddi 括约肌功能丧失，肝内胆管结石伴扩张、无狭窄者；③囊性扩张并结石的胆总管或肝总管切除后；④为建立皮下空肠盲襻，术后再反复治疗胆管结石及其他胆道病变者；⑤胆总管十二指肠吻合后，因肠液或食物反流反复发作胆管炎者。对胆肠吻合后可能出现吻合口狭窄者，应在吻合口置放支架管支撑引流，支架管可采用经肠腔或肝面引出，或采用 U 管、两端分别经肠腔和肝面引出，为防止拔管后再狭窄，支撑时间应维持 1 年。

（3）肝切除术肝内胆管结石反复并发感染，可引起局部肝的萎缩、纤维化和功能丧失。切除病变部分的肝，包括结石和感染的病灶、不能切开的狭窄胆管，去除了结石的再发源地，可防止病变肝段、肝叶的癌变，是治疗肝内胆管结石的积极的方法。其适应证有：①肝区域性的结石合并纤维化、萎缩、脓肿、胆瘘；②难以取净的肝叶、肝段结石并胆管扩张；③不易手术的高位胆管狭窄伴有近端胆管结石；④局限于一侧的肝内胆管囊性扩张；⑤局限性的结石合并胆管出血；⑥结石合并癌变的胆管。

（4）术中的辅助措施为取净结石，术中可应用胆道造影、B 超等检查以确定结石的数量和部位，胆道镜还可行术中取石，也可用碎石器械行术中碎石治疗。

（5）残留结石的处理：肝内胆管结石手术后结石残留较常见，有 20% ～ 40%。因此，后续治疗对减少结石残留有重要的作用。治疗措施包括术后经引流管窦道胆道镜取石；激光、超声、微爆破碎石；经引流管熔石，体外震波碎石，以及中西医结合治疗等。

三、急性胆囊炎

急性胆囊炎（acute cholecystitis）是指由于细菌侵袭胆囊壁或胆囊管阻塞而引起的胆囊炎症，是一种常见的胆道系统疾病，多由结石引发，非结石性急性胆囊炎仅占急性胆囊炎的 4% ～ 8%。急性胆囊炎因其特异性体征及影像学表现，检出率相对较高，但在治疗原则尤其是手术治疗的时机选择上仍存在诸多争议。

（一）病因学

急性胆囊炎起病多与饮食、劳累、精神因素及创伤等诱因有关，常突然发病。根据病因分为结石性与非结石性急性胆囊炎两大类，其中非结石性胆囊炎由于诱因众多，诊断上较为复杂。

1．急性结石性胆囊炎　胆囊结石是引起急性胆囊炎的主要原因，占急性胆囊炎 90% 以上，且以中老年肥胖女性居多。急性结石性胆囊炎的起病是由于结石阻塞胆囊管，造成胆囊内胆汁滞留，继发细菌感染而引起急性炎症。如仅在胆囊黏膜层产生炎症、充血和水肿，称为急性单纯性胆囊炎。如炎症波及胆囊全层，胆囊内充满脓液，浆膜面有脓性纤维素性渗出，则称为急性化脓性胆囊炎。胆囊因积脓极度膨胀，引起胆囊壁缺血和坏疽，即为急性坏疽性胆囊炎。坏死的胆囊壁可发生穿孔，导致胆汁性腹膜炎。胆囊穿孔部位多发生于胆囊底部或结石嵌顿的胆囊壶腹部或颈部。如胆囊穿孔至邻近脏器中，如十二指肠、结肠和胃等，可造成胆内瘘。此时胆囊内的急性炎症可经内瘘口得到引流，炎症可很快消失，症状得到缓解。上述临床病例都为胆囊急性穿孔至十二指肠的胆内瘘典型表现。如胆囊内脓液排入胆总管可引起急性胆管炎，少数人还可发生急性胰腺炎。致病菌多数为大肠杆菌、克雷伯杆菌和粪链球菌，厌氧菌占 10% ～ 15%，有时可高达 45%。

2．急性非结石性胆囊炎　急性非结石性胆囊炎是指经影像学检查、手术及病理检查均未发现胆囊结石的急性胆囊炎。急性非结石性胆囊炎的诱因大致分为以下几点。

（1）胆囊血运障碍：急性非结石性胆囊炎都发生于严重创伤及大手术后。由于交感神经兴奋，胆囊动脉收缩，使胆囊血供不足，在老年患者往往有心脑血管疾病，动脉血管硬化，易发生血栓，造成胆囊缺血。休克、低血容量以及纠正休克时应用血管活性药物也可造成胆囊血流灌注不足，导致胆囊缺血、坏死。

（2）胆汁淤积：术后禁食、使用镇痛药、腹腔感染等均可使胆囊排空障碍，致胆汁淤积，胆盐浓度增高，刺激胆囊发生急性炎症，另外妊娠妇女体内雌激素、黄体酮水平增高可造成胆囊排空障碍。

（3）胆色素负荷过重：严重创伤、后腹膜血肿的吸收及大量输血，加重胆囊负荷，使胆汁内胆色素沉积，胆汁黏稠度增加。

（4）同时输血使体内Ⅻ因子激活：胆囊血管因受Ⅻ因子依赖激活途径而受损，发生痉挛性改变，使胆囊缺血、坏死甚至穿孔。

（5）细菌感染：急性非结石性胆囊炎初起为化学性炎症，后期因胆囊黏膜受损易继发细菌感染，细菌入侵途径主要是经胆道逆行入侵胆囊或经血液和淋巴途径进入胆囊，另外在腹腔化脓性感染的患者细菌经过移位进入胆囊，致胆囊形成化脓性感染。

（二）临床表现与诊断

1．临床表现

（1）急性胆囊炎的症状主要有右上腹痛、恶心、呕吐和发热等。急性胆囊炎引起右上腹痛，一开始疼痛与胆绞痛非常相似，但腹痛持续时间往往较长，深呼吸和改变体位常能使疼痛加重，因此患者多喜欢向右侧静卧，以减轻腹痛。有些患者会有恶心和呕吐，呕吐一般不剧烈。

（2）大多数患者伴有发热，体温通常在 38.0 ~ 38. 5℃，高热和寒战不多见。少数患者由于结石压迫胆管或者感染导致肝功能损害引起黄疸，巩膜和皮肤轻度黄染。白细胞计数轻度增高，一般在（10.0 ~ 15.0）$\times 10^9$/L。病变发展为胆囊坏疽、穿孔，导致胆汁性腹膜炎时，全身感染症状明显加重，可出现寒战高热、脉搏增快和白细胞计数明显增加（超过 20.0×10^9/L）。此时，局部体征右上腹压痛和肌紧张的范围扩大，程度加重。急性胆囊炎较少影响肝功能，或仅有轻度肝功能损害的表现，如血清胆红素和谷丙转氨酶值略有升高等。非结石性胆囊炎的临床表现和结石性胆囊炎相似，但常因合并其他全身病变而导致临床表现不典型。

（3）腹部查体右上腹部压痛，并腹肌紧张，发病初期约 85% 中上腹和右上腹阵发性绞痛，并右肩胛下区放射痛，右上腹压痛和肌紧张。墨菲（Murphy）征阴性。约 40% 患者右上腹可触及肿大和触痛的胆囊。

2．诊断方法　诊断急性胆囊炎最有效的方法是各种影像学检查。

（1）腹部 B 超：腹部 B 超是诊断急性胆囊炎尤其是急性结石性胆囊炎最有效、简单的影像学方法。常见的超声声像图特征是：①胆囊体积增大且短轴值增加比长轴值增加更有诊断意义；②以椭圆形及梨形胆囊多见；③以薄壁形居多，即壁厚 0. 3cm 以下胆囊多见；④胆汁大多透声好，约占 80%；⑤超声 Murphy 征呈阳性；⑥胆囊内多伴有结石或结石于颈部嵌顿。囊壁增厚，粗糙不光滑，或出现“双环”征，胆汁透声差或胆囊轮廓模糊，不能作为主要或常见超声诊断指标。

（2）腹部 CT：CT 检查除可发现胆囊管或胆囊结石外，诊断主要依据胆囊扩大以及胆囊壁普遍性增厚（增强扫描可见胆囊明显强化）。这两种现象对确立诊断缺一不可。因胆囊扩大也可见于胆道梗阻，或正常胆囊炎因增厚的胆囊壁而呈结节状，可给人以胆囊癌的征象，故其鉴别诊断需结合临床症状。化脓性胆囊炎胆汁 CT 值可 > 20HU。胆囊周围炎，胆囊壁与肝实质界面不清或于胆囊周围显示为低密度环，系由肝组织继发性水肿所致。若胆囊穿孔，胆囊窝部可出现有液平的脓肿。气肿性胆囊炎则于胆囊内或壁内出现气影。周围粘连，则可见胆囊变形。应该指出的是，如无胆石存在，CT 难以肯定胆囊缩小是生理性抑或病理性。如胆汁钙化或胆囊壁钙化而形成所谓“瓷器胆囊”，则 CT 易于诊断。

（3）MRCP、ERCP 等：此类检查在急性胆囊炎合并有胆管阻塞需排除胆管结石时诊断意义较大，如为单纯的急性胆囊炎，出于经济及操作难度考虑可不予使用。

（三）鉴别诊断

1．急性阑尾炎　腹痛伴发热及消化道症状时，要与急性阑尾炎进行鉴别。高位阑尾炎，症状体征与急性胆囊炎类似，容易混淆。但急性阑尾炎时胆囊无增大，胆囊壁正常，可由腹部B超检查以资鉴别。

2．急性胰腺炎　急性胰腺炎与急性胆囊炎较难鉴别，发病初期，都可有上腹痛及压痛，急性胆囊炎有时可有血尿淀粉酶增高。但急性胰腺炎腹痛多在上腹部或左上腹部，程度更为剧烈，淀粉酶升高更为明显。B超、CT等影像学检查如发现胰腺弥漫性增大，周边有渗出，则多提示急性胰腺炎。急性胰腺炎也可与急性胆囊炎共存，如果是胆总管结石发生急性腹痛，又有胆囊增大和胰腺增粗，则往往提示急性胆囊炎和急性胰腺炎共存，多为结石性胆囊炎和胆源性胰腺炎。

3．胃溃疡、十二指肠溃疡急性穿孔　多数患者有溃疡病史，腹痛程度较剧烈，呈持续刀割样痛，有时可致休克。腹壁强直显著，常呈“板样”，压痛、反跳痛明显；肠鸣音消失；腹部X线检查膈下游离气体。唯少数病例无典型溃疡病史，穿孔较小或慢性穿孔者症状不典型，可造成诊断上的困难。

4．急性肠梗阻　肠梗阻的绞痛多位于下腹部，常伴有肠鸣音亢进、“金属音”或气过水声，腹痛无放射性，腹肌不紧张。X线检查可见腹部有液平面。

5．右肾结石　发热少见，多伴腰背痛，放射至会阴部，肾区叩击痛，肉眼血尿或显微镜下血尿。X线腹部平片可显示阳性结石。B超可见肾结石或伴肾盂扩张。

6．右侧大叶性肺炎和胸膜炎　患者右上腹痛，压痛和肌紧张与急性胆囊炎易相混淆。但该病早期多有高热、咳嗽、胸痛等症状，胸部检查肺呼吸音减低，可闻及啰音或胸膜摩擦音。X线胸片有助于诊断。

7．心绞痛、心肌梗死、冠状动脉病变　患者出现腹痛，尤其是老年人，一定要与心绞痛、心肌梗死等进行鉴别。有些心绞痛、心肌梗死常表现为上腹疼痛，但患者常有心绞痛病史，有濒死感、大汗、疼痛、无力、疼痛向左肩部放射等，心电图显示Q波和损伤性ST段改变，心肌酶有异常发现。若误诊为急性胆囊炎而行麻醉或手术，有时可导致死亡。因此，凡50岁以上患者有腹痛症状而同时有心动过速、心律失常或高血压者，必须行心电图检查，以资鉴别。

8．急性病毒性肝炎　急性重症黄疸型肝炎可有类似胆囊炎的右上腹痛和肌紧张、发热、白细胞计数增高及黄疸。但肝炎患者常有食欲缺乏、疲乏无力、低热等前驱症状；体检常可发现肝区普遍触痛，白细胞一般不增加，肝功能明显异常，一般不难鉴别。

9．其他　表现为上腹部体征及感染症状的疾病如肝癌、肝脓肿等，这些疾病大多可根据影像学检查加以鉴别。

（四）治疗

无论是结石性或非结石性急性胆囊炎，手术切除胆囊均为最终、最彻底的治疗方法，但往往由于患者的个体差异，在治疗方法及时机的选择上需要根据实际病情灵活掌握。

1．非手术治疗　急性胆囊炎确诊后一般先采用非手术治疗，既能控制炎症，也可作为术前准备。非手术治疗期间应密切观察患者全身和局部变化，以便随时调整治疗方案。大多数患者经治疗后，病情能够控制，待以后择期行手术治疗。非手术治疗包括：①卧床休息、禁食。严重呕吐者可行胃肠减压。应静脉补充营养，维持水、电解质平衡，供给足够的葡萄糖和维生素以保护肝。②解痉、镇痛。可使用阿托品、硝酸甘油、哌替啶、美沙酮等，以维持正常心血管功能和保护肾等功能。③抗菌治疗。抗生素使用是为了预防菌血症和化脓性并发症，通常联合应用氨苄西林、克林霉素和氨基糖苷类，或选用第二代头孢菌素治疗，抗生素的更换应根据血培养及药敏试验结果而定。

对于合并症较多、合并妊娠及有先天性重要脏器疾病的患者，非手术治疗中对于全身状况的调整尤为重要，治疗的效果直接关系到患者是否能够耐受日后的手术治疗。

2．手术治疗　急性胆囊炎最终、最有效的治疗方法仍为手术切除。采用非手术治疗目的在于改善全身情况以赢得手术治疗的条件和时间，正确地把握手术时机对于急性胆囊炎的治疗显得尤为重要，符合以下情况者需考虑及时手术：①非手术治疗，症状无缓解或病情加重者；②胆囊穿孔、弥漫性腹膜炎、急性化脓性胆管炎、急性坏死性胰腺炎等并发症者；③发病在 48 ～ 72h 内者；④其他患者，特别是年老体弱者、反应差、经非手术治疗效果不好时应考虑有胆囊坏疽或穿孔的可能，如无手术禁忌证应早期手术。

胆石症及急性胰腺炎病例PBL教师手记

1．案例撰写前

认真学习PBL理论知识，充分了解PBL特点。

吸取其他医院PBL撰写的经验，结合旁听其他医院PBL课堂教学，领会PBL核心内容，思考我院PBL案例撰写和授课细节。

2．案例撰写

（1）以临床真实案例为基础，再加以适当完善。

（2）案例要典型、清楚。

（3）案例的深度：要符合基础八年制学生的特点，案例既要贴近临床，又不能全部为临床问题，要有相关基础课程的联系。

（4）教师用书中的参考问题除了要有关临床及相关基础课程的东西，还要尽量有相关前沿进展的内容，这样比较能引起基础八年制学生的兴趣。

紧密结合教学大纲，在案例中把教学大纲所要求内容涵盖。

撰写过程中，首先构思各幕提纲，而后集中1～2天时间将案例草稿一次性完成。

在撰写过程中，注重将各幕的学习重点（依据大纲）与提示问题相对应，有利于教师把握重点。

案例草稿完成后，与参与授课的教师/与案例有关专业的教师或其他PBL教师讨论，通过大家的讨论，进一步修改。

根据院内外专家提出的意见进一步修改。

3．课堂授课

课堂上学生基本可以把握学习重点，在第一次上课时也可以提出不少有价值的问题。

课堂气氛较为活跃。

大部分学生可以按时提交作业，质量较好，可以做到通过电子书、指南及文献来准备作业，但有个别学生未认真准备，直接拷贝大课老师课件当作作业提交。

第二次课大部分学生是照着找出的书或指南直接念，没有结合本案例加以提炼。

4．教学体会——关于学生

Who：对于北医基础八年制的学生来说是否能像临床专业那么投入和收获大？

When：在很短的时间里学习了理论课，同时开展PBL课程，时机选择是否合适？因为此时学生是从症状、体征、辅助检查出发，从症状引入诊断，这和大课讲解的顺序是完全相反的。但PBL更符合临床思维。此外PBL需要学生把相当多学科的知识有机联系起来，把理论与临床实践结合起来，这一点是其他课程不可比拟的。

兴趣和积极性：这门课程本身跟大课比是会激发学生的积极性和主动性的，但对于基础医学专业的学生来讲可能就没那么有吸引力，在课堂上还有特别积极发言的几个人和非常沉默且参与性不高的几个人。此外，学生准备课程的过程有好有坏，如果只是照着网上的电子书大段复制粘贴，课堂上照着念，则学习的收获不会太大，对知识点的记忆也可能不够。

能力提高：PBL课程可以训练学生查询文献、图书能力和总结、综合能力。课堂上的讨论可以锻炼学生发言的主动性和整理思路、演讲的能力。

课下作业的准备。

课堂纪律。

5．授课体会——关于教师

教师专业的不同会带来一定程度的影响，对PBL方法的把握和经验导致教师水平有所差异。

观摩过程中也看到爱说爱引导的老师和课堂上惜字如金的老师。自己认为前者对学生的益处更多，因为教师还是要把重点知识传授总结给学生，而不是让学生纯粹自由发言。

教师集体备课很重要，主要是确定学习重点，保证不同教师学生所经历的学习过程基本一致，保证公正性。

在课堂上尽量让学生自由发言，但要注意引导学生，对于不爱发言的学生，可以点名发言。

课后评分：参照课堂纪律、表现、课下作业的准备程度，可以提前向学生声明。

每个案例的授课尽量让相关专业教师来进行。

（王慧芬　周　雷　黄　絮　贾红兵）

教学后记

案例六

题　目：都是“麻将”惹的祸?

关键词：支气管肺癌、咳血、肺功能、肿瘤标记物、电视辅助胸腔镜手术、病理分期、肺癌预后

前　言

一、进行本案例教学，学生应具备的背景知识（Students Preparation and Prerequisite Knowledge）

胸外科学、呼吸病学、解剖学、生理学、病理生理学、病理学、预防医学、流行病学

二、预期学习目标（Learning Objectives）

1．支气管肺癌的常见临床表现和病理类型；
2．支气管肺癌的常见诊疗手段及其意义；
3．支气管肺癌的手术指征及手术禁忌症；
4．支气管肺癌的常见手术方式；
5．支气管肺癌的非手术治疗方式；
6．术后病理的 TNM 分期及其后续治疗手段；
7．拟诊恶性肿瘤患者，如何与患者本人及家属进行沟通；
8．吸烟的危害及戒烟的重要性；
9．慢性阻塞性肺疾病的诊断及治疗。

三、病例摘要（Abstract）

朱大婶，女性，57 岁，开麻将馆 5 年。因“喘憋半年，间断痰中带血一周”入住胸外科。经全面检查，考虑右肺下叶肺癌。术前肺功能较差，考虑为长期吸二手烟所致 COPD，经雾化、排痰等改善肺功能治疗后，行“胸腔镜右肺下叶切除，淋巴结清扫术”。手术顺利，术后恢复良好。术后病理：浸润性腺癌，分期 $T_{2a}N_1M_0$/Ⅱa 期（肺门淋巴结转移）。出院后嘱其严格戒烟，术后一个月肿瘤科行常规化疗，并定期全面复查。

四、关键词（Key Words）

支气管肺癌、咳血、肺功能、肿瘤标记物、电视辅助胸腔镜手术、病理分期、肺癌预后

五、课堂安排（Classroom Management）

课程	内容	时间
一	暖场、推选学生主席、记录人和相互介绍	15min
	第一幕：展开讨论	45min
	第二幕：展开讨论	60min
	第三幕：展开讨论	60min
二	根据第一次讨论中汇集的问题分别展开讨论	120min
	每个同学反馈学习心得	45min
	主持老师对案例学习过程和学生情况进行点评	15min

六、注意事项（Specific Issues of Emphasis）

1．参与本次病例讨论的学生为基础八年制学生，已基本完成基础课的学习，目前为临床学习。故本次 PBL 课程的目的主要是通过对周围肺癌外科手术这一案例的学习，初步掌握支气管肺癌的临床表现、病理分期和诊疗原则；通过对胸外科学、呼吸病学、解剖学、生理学、病理生理学、病理学、预防医学、流行病学相关知识的复习，整体角度上认识该疾病；结合中国大陆的情况，初步掌握与家属、患者的沟通技巧。

2．支气管肺癌是目前发病率最高的恶性疾病，基础医学院的学生需要了解该病的基础知识及治疗原则，并不需要深入了解各种诊疗手段、手术的详细细节以及化疗的具体方案，讨论时应注意深度。

3．教师手册请勿与学生分享。

第一幕

朱大婶是个开朗的北京市密云区居民，今年 57 岁。两口子退休后生活富足，平时总觉得没事可做。五年前在自己家里开了个小小的麻将馆，平时街坊们聚在家里打打麻将，唠唠嗑，老伴也跟着凑凑热闹，一起抽抽烟，天天过着烟雾缭绕的神仙生活。半年前朱大婶开始觉得走路多了有点喘，走 1 里地就需要歇一下。朱大婶自己觉得，估计是平时有点累着了，没太在意。两周前开始咳嗽，也不发烧，没什么痰。去社区医院看看，说是有点感冒，拿了点消炎药、感冒药吃，也没怎么好。一周前开始痰里带点血丝，鲜红色，有时候痰里就没血，老伴说没事，估计是咳嗽咳的。朱大婶一开始也没当回事，直到有一天，半夜里突然想起来“我以前有个姨，就是痰里咳出血，去医院检查说是肺里长了个什么东西，也没说要动手术，回家后半年就去世了。我不会也长了什么东西吧？”朱大婶越想越怕，第二天一大早就坐车来到了中日友好医院，挂了呼吸科号，医生让拍了个片子。

胸片表现见图 6-1：右肺下叶可见高密度影，大小约 2cm × 3cm，边界不清，似可见短毛刺影。

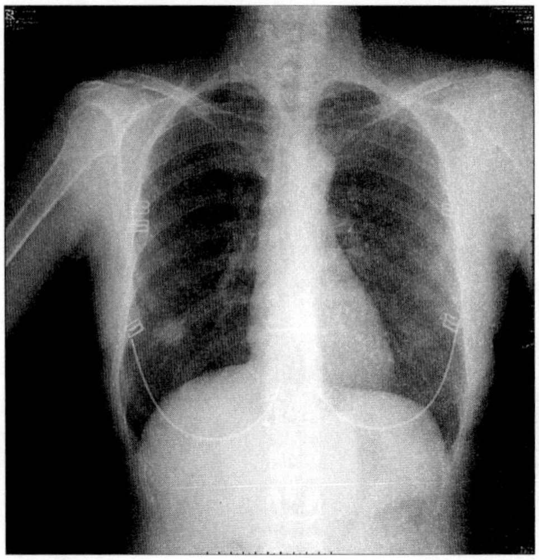

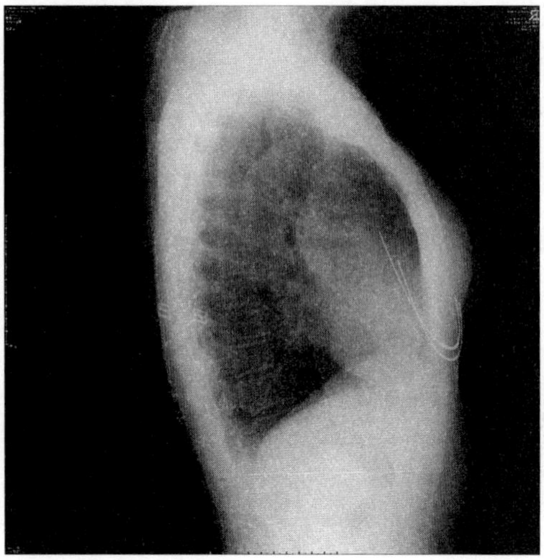

图 6-1 胸片（正、侧位）

学习重点（Learning Issues）

1．痰中带血的可能病因。
2．针对可能病因需要做的检查。
3．胸部 X 线片的阅读方法。

引导问题（Guiding Questions）

1．朱大婶痰中带血，可能存在哪些病因？
2．痰中带血可能存在的病因中，还有哪些临床表现？
3．如何判读提供的胸片？初步诊断可能是什么？
4．朱大婶的喘与所提供病史、胸片表现是否相符？
5．朱大婶的喘憋可能还有什么原因？

6．如果你是初诊医生，你怎么试图说服朱大婶住院检查？怎样消除患者的恐惧心理？

7．住院后需要进行哪些检查，检查目的是什么？

教师注意事项（Tutor Attention）

1．建议讨论时间为45min。

2．注意引导学生避免单纯考虑肺部疾病，鼓励学生模拟医患双方进行对话。不需要详细了解各种检查手段的细节。

第二幕

朱大婶：听了门诊大夫的话，我心里七上八下的。查就查吧，病房的大夫态度都很好，就是检查太多了。头一天光血就抽了好多管。查了好几天痰，B 超做了好几个，倒是有护工带着，省得我去排队了。有一天还弄了个管子塞到我肺里捅来捅去，憋得我够呛。查了好几天，也不告诉我是什么病。有一次大夫把我老伴叫到一边嘀咕半天，就是不让我听到。其实干嘛要瞒着我啊，我都这把年纪了，什么都明白。不就是肺上长了个瘤嘛，该怎么治就怎么治吧。

呼吸科张大夫：患者 57 岁，既往无任何病史。患者二姨患肺癌去世。住院查体无特殊，锁骨上及颈部淋巴结无肿大。

入院检查：

1．血常规，血生化（包括血脂）等未见异常。血沉正常、血结核抗体阴性。

2．肿瘤指标见表 6-1

表6-1　肿瘤指标

项目	检测值	正常值
YFRA21-1	2.5 ng/ml	0 ~ 3.3
AFP	4.65 ng/ml	0 ~ 7.0
CEA	11.03 ng/ml	0 ~ 5.0
CA125	6.4 U/ml	0 ~ 35.0
CA19-9	10.88 U/ml	0 ~ 27.0
CA15-3	14.28 U/ml	0 ~ 25.0
NSE	16 ng/ml	0 ~ 16.3

3．心电图，超声心动未见异常。

4．肺功能见表 6-2

表6-2　心功能

	预计值	舒张试验前实测值	舒张试验后实测值	改善率
FEV1（L）	2.18	1.35（62%）	1.51（69%）	11.8%
FVC（L）	2.55	2.28（89%）	2.46（96%）	7.9%
FEV1/FVC	85.4%	59.2%	61.4%	

5．动脉血气分析：pH 7.39，PCO_2 39.2 mmHg，PO_2 70.3 mmHg，SaO_2 90.3%。

6．头颅 MRI 未见异常，腹部 B 超未见异常，全身骨扫描未见异常，胸部增强 CT 见下图 6-2，6-3。

右肺下叶外基底段可见周围型肿块，最大径约 2.5 cm，边界不清，可见毛刺影及胸膜牵拉征。纵隔淋巴结未见明显肿大。

7．气管镜检查：气管、各主支气管、叶、段、亚段支气管均未见明显异常。

8．痰细胞学未发现肿瘤细胞，细菌学未发现结核杆菌。

患者对病情较敏感，但通过对家属了解，患者平日较开朗，对于病情有思想准备。检查结果基本回报后，征得家属同意后，向患者详细交代病情，提出诊疗意见并与患者充分讨论，患者同意诊疗意见。

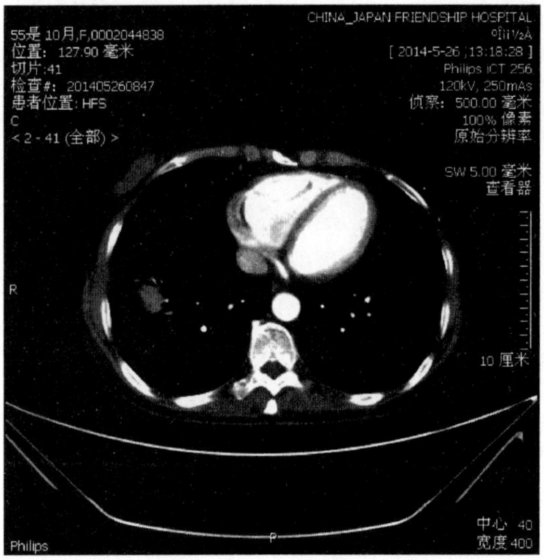

图 6-2　胸部 CT

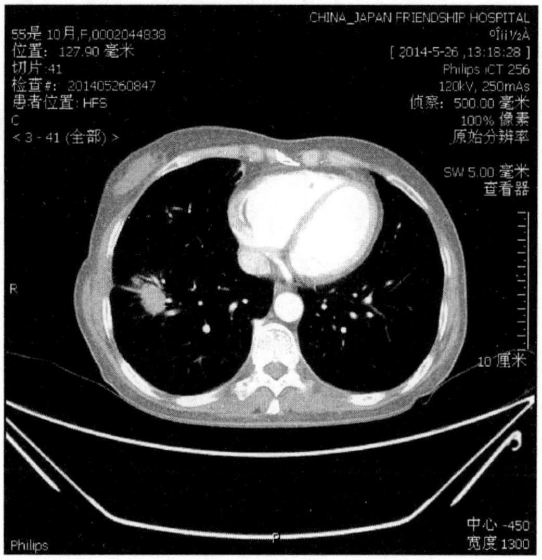

图 6-3　胸部 CT

学习重点（Learning Issues）

1．入院各种检查的临床意义。
2．肿瘤指标的意义。
3．肺癌的分类及临床表现。
4．肺癌的主要治疗手段及选择标准。
5．与疑似恶性肿瘤患者的沟通技巧。

引导问题（Guiding Questions）

1．入院各项检查的目的何在？
2．各种血液肿瘤指标的临床意义是什么？
3．肺功能的测定方法及其临床意义是什么？
4．动脉血气分析的结果如何判读？
5．查血脂、心电图、超声心动的意义何在？
6．胸部增强 CT 的结果如何判读？
7．气管镜检查的意义何在？
8．除以上检查外，还可以应用哪些检查手段来明确诊断？
9．根据以上检查结果，一定诊断为肺癌吗？还存在哪些可能？
10．你认为目前该患者比较合适的治疗方式是什么？
11．归纳起来，满足哪些条件的患者可以做手术？
12．如何进行模拟医患沟通？

教师注意事项（Tutor Attention）

1．建议讨论时间为 60min。

2．引导学生深入讨论肺癌的病理类型及特点，初步判断肺癌病理；结合检查手段深入讨论肺癌转移途径及肺癌临床分期。

第三幕

朱大婶：呼吸科张医生说，我这个病可能是长了个瘤子，需要做手术。然后给我转到胸外科。做就做吧，可胸外科王医生说，我现在肺功能太差，不能做手术，还说我这是抽烟抽的。我就不明白了，我平时一支烟都不抽，怎么会这样？后来想明白了，是麻将馆里天天烟雾缭绕把我也害了，回去以后一定督着他们少抽烟。后来王医生给我天天吸白色的药雾，每天输点药水，然后就咳出很多黑痰，后来就不怎么喘了。王医生又让我吹了个肺功能，就告诉我可以手术了。手术那天，周围摆了好几台电视，然后我就晕了，醒来后就回到了病房，身上连了个管子。老伴说我手术做完了，是微创手术。挺好，也不怎么疼。一个星期，我就出院了。临走时王医生跟我聊天，说我这是腺性的，2期，不是晚期，手术挺成功，让我以后再去肿瘤科接着治疗。还给我看了手术照片，我那肺啊，就跟黑炭一样，太吓人了，回去以后一定让他们戒烟。

胸外科王医生：患者转入后较恐惧手术，经耐心解释后可以接受。但患者肺功能较差，无法耐受肺叶切除。经再次与呼吸科医生会商，排除心脏、哮喘、肺气肿等因素后，考虑为长期吸二手烟引发COPD所致。予以雾化吸入支气管扩张剂，静脉点滴化痰药物，约一周后肺功能明显改善。复查肺功能及血气结果，肺功能：FEV1预计值2.18L，实测值1.68L，占预计值77%。动脉血气分析pH 7.38，PCO_2 39.6 mmHg，PO_2 85.4 mmHg，SaO_2 97.5%。考虑患者可以耐受肺叶切除。择期行“胸腔镜右肺下叶切除，淋巴结清扫”。手术顺利，术后恢复良好。病理回报：浸润性腺癌，支气管残端未见残留，肿瘤大小3.5cm，肺门淋巴结可见一个转移；分期$T_{2a}N_1M_0$/Ⅱa期。出院前再次向患者及家属介绍病情，嘱其肿瘤科行术后化疗，并严格戒烟。

学习重点（Learning Issues）

1．肺功能损害的可能原因是什么？
2．长期大量吸烟的危害性是什么？
3．肺癌的手术原则及方式有哪些？
4．肺癌TNM分期及后续治疗是什么？

引导问题（Guiding Questions）

1．肺癌的主要手术方式有哪些？
2．肺功能指标与手术方式有何关系？
3．哪些病因可能造成肺功能损害？
4．肺癌的TNM分期具体标准是什么？
5．根据TNM分期如何确定后续治疗手段及随访计划？
6．作为医生，手术病理明确后应如何与患者本人沟通？

教师注意事项（Tutor Attention）

1．建议讨论时间为60min。

2．引导学生初步了解肺癌手术方式，以及肺功能与手术方式的关系。引导学生理解肺癌TNM分期及其后续治疗手段、随访计划。目的为理解治疗原则和指征，避免深究手术的具体操作细节及化疗的具体方案。肺癌TNM分期及后续治疗手段仅作为了解内容，不作为硬性要求。

学习资源（Learning Resources）

一、图书及文献

1．支修益，石远凯，于金明等．原发性肺癌诊疗规范（2015 年版），中华肿瘤杂志，2015，37（1）：67-78.

2．Pearson，F. G 等主编，赵凤瑞主译．普通胸部外科学．大连：辽宁教育出版社，1999．

3．王建中．实验诊断学．2 版．北京：北京大学医学出版社，2010．

4．慢性阻塞性肺疾病诊治指南（2013 年修订版），中华结核与呼吸杂志，2013，36（4）：255-264．

二、网络资源

1．中日友好医院图书馆数据库 https：//58.30.139.200/．

2．北京大学医学图书馆电子期刊数据库 Http：//library.bjmu.edu.cn．

3．U.S. National Library of Medicine　Http：//www.ncbi.nlm.nih.gov．

参考资料

中国原发性肺癌诊疗规范（2015 年版）

一、概述

（一）前言

原发性肺癌（以下简称肺癌）是我国最常见的恶性肿瘤之一。全国肿瘤登记中心 2014 年发布的数据显示，2010 年，我国新发肺癌病例 60.59 万（男性 41.63 万，女性 18.96 万），居恶性肿瘤首位（男性首位，女性第 2 位），占恶性肿瘤新发病例的 19.59%（男性 23.03%，女性 14.75%）。

肺癌发病率为 35.23/10 万（男性 49.27/10 万，女性 21.66/10 万）。同期，我国肺癌死亡人数为 48.66 万（男性 33.68 万，女性 16.62 万），占恶性肿瘤死因的 24.87%（男性 26.85%，女性 21.32%）。肺癌死亡率为 27.93/10 万（男性 39.79/10 万，女性 16.62/10 万）。

在高危人群中开展肺癌筛查有益于早期发现早期肺癌，提高治愈率。低剂量 CT（low-dose computedtomography，LDCT）发现早期肺癌的敏感度是常规胸片的 4 ～ 10 倍，可以早期检出早期周围型肺癌。国际早期肺癌行动计划数据显示，LDCT 年度筛查能发现 85% 的 I 期周围型肺癌，术后 10 年预期生存率达 92%。

美国全国肺癌筛查试验证明，LDCT 筛查可降低 20% 的肺癌死亡率，是目前最有效的肺癌筛查工具。我国目前在少数地区开展的癌症筛查与早诊早治试点技术指南中推荐采用 LDCT 对高危人群进行肺癌筛查。

美国国立综合癌症网络（National Comprehensive Cancer Network，NCCN）指南中提出的肺癌筛查风险评估因素包括吸烟史（现在和既往）、氡暴露史、职业史、患癌史、肺癌家族史、疾病史（慢阻肺或肺结核）、烟雾接触史（被动吸烟暴露）。

风险状态分 3 组：①高危组：年龄 55 ～ 74 岁，吸烟史≥ 30 包 / 年，戒烟史 ＜ 15 年（1 类）；或年龄≥ 50 岁，吸烟史≥ 20 包 / 年，另外具有被动吸烟除外的项危险因素（2B 类）。②中危组：年龄≥ 50 岁，吸烟史或被动吸烟接触史≥ 20 包 / 年，无其他危险因素。③低危组：年龄＜ 50 岁，吸烟史＜ 20 包年。NCCN 指南建议高危组进行肺癌筛查，不建议低危组和中危组进行筛查。

为进一步规范我国肺癌的诊疗行为，提高医疗机构肺癌的诊疗水平，改善肺癌患者的预后，保障医疗质量和医疗安全，国家卫生和计划生育委员会医政医管局委托中国抗癌协会肿瘤临床化疗专业委员会，在原卫生部《原发性肺癌诊疗规范（2010 版）》的基础上进行了更新，制订了本规范。

（二）临床表现

1．肺癌早期可无明显症状，当病情发展到一定程度时，常出现以下症状：①刺激性干咳。②痰中带血或血痰。③胸痛。④发热。⑤气促。当呼吸道症状超过 2 周，经对症治疗不能缓解，尤其是痰中带血、刺激性干咳，或原有的呼吸道症状加重，要高度警惕肺癌存在的可能性。

2．当肺癌侵及周围组织或转移时，可出现如下症状：

（1）肿瘤侵犯喉返神经出现声音嘶哑。

（2）肿瘤侵犯上腔静脉，出现面、颈部水肿等上腔静脉梗阻综合征表现。

（3）肿瘤侵犯胸膜引起胸膜腔积液，往往为血性；大量积液可以引起气促。

(4) 肿瘤侵犯胸膜及胸壁，可以引起持续剧烈的胸痛。

(5) 上叶尖部肺癌可侵入和压迫位于胸廓入口的器官组织，如第一肋骨，锁骨下动，静脉，臂丛神经，颈交感神经等，产生剧烈胸痛，上肢静脉怒张、水肿、臂痛和上肢运动障碍，同侧上眼睑下垂、瞳孔缩小、眼球内陷、面部无汗等颈交感神经综合征表现。

(6) 近期出现的头痛、恶心、眩晕或视物不清等神经系统症状和体征应当考虑脑转移的可能。

(7) 持续固定部位的骨痛、血浆碱性磷酸酶或血钙升高应考虑骨转移的可能。

(8) 右上腹痛、肝肿大、碱性磷酸酶、天门冬氨酸氨基转移酶、乳酸脱氢酶或胆红素升高应考虑肝转移的可能。

(9) 皮下转移时可在皮下触及结节。

(10) 血行转移到其他器官可出现转移器官的相应症状。

(三) 体格检查

1．多数早期肺癌患者无明显相关阳性体征。

2．患者出现原因不明、久治不愈的肺外征象，如杵状指（趾）、非游走性关节疼痛、男性乳腺增生、皮肤黝黑或皮肌炎、共济失调和静脉炎等。

3．临床表现高度可疑肺癌的患者，体检发现声带麻痹、上腔静脉梗阻综合征、Horner 征、Pancoast 综合征等提示局部侵犯及转移的可能。

4．临床表现高度可疑肺癌的患者，体检发现肝肿大伴有结节、皮下结节、锁骨上窝淋巴结肿大等提示远处转移的可能。

(四) 影像学检查

肺癌的影像检查方法主要包括：X 线胸片、CT、磁共振成像（magnetic resonance imaging，MRI）、超声、核素显像、正电子发射计算机断层扫描（positronemission tomography/computed tomography, PET-CT）等方法。主要用于肺癌诊断、分期、再分期、疗效监测及预后评估等。在肺癌的诊治过程中，应根据不同的检查目的，合理、有效地选择一种或多种影像学检查方法。

1．胸部 X 线检查：胸片是肺癌治疗前后基本的影像学检查方法，通常包括胸正、侧位片。当对胸片基本影像有疑问，或需要了解胸片显示影像的细节，或寻找其他对影像诊断有帮助的信息时，应有针对性地选择进一步的影像检查方法。

2．胸部 CT 检查：胸部 CT 能够显示许多在 X 线胸片上难以发现的影像信息，可以有效地检出早期周围型肺癌，进一步验证病变所在的部位和累及范围，也可鉴别其良、恶性，是目前肺癌诊断、分期、疗效评价及治疗后随诊中最重要和最常用的影像手段。

对于肺癌初诊患者胸部 CT 扫描范围应包括双侧肾上腺。对于难以定性诊断的胸部病变，可采用 CT 引导下经皮肺穿刺活检来获取细胞学或组织学诊断。对于高危人群的肺癌筛查，推荐采用胸部 LDCT 扫描。

CT 和薄层重建是肺结节最主要的检查和诊断方法。对于肺内 ≤ 2 cm 孤立性结节，应常规进行薄层重建和多平面重建；对于初诊不能明确诊断的结节，视结节大小、密度不同，给予 CT 随诊间隔；随诊中关注结节大小、密度变化，尤其是部分实性结节中的实性成分增多和非实性结节中出现实性成分。

3．MRI 检查：MRI 检查在胸部可选择性地用于以下情况：判定胸壁或纵隔是否受侵；显示肺上沟瘤与臂丛神经及血管的关系；区分肺门肿块与肺不张、阻塞性肺炎的界限；对禁忌注射碘造影剂的患者，是观察纵隔、肺门大血管受侵情况及淋巴结肿大的首选检查方法；对鉴别放疗后纤维化与肿瘤复发亦有一定价值。

MRI 特别适用于判定脑、脊髓有无转移，脑增强 MRI 应作为肺癌术前常规分期检查。MRI

对骨髓腔转移敏感度和特异度均很高，可根据临床需求选用。

4．超声检查：主要用于发现腹部实性重要器官以及腹腔、腹膜后淋巴结有无转移，也用于双侧锁骨上窝淋巴结的检查；对于邻近胸壁的肺内病变或胸壁病变，可鉴别其囊、实性以及进行超声引导下穿刺活检；超声还常用于胸腔积液及心包积液抽取定位。

5．骨扫描检查：用于判断肺癌骨转移的常规检查。当骨扫描检查提示骨可疑转移时，对可疑部位进行 MRI、CT 或 PET-CT 等检查验证。

6．PET-CT 检查：有条件者推荐使用。是肺癌诊断、分期与再分期、疗效评价和预后评估的最佳方法。

（五）内窥镜检查

1．支气管镜检查：支气管镜检查技术是诊断肺癌最常用的方法，包括支气管镜直视下刷检、活检、针吸以及支气管灌洗获取细胞学和组织学诊断。上述几种方法联合应用可以提高检出率。

2．经支气管针吸活检术（transbronchial needle aspiration，TBNA）和超声支气管镜引导的经支气管针吸活检术（endobronchial ultrasound-guided transbronchialneedle aspiration，EBUS-TBNA）：可以穿刺气管或支气管旁的淋巴结和肿块，有助于肺癌诊断和淋巴结分期。传统 TBNA 根据胸部 CT 定位操作，对术者要求较高，不作为常规推荐的检查方法，有条件的医院应当积极开展。EBUS-TBNA 实时进行胸内病灶的穿刺，对肺癌病灶及淋巴结转移能够获得精确病理及细胞学诊断，且更具有安全性和可靠性。

3．经支气管肺活检术（transbronchial lungbiopsy，TBLB）：可在 X 线、CT、气道超声探头、虚拟支气管镜、电磁导航支气管镜和细支气管镜引导下进行，适合诊断中外 2/3 的肺外周病变（peripheralpulmonary lesions，PPL），在诊断 PPL 的同时检查了管腔内情况，是非外科诊断肺部结节的重要手段。

4．纵隔镜检查：作为确诊肺癌和评估淋巴结分期的有效方法，是目前临床评价肺癌纵隔淋巴结状态的金标准。

5．胸腔镜检查：可以准确地进行肺癌诊断和分期，对于 TBLB 和经胸壁肺肿物穿刺针吸活检术（transthoracic needle aspiration，TTNA）等检查方法无法取得病理标本的早期肺癌，尤其是肺部微小结节病变行胸腔镜下病灶楔形切除，可达到明确诊断及治疗目的。

对于中晚期肺癌，胸腔镜下可以行淋巴结、胸膜和心包的活检，胸水及心包积液的组织和细胞学检查，为制订全面治疗方案和个体化治疗方案提供可靠依据。

（六）其他检查技术

1．痰细胞学检查：是目前诊断肺癌简单方便的无创伤性诊断方法之一。

2．TTNA：可在 CT 或超声引导下进行胸内肿块或淋巴结的穿刺。

3．胸腔穿刺术：胸腔穿刺术可以获取胸腔积液，进行细胞学检查。

4．胸膜活检术：对于诊断不明的胸腔积液，胸膜活检可以提高阳性检出率。

5．浅表淋巴结及皮下转移结节活检术：对于伴有浅表淋巴结肿大及皮下转移结节者，应常规进行针吸或活检，以获得病理学诊断。

（七）实验室检查

1．实验室一般检测：患者在治疗前，需要行实验室常规检测，以了解患者的一般状况以及是否适于采取相应的治疗措施。①血常规检测；②肝肾功能等检测及其他必要的生化检查；③如需进行有创检查或手术治疗的患者，还需进行必要的凝血功能检测。

2．血清学肿瘤标志物检测：目前美国临床生化委员会和欧洲肿瘤标志物专家组推荐常用的原发性肺癌标志物有癌胚抗原（carcinoembryonic antigen，CEA），神经元特异性烯醇化酶（neuron-specificenolase，NSE），细胞角蛋白片段 19（cytokeratinfragment，CYFRA21-I）和胃泌素释放肽前体（pro-gastrin-releasing peptide，ProGRP），以及鳞状上皮细胞癌抗原（squamous cell carcinoma antigen，SCC）等。以上肿瘤标志物联合使用，可提高其在临床应用中的敏感度和特异度。

（1）辅助诊断：临床诊断时可根据需要检测肺癌相关的肿瘤标志物，行辅助诊断和鉴别诊断，并了解肺癌可能的病理类型。①小细胞肺癌（small cell lung cancer，SCLC）：NSE 和 ProGRP 是诊断 SCLC 的理想指标。②非小细胞肺癌（non-small cell lung cancer，NSCLC）：在患者的血清中，CEA、SCC 和 CYFRA21-1 水平的升高有助于 NSLCL 的诊断。SCC 和 CYFRA21-i 一般认为其对肺鳞癌有较高的特异性。若将 NSE、CYFRA21-1、ProGRP、CEA 和 SCC 等指标联合检测，可提高鉴别 SCLC 和 NSCLC 的准确率。

（2）疗效监测：治疗前（包括手术前、化疗前、放疗前和分子靶向治疗前）需要进行首次检测，选择对患者敏感的 2 ～ 3 种肿瘤标志物作为治疗后疗效观察的指标。患者在接受首次治疗后，根据肿瘤标志物半衰期的不同可再次检测。SCLC 患者在接受化疗后 NSE 和 ProGRP 较之前升高，提示可能预后不良，或生存期较短；而治疗后明显下降则提示预后可能较好。仅有血清标志物升高而没有影像学进展的依据时，不要改变肺癌原有的治疗策略。

（3）随访观察：建议患者在治疗开始后 1 ～ 3 内，应每 3 个月检测 1 次肿瘤标志物；3 ～ 5 年内每半年 1 次；5 年以后每年 1 次。随访中若发现肿瘤标志物明显升高（超过 25%），应在 1 个月内复测 1 次，如果仍然升高，则提示可能复发或存在转移。NSE 和 ProGRP 对 SCLC 的复发有较好的预测价值，超过 50% 的患者复发时 NSE 和 ProGRP 水平升高（定义：连续 2 次 NSE 和 ProGRP 升高水平较前次测定增加 ＞ 10%，或 1 次测定较之前增加 ＞ 50%）；对于 NSCLC 患者，术后 CEA 水平仍升高提示预后不良，应密切随访。

（4）注意事项：①肿瘤标志物检测结果与所使用的检测方法密切相关，不同检测方法得到的结果不宜直接比较。在治疗观察过程中，如果检测方法变动，必须使用原检测方法同时平行测定，以免产生错误的医疗解释。②各实验室应研究所使用的检测方法，建立适当的参考区间（表 1）。

表1　原发性肺癌相关的肿瘤标志物

检测项目	生物半衰期	样本稳定性	注意事项
NSE	1d	2℃ ～ 8℃可保存 24h，−20℃可保存 3 个月，只可冻融 1 次	溶血影响检测结果，静脉采血尽量一次成功，避免在同一部位反复穿刺
ProGRP	19 ～ 28d	2℃ ～ 8℃可保存 72h，−20℃可保存 12 周，样本可冷冻 2 次	—
CYFRA21-1	1d	2℃ ～ 8℃可保存 4 周，−20℃可保存 6 个月，只可 1 次冻融	建议样本在检测前使用回旋混匀器混匀（时间≤ 5min）
CEA	2 ～ 3d	2℃ ～ 8℃可保存 7d，−20℃可保存 6 个月	—
SCC	20min	2℃ ～ 8℃可保存 7d	汗液、唾液污染可使 SCC 检测结果升高

注：NSE：神经元特异性烯醇化酶；ProGRP：胃泌素释放肽前体；CYFRA21-1：细胞角蛋白片段 19；CEA：癌胚抗原；SCC：鳞状上皮细胞癌抗原；—为无此项

二、病理诊断评估

（一）肺癌的标本固定标准

使用 4% 甲醛固定液，避免使用含有重金属的固定液，固定液量应为所固定标本体积≥ 10

倍，常温固定。标本从离体到固定时间不宜超过 30 min。活检标本直接放入固定液，肺叶或全肺切除标本可从支气管注入足量固定液，也可插入探针沿着支气管壁及肿瘤切开肺组织固定。固定时间：支气管镜活检标本为 6 ～ 24 h；手术切除标本为 12 ～ 48 h。

细胞学标本（痰液、胸水）固定应采用 95% 乙醇固定液，时间不宜少于 15 min，或采用非妇科液基细胞学固定液（固定时间和方法可按说明书进行操作）；当需制成脱落细胞蜡块时，则可用 95% 乙醇固定，时间≥ 2 h。

（二）标本大体描述及取材要求

活检标本核对无误后将送检组织全部取材。

1．局部肺切除标本：

（1）去除外科缝合线或金属钉。

（2）记录标本的大小以及胸膜表面的情况。

（3）垂直切缘切取肺实质组织块，描述肿块的大小、切面情况（伴有无出血、坏死、空洞形成）及其与胸膜和肺实质的关系，以及肿块边缘与切缘的距离。

（4）根据病变的部位和大小切取肿瘤、肿瘤与胸膜、肿瘤与肺实质切缘等部位，当肿瘤＜ 3cm 时需将瘤体全部取材。

（5）切取非肿瘤部位肺组织。

2．肺叶切除标本：

（1）检查肺的五大基本结构：气道、肺实质、胸膜、血管和淋巴结。测量大小，以肺门给标本定位。

（2）取支气管切缘、血管切缘及肿瘤与胸膜最近处，或与其他肺叶的粘连处。

（3）查找肺门淋巴结。

（4）按照肿瘤的部位和状态，可有 2 种选择：一是沿着支气管壁及肿瘤切开肺组织（可借助于插入气管内的探针）的标本，打开支气管及其分支，以便最好地暴露病变与各级支气管及周围肺组织的结构关系。二是对主支气管内注入甲醛的标本，每隔 0.5 ～ 1.0cm 切开，切面应为额平面，垂直于肺门。

（5）描述肿瘤大小、切面情况（伴有无出血、坏死、空洞形成）、在肺叶和肺段内的位置以及与支气管的关系、病变范围（局灶或转移）和远端或局部继发性改变。取材块数依据具体病变大小（＜ 3 cm 的肿瘤应全部取材）、具体部位、是否有伴随病变而定（与临床分期相关），应包含肿瘤与胸膜、肿瘤与叶或段支气管（以标本而不同）、肿瘤与周围肺或继发病变、肿瘤与肺断端或支气管断端等；跨叶标本取材还应包括肿瘤与所跨叶的关系部分。临床送检 N_2 或其他部位淋巴结应全部计数取材。

推荐取材组织块体积不大于 2.5 cm × 1.5 cm × 0.3 cm。

（三）取材后标本处理原则和保留时限

取材剩余组织保存在标准固定液中，并始终保持充分的固定液量和甲醛浓度，以备在病理诊断报告签发后接到临床反馈信息时复查大体标本或补充取材。剩余标本处理的时限建议在病理诊断报告签发 1 个月后，未接到临床反馈信息，未发生因外院会诊意见分歧而要求复审等情形后，由医院自行处理。

（四）组织病理诊断

小活检组织标本肺癌病理诊断主要解决有无肿瘤及肿瘤类型，对于形态学不典型的病例或晚期不能手术的患者病理诊断需结合免疫组化染色尽可能进行亚型分类，尽量避免使用非特殊类型（NSCLC-NOS）的诊断。

手术切除大标本肺癌组织学类型应根据国际最新病理分类标准（2011 年国际多学科肺腺癌

分类或即将更新的 WHO 肺癌分类标准版本）。

原位腺癌、微小浸润性腺癌和大细胞癌不能在小活检标本、术中冰冻病理诊断中完成，需手术切除标本肿瘤全部或充分取材后方可诊断。

（五）病理报告内容

临床信息包括姓名、性别、年龄、病历号、送检科室、病变部位、活检方式或手术方式、相关肿瘤史和治疗史。大体描述内容包括标本类型、肿瘤大小、与支气管（不同类型标本）或胸膜的关系、其他伴随病变或多发病变、切缘。

诊断内容包括肿瘤部位、组织学亚型、累及范围（支气管、胸膜、脉管、神经、伴随病变类型、肺内播散灶、淋巴结转移情况等）、切缘及必要的特殊染色、免疫组化结果或分子病理检测结果。包含的信息应满足临床分期的需要，并给出 pTNM 分期。

（六）免疫组化、特殊染色和分子病理检测

腺癌与鳞状细胞癌鉴别的免疫组化标记物宜选用 TTF-1、Napsin-A、p63、P40 和 CK5/6；神经内分泌肿瘤标记物宜选用 CD56、Syn、CgA、Ki-67 和 TTF-1，在具有神经内分泌形态学特征基础上，至少有一种神经内分泌标记物明确阳性，阳性细胞数应 > 10% 肿瘤细胞量才可诊断神经内分泌肿瘤；细胞内黏液物质的鉴别宜进行黏卡、AB-PAS 特殊染色；可疑累及胸膜时应进行弹力纤维特殊染色确认。

对于晚期 NSCLC、腺癌或含腺癌成分的其他类型肺癌，应在诊断的同时常规进行表皮生长因子受体（epidermal growth factor receptor，EGFR）基因突变和间变性淋巴瘤激酶（anaplastic lymphoma kinase，ALK）融合基因等检测，检测前应有送检标本的质控（包括亚型确认及样本量确认）。检测标本类型包括活检组织、细胞学标本和细胞蜡块，检测方法推荐使用获国家食品药品监督管理总局批准的检测方法或试剂。

三、分期

（一）NSCLC

NSCLC 的 TNM 分期采用国际肺癌研究协会（International Association for the Study of Lung Cancer,IASLC）2009 年第七版分期标准（IASLC 2009）。

（二）SCLC

对于接受非手术治疗的患者采用美国退伍军人肺癌协会的局限期和广泛期分期方法，对于接受外科手术的局限期 SCLC 患者采用 IASLC 2009 年第七版分期标准。

四、治疗

（一）治疗原则

应当采取多学科综合治疗与个体化治疗相结合的原则，即根据患者的机体状况、肿瘤的病理组织学类型和分子分型、侵及范围和发展趋向采取多学科综合治疗的模式，有计划、合理地应用手术、化疗、放疗和分子靶向治疗等手段，以期达到最大程度地延长患者的生存时间、提高生存率、控制肿瘤进展和改善患者的生活质量。

（二）外科手术治疗

1．手术治疗原则：解剖性肺切除术是早期肺癌的主要治疗手段，也是目前临床治愈肺癌的重要方法。肺癌手术分为完全性切除、不完全性切除和不确定性切除。应力争完全性切除，以期达到完整地切除肿瘤，减少肿瘤转移和复发，并且进行精准的病理 TNM 分期，力争分子病理分型，指导术后综合治疗。对于可手术切除的肺癌应当遵守下列外科原则。

（1）全面的治疗计划和必要的影像学检查（临床分期检查，特别是精确的 N 分期）均应当在手术治疗前完成。充分评估决定手术切除的可能性并制订手术方案。

（2）尽可能做到肿瘤和区域淋巴结的完全性切除，同时尽量保留有功能的正常肺组织。

（3）电视辅助胸腔镜外科（video-assisted thoracic surgery，VATS）是近年来已经成熟的胸部微创手术技术，在没有手术禁忌证的情况下，推荐使用 VATS 及其他微创手段。

（4）根据患者身体状况，可行解剖性肺切除术（肺叶切除、支气管及血管袖状肺叶切除或全肺切除术）。如果身体状况不允许，则行亚肺叶切除，其中首选解剖性肺段切除，也可行楔形切除。

（5）解剖性肺段切除术或肺楔形切除术的指征为：

①患者高龄或低肺功能，或有行肺叶切除术的主要风险；

② CT 提示肺内周围型病变（指位于肺实质外侧 1/3），且病变直径≤ 2 cm，并具备以下一个特征：病理证实为腺癌；CT 随诊 1 年以上高度可疑癌；CT 提示磨玻璃样影中实性成份≤ 50%。

③切除肺组织切缘距离病变边缘≥ 2 cm 或切缘距离≥病变直径，术中快速病理为切缘阴性；

④在决定亚肺叶切除术之前，应对肺门和纵隔淋巴结进行系统采样。目前，早期肺癌亚肺叶切除术式尚属临床研究阶段，鼓励参与临床研究，不能作为标准术式推广。

（6）完全性切除手术（R0 手术）除完整切除原发病灶外，应当常规进行系统性肺门和纵隔各组淋巴结（N_1 和 N_2 淋巴结）切除，并标明位置送病理学检查。最少对 3 个纵隔引流区（N_2 站）的淋巴结进行清扫或采样，尽量保证淋巴结整块切除。建议右胸淋巴结清除范围为：2R、3a、3p、4R、7-9 组淋巴结和周围软组织，左胸淋巴结清除范围为：4L、5-9 组淋巴结和周围软组织。

（7）通常情况下术中应依次处理肺静脉、肺动脉，最后处理支气管，或依据术中实际情况决定处理顺序。

（8）支气管袖状肺叶切除术是在术中快速病理检查保证（包括支气管、肺动脉或静脉断端）切缘阴性的情况下，尽可能保留更多肺组织及肺功能所行的切除范围，术后患者生活质量优于全肺切除术患者。

（9）肺癌完全性切除术后 6 个月复发或孤立性肺转移者，在排除肺外远处转移及心肺功能等机体状况允许的情况下，可行复发侧余肺切除或肺转移病灶切除。

（10）心肺功能等机体状况经评估无法接受手术的Ⅰ期和Ⅱ期的 NSCLC 患者，可选择根治性放射治疗、射频消融治疗和药物治疗等。

2．手术适应证：①Ⅰ、Ⅱ期和部分ⅢA 期（$T_{1\sim2}N_2M_0$；$T_3N_{1\sim2}M_0$；$T_4N_{0\sim1}M_0$ 可完全性切除）NSCLC 和Ⅰ期 SCLC（$T_{1\sim2}N_0M_0$）。②部分Ⅳ期 NSCLC，有单发对侧肺转移，单发脑或肾上腺转移者。③临床高度怀疑肺癌的肺内结节，经各种检查无法定性诊断，可手术探查。

3．手术禁忌证：①全身状况不佳，心、肺、肝、肾等重要脏器功能不能耐受手术者。②绝大部分诊断明确的Ⅳ期、大部分Ⅲ B 期和部分Ⅲ A 期 NSCLC。

（三）放射治疗

肺癌放疗包括根治性放疗、姑息放疗、辅助放疗和预防性放疗等。

1．放疗的原则：

（1）根治性放疗适用于 Karnofsky 功能状态评分标准评分≥ 70 分的患者，包括因医源性或（和）个人因素不能手术的早期 NSCLC、不可切除的局部晚期 NSCLC 和局限期 SCLC。

（2）姑息性放疗适用于对晚期肺癌原发灶和转移灶的减症治疗。对于 NSCLC 单发脑转移灶手术切除患者可以进行术后全脑放疗，广泛期 SCLC 的胸部放疗。

（3）辅助放疗适应于术前放疗、术后放疗切缘阳性（R_1 和 R_2）的患者；外科探查不够的患者或手术切缘近者；对于术后 pN_2 阳性的患者，鼓励参加术后放疗的临床研究。

（4）术后放疗设计应当参考患者手术病理报告和手术记录。

（5）预防性放疗适用于全身治疗有效的 SCLC 患者全脑放疗。

（6）同步放化疗适用范围：不能手术的Ⅲ A 及Ⅲ B 期患者，建议同步放化疗方案为 EP 方案（足叶乙甙 + 顺铂）、NP 方案（长春瑞滨 + 顺铂）和含紫杉类方案。如果患者不能耐受，可以行序贯化放疗。

(7) 接受放化疗的患者，潜在毒副反应会增大，治疗前应当告知患者。放疗设计和实施时，应当注意对肺、心脏、食管和脊髓的保护。治疗过程中应当尽可能避免因毒副反应处理不当导致的放疗非计划性中断。

(8) 采用三维适形放疗、调强放疗技术或图像引导放疗等先进的放疗技术，建议在具有优良的放射物理技术条件下，开展立体放射治疗（stereotactic body radiation therapy, SBRT）.

(9) 放疗靶区勾画时，推荐增强 CT 定位或 PET-CT 定位。可以参考 PET-CT 的肿瘤生物影像，在增强 CT 定位影像中勾画肿瘤放疗靶区。

(10) 接受放疗或放化疗的患者，治疗休息期间应当予以充分的监测和支持治疗。

2．NSCLC 放疗的适应证：放疗可用于因身体原因不能手术治疗的早期 NSCLC 患者的根治性治疗、可手术患者的术前及术后辅助治疗、局部晚期病灶无法切除患者的局部治疗和晚期不可治愈患者的重要姑息治疗手段。

Ⅰ期 NSCLC 患者因医学条件不适合手术或拒绝手术时，大分割放射治疗是有效的根治性治疗手段，推荐 SBRT。分割原则应是大剂量、少分次、短疗程，分割方案可根据病灶部位、距离胸壁的距离等因素综合考虑，通常给予总剂量≥ 100 Gy。制订 SBRT 计划时，应充分考虑、谨慎评估危及器官组织如脊髓、食管、气管、心脏、胸壁及臂丛神经等的放疗耐受剂量。

对于接受手术治疗的 NSCLC 患者，如果术后病理手术切缘阴性而纵隔淋巴结阳性（pN_2 期），除了常规接受术后辅助化疗外，建议加用术后放疗，建议采用先化疗后序贯放疗的顺序。对于切缘阳性的 pN_2 期肿瘤，如果患者身体许可，建议采用术后同步化疗。对切缘阳性的患者，放疗应当尽早开始。

对于因身体原因不能接受手术的Ⅱ - Ⅲ期 NSCLC 患者，如果身体条件许可，应当给予适形放疗结合同步化疗。对于有临床治愈希望的患者，在接受放疗或同步放化疗时，通过更为适形的放疗计划和更为积极的支持治疗，尽量减少治疗时间的中断或治疗剂量的降低。

对于有广泛转移的Ⅳ期 NSCLC 患者，部分患者可以接受原发灶和转移灶的放射治疗以达到姑息减症的目的。当患者全身治疗获益明显时，可以考虑采用 SBRT 技术治疗残存的原发灶和（或）寡转移灶，争取获得潜在根治效果。

3．SCLC 放疗的适应证：放化疗综合治疗是局限期 SCLC 的标准治疗。局限期患者建议初始治疗就行同步化放疗或先行 2 个周期诱导化疗后行同步化放疗。如果患者不能耐受，也可行序贯化放疗。如果病情允许，局限期 SCLC 的放射治疗应当尽早开始，可以考虑与第 1 或第 2 个周期化疗同步进行。如果病灶巨大，放射治疗导致肺损伤的风险过高的话，也可以考虑在第 3 个周期化疗时同步放疗。

对于广泛期 SCLC 患者，远处转移灶经化疗控制后加用胸部放疗也可以提高肿瘤控制率，延长生存期。

4．预防性脑照射：局限期 SCLC 患者，在胸内病灶经治疗达到完全缓解后推荐行预防性脑照射，达到部分缓解的患者也推荐行预防性脑照射。广泛期 SCLC 在化疗有效的情况下，行预防性脑照射亦可降低 SCLC 脑转移发生的风险。预防性脑照射推荐时间为所有化放疗结束后 3 周左右进行，之前应行增强脑核磁检查以排除脑转移，建议全脑放疗剂量为 25 Gy，2 周内分 10 次完成。

SCLC 全脑预防照射的决定应当是医患双方充分讨论，根据每例患者的情况权衡利弊后确定。

5．晚期肺癌患者的姑息放疗：晚期肺癌患者姑息放疗的主要目的是为了解决因原发灶或转移灶导致的局部压迫症状、骨转移导致的疼痛以及脑转移导致的神经症状等。对于此类患者可以考虑采用低分割照射技术，使患者更方便得到治疗，同时可以更迅速地缓解症状。

6．治疗效果：放射治疗的疗效评价按照 WHO 实体瘤疗效评价标准（response evaluation criteria insolid tumors，RECIST）进行。

7．防护：采用常规的放疗技术，应当注意对肺、心脏、食管和脊髓的保护，以避免对身体重要器官的严重放射性损伤。急性放射性肺损伤参照国际肿瘤放射治疗协作组急性放射损伤分级标准。

（四）药物治疗

肺癌的药物治疗包括化疗和分子靶向治疗。化疗分为姑息化疗、辅助化疗和新辅助化疗，应当严格掌握治疗的适应证，在肿瘤内科医师主导下进行。化疗应当充分考虑患者的病情、体力状况，评估患者可能的获益和对治疗的承受能力，及时评估疗效，密切监测并有效防治不良反应。

化疗的适应证为：美国东部肿瘤协作组（Eastern Cooperative Oncology Group,ECOG）体力状况（performance status，PS）评分≤ 2 分，重要脏器功能可耐受化疗，对于 SCLC 的化疗，PS 评分可放宽到 3 分。鼓励患者参加临床试验。

1．晚期 NSCLC 患者的药物治疗：

（1）一线药物治疗。含铂两药方案是标准的一线化疗方案，在化疗基础上可联合血管内皮抑素；EGFR 基因敏感突变或 ALK 融合基因阳性患者，可以有针对性地选择靶向药物治疗。目前可选用的治疗药物见表 2、3。

表2　非小细胞肺癌常用的一线化疗方案

化疗方案	剂量	用药时间	时间及周期
NP 方案			
长春瑞滨	$75mg/m^2$	第 18 天	21d 为 1 个周期
顺铂	$75 \sim 80mg/m^2$	第 1 天	4 ~ 6 个周期
TP 方案			
紫杉醇	$135 \sim 175mg/m^2$	第 1 天	
顺铂或卡铂			21d 为 1 个周期
顺铂	$75mg/m^2$	第 1 天	4 ~ 6 个周期
卡铂	AUC=5 ~ 6	第 1 天	
GP 方案			
吉西他滨	$1000 \sim 1250mg/m^2$	第 18 天	
顺铂或卡铂			21d 为 1 个周期
顺铂	$75mg/m^2$	第 1 天	4 ~ 6 个周期
卡铂	AUC=5 ~ 6	第 1 天	
DP 方案			
多西他赛	$75mg/m^2$	第 1 天	
顺铂或卡铂			21d 为 1 个周期
顺铂	$75mg/m^2$	第 1 天	4 ~ 6 个周期
卡铂	AUC=5 ~ 6	第 1 天	

续表

化疗方案	剂量	用药时间	时间及周期
AP 方案			
培美曲塞（非鳞癌）	500mg/m^2	第 1 天	
顺铂或卡铂			21d 为 1 个周期
顺铂	75mg/m^2	第 1 天	4 ~ 6 个周期
卡铂	AUC=5 ~ 6	第 1 天	

表3　非小细胞肺癌常用的抗血管新生药物和靶向治疗药物

药物	剂量（mg）	用药时间
抗血管新生药物		
血管内皮抑素	15	第 1 ~ 14 天，21d 为 1 个周期
靶向治疗药物		
吉非替尼	250	1 次 /d
厄洛替尼	150	1 次 /d
埃克替尼	125	3 次 /d
克唑替尼	250	2 次 /d

对一线治疗达到疾病控制（完全缓解、部分缓解和稳定）的患者，可选择维持治疗。目前同药维持治疗有循证医学证据支持的药物有培美曲塞（非鳞癌）和吉西他滨；有循证医学证据支持的换药维持治疗的药物有培美曲塞（非鳞癌），对于 EGFR 基因敏感突变患者可以选择表皮生长因子受体酪氨酸激酶抑制剂（epidermal growth factor receptor tyrosinekinase inhibitor，EGFR-TKI）进行维持治疗。

（2）二线药物治疗。二线治疗可选择的药物包括多西紫杉醇、培美曲塞和 EGFR-TKI。EGFR 基因敏感突变的患者，如果一线和维持治疗时没有应用 EGFR-TKI，二线治疗时应优先应用 EGFR-TKI；对于 EGFR 基因敏感突变阴性的患者，应优先考虑化疗（表 4）。

表4　非小细胞肺癌常用的二线化疗方案

化疗方案	剂量（mg/^{2}）	用药时间	时间及周期
多西他赛	75	第 1 天	21d 为 1 个周期
培美曲塞（非鳞癌）	500	第 1 天	21d 为 1 个周期

（3）三线药物治疗。可选择 EGFR-TKI 或参加临床试验。

2．不能手术切除的局部晚期 NSCLC 患者的物治疗：推荐放疗、化疗联合，根据具体情况可选择同步或序贯化放疗。

3．术后辅助治疗：完全切除的Ⅱ ~ Ⅲ期 NSCLC 患者，推荐含铂两药方案术后辅助化疗 4 个周期。具有高危险因素的 ⅠB 期患者可以考虑选择性地进行辅助化疗。高危因素包括：分化差、神经内分泌（除外分化好的神经内分泌癌）、脉管受侵、楔形切除、肿瘤直径 > 4 cm、脏层胸膜受累和淋巴结清扫不充分等。

辅助化疗一般在术后 3 ~ 4 周开始，患者术后体力状况需基本恢复正常。

4．新辅助化疗：对可切除的Ⅲ期 NSCLC 患者可选择 2 个周期的含铂两药方案行术前短程新辅助化疗。手术一般在化疗结束后 2 ~ 4 周进行。

5．SCLC 患者的药物治疗：局限期 SCLC 患者推荐化疗、手术和放疗为主的综合治疗。一线化疗方案推荐 EP 方案或 EC 方案（足叶乙甙 + 卡铂）。广泛期 SCLC 患者推荐化疗为主的综合治疗。一线化疗方案推荐 EP 方案、EC 方案或 IP 方案（顺铂 + 伊立替康）或 IC 方案（卡铂 + 伊立替康）。

3 个月内疾病复发进展患者推荐进入临床试验。3 ~ 6 个月内复发者推荐拓扑替康、伊立替康、吉西他滨或紫杉醇治疗。6 个月后疾病进展者可选择初始治疗方案。常用的 SCLC 化疗方案见表 5。

表5　小细胞肺癌常用的化疗方案

化疗方案	剂量	用药时间	时间及周期
EP 方案			
足叶乙苷	$100mg/m^2$	第 1 ~ 3 天	21d 为 1 个周期
顺铂	$75 \sim 80mg/m^2$	第 1 天	4 ~ 6 个周期
EC 方案			
足叶乙苷	$100mg/m^2$	第 1 ~ 3 天	21d 为 1 个周期
卡铂	AUC=5 ~ 6	第 1 天	4 ~ 6 个周期
IP 方案			
伊立替康	$60mg/m^2$	第 1、8、15 天	21d 为 1 个周期
顺铂	$60mg/m^2$	第 1 天	4 ~ 6 个周期
IP 方案			
伊立替康	$65mg/m^2$	第 1、8 天	21d 为 1 个周期
顺铂	$30mg/m^2$	第 1、8 天	4 ~ 6 个周期
IC 方案			
伊立替康	$50mg/m^2$	第 1、8、15 天	21d 为 1 个周期
卡铂	AUC=5		4 ~ 6 个周期

6．化疗的原则：

（1）Karnofsky 功能状态评分 < 60 分或 ecog > 2 分的患者不宜进行化疗。

（2）白细胞 $< 3.0 \times 10^9/L$，中性粒细胞 $< 1.5 \times 10^9/L$，血小板 $< 6 \times 10^9/L$，红细胞 $< 2 \times 10^{12}/L$，血红蛋白 < 8.0 g/dl 的患者原则上不宜化疗。

（3）患者肝、肾功能异常，实验室指标超过正常值上限的 2 倍，或有严重并发症和感染、发热、出血倾向者不宜化疗。

（4）在化疗过程中，如果出现以下情况应当考虑停药或更换方案：治疗 2 个周期后病变进展，或在化疗周期的休息期间病情恶化者，应当停止原方案治疗，酌情选用其他化疗方案或治疗方式；出现美国国家癌症研究所常见不良反应事件评价标准（4.0 版）≥ 3 级不良反应，对患者生命有明显威胁时，应当停药，并在下次治疗时改用其他方案。

（5）必须强调治疗方案的规范化和个体化。必须遵循化疗的基本原则和要求。

（6）化疗的疗效评价按照 RECIST 标准进行。

（五）NSCLC 的分期治疗模式

1．Ⅰ期 NSCLC 患者的综合治疗：①首选外科手术治疗，包括肺叶切除加系统性肺门和纵隔淋巴结清除术，可采用 VATS 或开胸等术式。②对于高龄或低肺功能的部分ⅠA 期 NSCLC 患者可以考虑行解剖性肺段或楔形切除术加系统性肺门、纵隔淋巴结清除或采样术。③完全切除的ⅠA、ⅠB 期 NSCLC 肺癌患者不推荐常规应用术后辅助化疗、放射治疗及靶向药物治疗等。但具有高危险因素的 IB 期患者可以选择性地考虑进行辅助化疗。④切缘阳性的Ⅰ期肺癌推荐再次手术，任何原因无法再次手术的患者，推荐术后化疗联合放疗。⑤对于有严重的内科合并症、高龄、拒绝手术的患者可采用大分割根治性放射治疗。

2．Ⅱ期 NSCLC 患者的综合治疗：①首选外科手术治疗，解剖性肺切除加系统性肺门和纵隔淋巴结清除或采样术。②对高龄或低肺功能的患者可以考虑行解剖性肺段或楔形切除术加系统性肺门和纵隔淋巴结清除或采样术。③完全性切除的Ⅱ期 NSCLC 患者推荐术后辅助化疗。④当肿瘤侵犯壁层胸膜或胸壁时应当行整块胸壁切除。切除范围至少距病灶最近的肋骨上、下缘各 2 cm，受侵肋骨切除长度至少应当距肿瘤 5 cm。⑤切缘阳性的Ⅱ期肺癌推荐再次手术，任何原因无法再次手术的患者，推荐术后化疗联合放疗。

3．Ⅲ期 NSCLC 患者的综合治疗：局部晚期 NSCLC 是指 TNM 分期为Ⅲ期的患者。多学科综合治疗是Ⅲ期 NSCLC 的最佳选择。局部晚期 NSCLC 分为可切除和不可切除两大类。

（1）可切除的局部晚期 NSCLC 包括：

① T_3N_1 期的 NSCLC 患者，首选手术治疗，术后行辅助化疗。

② N_2 期 NSCLC 患者，影像学检查发现单组纵隔淋巴结肿大并且直径 $<$ 3 cm 或两组纵隔淋巴结肿大但没有融合，并且估计能完全切除的病例，应接受以外科手术治疗为主的综合治疗；有条件的医院推荐行术前纵隔镜、EBUS-TBNA 或超声内镜引导下细针穿刺活检术（EUS guided fine needle aspiration，EUS-FNA）检查，明确 N_2 分期后行术前新辅助化疗，然后行手术治疗。对于纵隔淋巴结融合、固定的患者，应行化疗、放疗或同步化放疗；治疗后 N_2 降期特别是降至 N_0、且经重新分期评估排除远处转移者，结合患者的机体状况，推荐手术治疗。

③一些 $T_4N_{0\sim1}$ 期的 NSCLC 患者：(a) 相同肺叶内存在卫星结节的患者：首选治疗为手术切除，也可选择术前新辅助化疗，术后进行辅助化疗。(b) 其他可切除的 $T_4N_{0\sim1}$ 期 NSCLC 患者：可酌情首选新辅助化疗，也可选择手术切除。如为完全性切除，考虑术后辅助化疗。如切缘阳性，术后行放疗和辅助化疗。

④肺上沟瘤的治疗：部分可手术患者，建议可考虑先行术前新辅助同步放化疗，经再评估有手术指征的患者给予手术治疗和术后辅助化疗；对于不能手术的肺上沟瘤，则行根治性放疗联合化疗。

（2）不可切除的局部晚期 NSCLC 患者包括：

①影像学检查提示纵隔融合状肿大淋巴结，纵隔镜、EBUS-TBNA 或 EUS-FNA 检查证实为阳性的 NSCLC。

② $T_4N_{2\sim3}$ 的患者。

③胸膜转移结节、恶性胸水和恶性心包积液的患者，新分期已经归类为 M_1，不适于手术切除的患者，部分病例可采用胸腔镜胸膜活检或胸膜固定术。

④不可切除的局部晚期 NSCLC 首选治疗为同步化放疗。

4．Ⅳ期 NSCLC 患者的治疗：Ⅳ期 NSCLC 患者在开始治疗前，应先获取肿瘤组织进行 EGFR 和 ALK 基因的检测，根据 EGFR 和 ALK 基因状况决定相应的治疗策略。Ⅳ期 NSCLC 以全身治疗为主要手段，治疗目的是提高患者生活质量、延长生存期。

（1）孤立性脑转移的Ⅳ期 NSCLC 患者的治疗：

①孤立性脑转移而肺部病变又可切除的 NSCLC 患者，脑部病变可手术切除或采用立体定向放射治疗，胸部原发病变则按分期治疗原则进行。

②孤立性肾上腺转移而肺部病变又可切除的 NSCLC 患者，肾上腺病变可考虑手术切除，胸部原发病变则按分期治疗原则进行。

③对侧肺或同侧肺其他肺叶的孤立结节，可分别按 2 个原发瘤各自的分期进行治疗。

（2）Ⅳ期 NSCLC 患者的全身治疗：

① EGFR 基因敏感突变的Ⅳ期 NSCLC 患者推荐 EGFR-TKI - 线治疗，ALK 融合基因阳性患者推荐克唑替尼一线治疗。

② EGFR 基因敏感突变和 ALK 融合基因阴性或突变状况未知的Ⅳ期 NSCLC 患者，如果 ECOGPS 评分为 0 ~ 1 分，应当尽早开始含铂两药的全身化疗。对不适合铂类药物治疗的患者，可考虑非铂类两药联合方案化疗。

③ ECOG PS 评分为 2 分的晚期 NSCLC 患者应给予单药化疗，但对 ECOG PS 评分 > 2 分的患者不建议使用细胞毒类药物化疗。

④目前的证据不支持将年龄因素作为选择化疗方案的依据。

⑤二线治疗可选择的药物包括多西紫杉醇、培美曲塞和 EGFR-TKI。EGFR 基因敏感突变的患者，如果一线和维持治疗时没有应用 EGFR-TKI，二线治疗时应优先应用 EGFR-TKI；对于 EGFR 基因敏感突变阴性的患者，应优先考虑化疗。

⑥ ECOG PS 评分 > 2 分的Ⅳ期 NSCLC 患者，一般不能从化疗中获益，建议采用最佳支持治疗。

在全身治疗基础上针对具体的局部情况，可以选择恰当的局部治疗方法以求改善症状、提高生活质量。

（六）SCLC 的分期治疗模式

1．Ⅰ期 SCLC 患者：手术 + 辅助化疗（EP 方案或 EC 方案，4 ~ 6 个周期）。术后推荐行预防性脑照射（prophylactic cranial irradiation，PCI）。

2．Ⅱ - Ⅲ期 SCLC 患者：化、放疗联合。①可选择序贯或同步化放疗。②序贯治疗推荐 2 个周期诱导化疗后同步化放疗。③达到疾病控制者，推荐行 PCI。

3．Ⅳ期 SCLC 患者：化疗为主的综合治疗。一线推荐 EP 方案或 EC 方案、IP 方案、IC 方案。3 个月内疾病复发进展患者推荐进入临床试验。3 ~ 6 个月内复发者推荐拓扑替康、伊立替康、吉西他滨或紫杉醇治疗。6 个月后疾病进展可选择初始治疗方案。化疗有效患者建议行 PCI。

五、姑息治疗

姑息治疗的目的是缓解症状、减轻痛苦、改善生活质量。所有肺癌患者都应全程接受姑息医学的症状筛查、评估和治疗。筛查的症状既包括疼痛、呼吸困难、乏力等常见躯体症状，也应包括睡眠障碍、焦虑抑郁等心理问题。

生活质量评价应纳入肺癌患者的整体评价体系和姑息治疗的疗效评价中。推荐采用生命质量测定表 EORTC QLQ-C30（V3.0）中文版进行整体评估，还可采用生命质量测定量表 EORTC QLQ-LC13 筛查和评估肺癌患者的常见症状。疼痛和呼吸困难是影响肺癌患者生活质量的最常见症状。

（一）疼痛

1．评估：患者的主诉是疼痛评估的金标准，镇痛治疗前必须评估患者的疼痛强度。首选数字疼痛分级法，儿童或有认知障碍的老年人可用脸谱法。疼痛强度分为 3 类，即轻度、中度和重度疼痛；不仅要记录患者评估当时的疼痛强度，还要了解过去 24 h 以内的最重、最轻和平均疼痛强度，了解静息和活动状态下的疼痛强度变化。

应对疼痛进行全面评估。评估内容包括疼痛的病因、特点、性质、加重或缓解因素、疼痛对患者日常生活的影响、镇痛治疗的疗效和副作用等。推荐采用简明疼痛量表进行评估。

评估时还要明确患者是否存在肿瘤急症所致的疼痛，以便立即进行有关治疗。常见的肿瘤急症包括：病理性骨折或承重骨的先兆骨折；脑实质、硬脑膜或软脑膜转移癌；与感染相关的疼痛；内脏梗阻或穿孔等。

2．治疗：目标是实现镇痛效果和副作用间的最佳平衡。镇痛药物可缓解 80% 以上患者的癌痛，少数患者可能需要非药物镇痛手段，包括外科手术、放疗止痛或神经阻断，故应动态评估镇痛效果，积极开展学科间的协作。

（1）基本原则：WHO 三阶梯止痛原则仍是目前癌痛治疗的最基本原则，其主要内容包括下述 5 个方面：

①首选口服给药：应尽量选择无创、简便、安全的给药途径；口服是首选给药途径，可酌情考虑透皮吸收、皮下注射或静脉输注等途径给药。

②按阶梯给药：根据疼痛程度按阶梯选择止痛药物。轻度疼痛选择对乙酰氨基酚或非甾体类抗炎镇痛药，中度疼痛选择弱阿片类药物，如可待因、曲马多；重度疼痛选择强阿片类药物，如吗啡、羟考酮、芬太尼等。低剂量强阿片类药物也可用于治疗中度疼痛。

③按时给药：适于慢性持续性癌痛，按时给药后患者出现爆发性疼痛时，还应及时给予镇痛治疗，建议选择起效快的即释型药物。

④个体化治疗：制订止痛方案前应全面评估患者的一般情况，如基础疾病、心肝肾功能、伴随症状和合并用药等，选择适宜的药物和剂量。

⑤注意细节：镇痛治疗时的细节是指可能影响镇痛效果的所有因素。要重视疼痛评估获得的信息，要关注患者的心理、精神、经济状况、家庭及社会支持等因素。

（2）阿片类药物是癌痛治疗的核心药物：阿片治疗前应判断患者是否存在阿片耐受。对阿片耐受的判断参照美国食品药品监督管理局标准，即：患者目前至少每天口服吗啡 60 mg、氢吗啡酮 8 mg、羟考酮 30 mg、羟吗啡酮 25 mg、芬太尼透皮贴剂 25 μg/h 或其他等量的阿片类药物，连续服用时间至少为 1 周；不符合此标准视为阿片未耐受。

在阿片类药物的选择上应注意：不用哌替啶控制癌痛；尽量选择纯受体激动剂；肾功能不全的患者避免应用吗啡镇痛。阿片镇痛治疗分为短效滴定阶段和长效维持阶段。短效滴定是阿片治疗的初始阶段，目的是尽快确定满意镇痛所需的阿片剂量。推荐按时给予短效阿片，初始剂量视患者有无耐受而定。此阶段还应按需给药缓解爆发痛，单次给药剂量按每天阿片总量的 10% ～ 20% 计算，阿片未耐受者可按起始剂量给予。

经阿片滴定实现疼痛缓解后，可将短效阿片转换为控缓释剂型，延长给药间隔，简化治疗。要积极防治阿片的不良反应。所有阿片使用者均需防治便秘，缓泻剂成分中至少包括刺激胃肠蠕动的成分，如番泻叶、比沙可啶等；镇痛治疗全程动态观察恶心呕吐、眩晕、瞻妄和呼吸抑制等副作用，一旦出现则积极干预。

（3）神经病理性疼痛的治疗：镇痛药物仅能缓解部分神经病理性疼痛。推荐采用强阿片类药物联合辅助药物治疗。可能有效的辅助药物包括：

①加巴喷丁：100 ～ 300 mg 口服，1 次 /d，逐步增量至 300 ～ 600 mg，3 次 /d，最大剂量为 3600 mg/d；

②普瑞巴林：75 mg 口服，2 次 /d，可增量至 150 mg，2 次 /d，最大剂量为 600 mg/d；

③三环抗抑郁药：如阿米替林，10 ～ 25 mg 口服，每晚 1 次，常用剂量为 25 mg，2 次 /d，可逐步增量至最佳治疗剂量，最大剂量为 150 mg/d；④美沙酮、氯胺酮对部分神经病理性疼痛有效。

3．患者及其亲属的宣教：应告诉患者及亲属：镇痛治疗是肿瘤整体治疗的重要内容，忍痛对患者百害无益。吗啡及其同类药物是癌痛治疗的常用药物，罕见成瘾；要在医务人员指导下进行镇痛治疗，患者不能自行调整治疗方案和药物剂量；要密切观察疗效和药物的副作用，随时与医务人员沟通，定期复诊。

（二）呼吸困难

是晚期肿瘤患者最常见的症状之一。晚期肿瘤患者中 70% 可有呼吸困难，肺癌患者死亡前 90% 有呼吸困难。呼吸困难是主观的呼吸不适感，患者的主诉是诊断的金标准。呼吸困难临床表现为呼吸频率、节律和幅度的改变，严重者还有濒死感，恐惧和焦虑均会加重呼吸困难。

应充分认识到肺癌患者呼吸困难的复杂性，尽可能祛除可逆病因。可有针对性地给予抗肿瘤、抗感染治疗；慢性阻塞性肺部疾病给予支气管扩张剂、糖皮质激素；上腔静脉和支气管阻塞者应用糖皮质激素、放疗或置入支架等；胸腔积液时给予胸腔穿刺引流术等。

非药物治疗包括吸氧、呼吸锻炼、姿势和体位训练、心理疗法等，宜在症状出现的早期就予以实施。阿片类药物是治疗癌症患者呼吸困难的最常用药物。及早给予阿片类药物，能减少患者的生理和心理负担，延长生存期。

吗啡是首选药物，治疗呼吸困难时的使用方法与镇痛治疗一致。建议小剂量起始，按时给药，缓慢增量，严密观察和防治副作用。老年患者的增量更应谨慎。

镇静剂是阿片以外的有效药物，有助于缓解急性或重度呼吸困难。

六、诊疗流程和随访

（一）肺癌诊疗流程

肺癌诊断与治疗的一般流程见图 1。

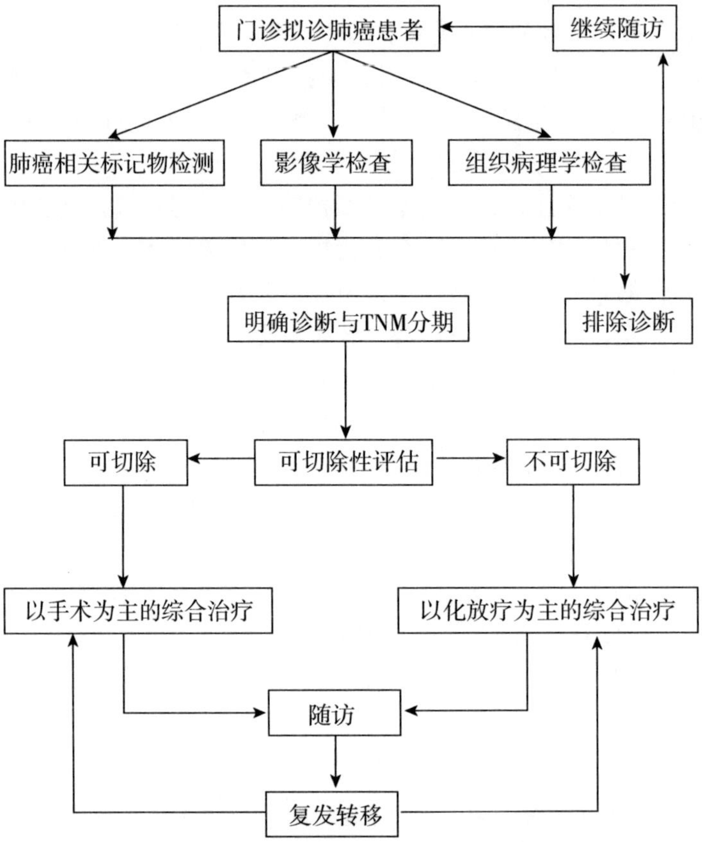

图 1　肺癌诊断与治疗的一般流程图

（二）随访

对于新发肺癌患者应当建立完整病案和相关资料档案，诊治后定期随访和进行相应检查。具体检查方法包括病史、体检、血生化和血液肿瘤标志物检查、影像学检查和内镜检查等，旨在监测疾病复发或治疗相关不良反应、评估生活质量等。术后患者随访频率为治疗后 2 年内每 3 ~ 6 个月随访 1 次，2 ~ 5 年内每 6 个月随访 1 次，5 年后每年随访 1 次。

本规范的制订参考了国际上权威的肺癌等肿瘤诊疗指南，同时结合了我国的实际情况。部分在国外上市的新药，因在我国尚未批准临床应用，所以均未列入其中。由于临床实践中患者的具体情况存在较大的个体差异，本规范仅作参考。

（支修益　石远凯　于金明）

支气管肺癌 PBL 教师手记

1．关于教案

教案内容除了肺癌，加入了 COPD 内容，但显得内容过多，思路较乱，时间不够用，建议下次取消 COPD 内容（李俊）。

不同意见：可能外科对于 COPD 理解不深，讨论侧重点不一样，胸外科两位医师能在规定时间内完成（王）。

每一幕加入医患沟通内容，希望有学生主动模拟患者及家属进行沟通，老师加以点评，本意是加强人文教育内容。实际教学中很难达到应有效果，学生不积极模拟，草草了事。如果重点引导该项内容，时间似乎也不够用。（王）

那些“安静”的同学，对授课内容兴趣不大，易于陷入应付的境地，不能深入探讨。因此需要增强教材吸引力和教师培养，让学生自发积极主动地学习。（陈）

三个小组结束时间不一样，先结束的小组对其他人是干扰，导致后者心神不定，原来的讨论气氛消失。

可否强行规定上课时间，尽量三个小组同步完成？

初次上 PBL 课不好掌握时间，可能今后会更好一些。

学生很容易从场景中猜出教案主题，从而回到讲大课的老路，按照教材照猫画虎，自然而然不愿意动脑深入研究，应付了事。（李）

如何避免？如果加以过多的迷惑因素，容易把学生的思路带偏，讨论方向不好掌握。

2．优点

可以调动学生的参与意识和主动性，大部分学生能够主动参与讨论，而且讨论的广度及深度也出乎代课老师的预料，充分说明 PBL 值得进一步推广（陈）。

八年制学生都比较聪明，即使有时候讨论方向跑偏，老师稍微点拨一下就能回到正确方向上。

大部分学生上课比较活跃，可以根据每一幕内容自主开始讨论，虽然刚开始还需要指导老师点拨，但大部分时间讨论范围都在学习内容之内。

作为基础医学系的学生，这批学生的临床基础知识出乎意料的扎实，各方面知识都有较深了解，基本上相当于或略超过临床医学系的学生。

对于学生的上课表现，如果按照评分标准，似乎扣分地方不多。

3．缺点

可能由于这些学生都比较聪明及有性格，有几个学生毫不掩饰对于 PBL 方式的不耐烦。可能因为在学校的时候上过太多的 PBL 课程，对此类授课方式没有新鲜感，而且觉得这种教学方式对于应付考试帮助不大。

作业多数是复制粘贴过来的，但对于相关内容，即使不看电脑都能说出大概，说明他们对于相关知识有部分了解。

上课走神，大部分同学会频频看电脑和手机。

老师：总共两次教学时间太短，还来不及记住每个同学，个别同学完全没有印象，打分难免有偏差。

4．问题

该不该直接把参考书及资料来源告诉学生：如果不告诉，可能学生无法找到正确的资料内容；如果直接告诉，学生就会缺乏自主学习的动力。

是否需规定上课关掉电脑和手机。有些内容需要现场上网查询，要每个学生都关掉电脑不现实。是否可规定每组有特定一个同学使用电脑，其余同学需强制关掉手机及电脑。

（王在永　李　俊　肖　飞）

教学后记

案例七

题　目： 急诊室里腹痛的少女

关键词： 急腹症、月经周期、异位妊娠、失血性休克、腹腔镜探查、输卵管造口术

前 言

一、进行本案例教学，学生应具备的背景知识（Students Preparation and Prerequisite Knowledge）

解剖学、生理学、病理学、影像学、诊断学

二、预期学习目标（Learning Objectives）

1．女性生殖系统解剖：盆腔解剖，内生殖器官包括哪些？与哪些周围脏器相邻？

2．女性生殖系统生理：女性一生分哪几个阶段？该患者处于哪个阶段？月经的临床表现，正常月经周期是多久？

3．妊娠生理：卵子从受精到受精卵的输送、发育、着床过程。早期妊娠如何诊断？

4．常见的急腹症包括哪些？主要疼痛部位、模式？妇科常见的急腹症包括哪些？如何与其他急腹症鉴别诊断？

5．失血性休克的诊断标准及分级是什么？

6．异位妊娠定义、病因、发病率好发部位对妇女的危害性，病理变化及转归。

7．输卵管妊娠的临床表现，诊断及辅助诊断方法（后穹窿穿刺，血、尿妊娠试验、超声波检查，诊断性刮宫，腹腔镜探查等）；鉴别诊断：先兆流产、卵巢囊肿蒂扭转、盆腔炎、卵巢黄体破裂、急性阑尾炎等。

8．治疗：保守治疗、手术治疗（保守性手术、切除一侧输卵管）术后随访及远期影响。

三、病例摘要（Abstract）

患者小雪，女，15岁。因“突发腹痛”由母亲陪同来我院急诊就诊。

“小雪晚饭后出现右下腹痛并逐渐加重，伴呕吐一次”急诊就诊于内科。无发热，大小便正常。内科医师建议妇产科会诊。就诊期间腹痛迅速加重，肛门坠胀，头晕。查体血压逐渐下降，心率逐渐增快。妇科追问病史，小雪月经推迟，经期延迟。血常规检查提示血色素进行性下降，B超检查提示盆腔、腹腔积液。腹部穿刺抽出不凝血。尿妊娠试验弱阳性。考虑诊断：异位妊娠失血性休克。急诊行腹腔镜探查术，术中见右侧输卵管峡部妊娠破裂，行造口术。

四、关键词（Key words）

急腹症、月经周期、异位妊娠、失血性休克、腹腔镜探查、输卵管造口术

五、课堂安排（Classroom Management）

课程	内容	大约时间
一	暖场、推选学生主席、记录人、相互介绍	15min
	第一幕：展开讨论	45min
	第二幕：展开讨论	60min
	汇集问题分别展开讨论	60min

续表

课程	内容	大约时间
二	第三幕：展开讨论	45min
	根据第二次讨论中汇集的问题分别展开讨论	45min
	每个同学反馈学习心得	45min
	主持教师对本案例学习过程及学生情况进行点评	15min

六、注意事项（Specific Issues of Emphasis）

1．参与本病例讨论的学生已基本完成基础课的学习，尚未进入临床，故本次 PBL 课程的目的主要是通过对异位妊娠案例的学习，学会将涉及女性内生殖系统的解剖、生理学、病理学、诊断学、影像学等基础学科的知识综合起来，从整体角度认识急腹症；学习如何综合运用基础知识来认识急腹症中最常见的妇科疾病——异位妊娠，学习其病因、诊断、鉴别诊断及治疗。

2．在本案例的讨论过程中可适当设计各类急腹症的临床表现、诊断和治疗，介绍异位妊娠临床治疗的新进展。但我们的学习应以相关基础知识为主，故请教师注意讨论的范围。

3．请注意引导学生讨论相关伦理、问诊技巧、与患者交流技巧等问题。

4．教师手册请勿与学生分享。

第一幕

患者小雪，女，15 岁，由母亲陪同于 23：00 来我院急诊就诊。

小雪在家晚饭后约晚 8 时出现腹痛，右下腹明显。在家呕吐一次，吐出没有完全消化的晚餐食物，腹痛逐渐加重，同时自觉肛门坠但没有腹泻。母亲陪同来我院急诊就诊于内科。无发热，无暴饮暴食，大小便正常。内科就诊行辅助检查：血常规 WBC 7.0 × 10^9/L，HGB 9.8g/dL，PLT 120.0 × 10^9/L。尿常规结果正常。肝肾功能、淀粉酶等检查正常。肝、胰脾、双肾超声检查提示肝脾间隙少量液性暗区。阑尾超声检查未见异常。内科医师建议妇产科会诊。

23：40 小雪自述右下腹痛加重不能忍受，不能站立，痛苦屈曲躺在急诊平车上，自述肛门坠胀渐加重，头晕乏力。无呕吐、无尿、无腹泻。妇科大夫追问病史，小雪诉平时月经均按月来，每次大约五天干净，没有痛经。最近一次月经来的时间比平时晚了一周，量比平时稍减少，此次月经现在已流血十天未干净。大夫问及有无性生活，小雪否认。

既往体健。月经规律，12 岁初潮，周期 28 ~ 30 天，此次月经时间推迟一周，经期长，10 天，量略少于平时经量。否认性生活史。

查体：体温正常，BP 90/50mmHg，脉搏 100 次 / 分。腹部外形正常，全腹轻压痛，反跳痛可疑阳性，右下腹压痛、反跳痛明显。

学习重点（Learning Issues）

1. 女性生殖系统解剖：盆腔解剖，内生殖器官及周围脏器。
2. 女性生殖系统生理：女性的生理阶段和正常月经生理。
3. 常见急腹症的病因、临床表现及诊断。
4. 失血性休克的诊断标准及分级。

引导问题（Guiding Questions）

1. 右下腹痛的原因有哪些？主要的临床表现分别是什么？下一步需要做哪些检查来鉴别？妇科有哪些疾病会引起急腹症？
2. 正常月经模式是什么？小雪的月经正常吗？
3. 正常的生命体征是什么？小雪的生命体征正常吗？
4. 应该对小雪做哪些初步处理？可以给止痛药吗？

教师注意事项（Tutor Attention）

1. 建议讨论时间为 45min。
2. 引导学生讨论右下腹痛的病因，临床表现及如何鉴别以及患者一般状况的判断及初处理。

第二幕

零点小雪腹痛进一步加重，脸色苍白，神情稍淡泊。再次测量血压 80/50mmHg，脉搏 120 次 / 分。腹部膨隆，移动性浊音（+）。

子宫附件 B 超（因尿少，留置尿管行妊娠试验。用生理盐水灌注膀胱）提示：盆腹腔积液，肝肾间隙间无回声区 3cm，子宫直肠窝液性暗区，最深处 6cm。右侧附件区混合回声包块 5cm × 5cm × 4cm 大小，子宫内可见无回声直径 1.2cm。见图 7-1。

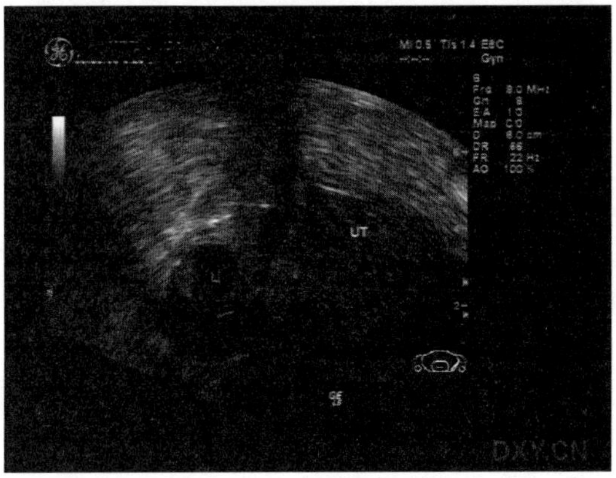

图 7-1　子宫附件 B 超

床旁腹部穿刺：抽出 10ml 不凝血。

血常规检查结果见表 7-1。

尿妊娠试验：弱阳性，见表 7-2。

请小雪母亲回避，再次追问病史，小雪承认有性生活史，但男朋友体外射精不应该怀孕。

学习重点（Learning Issues）

1．妊娠生理：卵子从受精到受精卵的输送、发育、着床过程。早期妊娠如何诊断？

2．异位妊娠定义、病因、发病率、好发部位、对妇女的危害性，病理变化及转归。

3．输卵管妊娠的临床表现，诊断及辅助诊断方法（后穹窿穿刺，血、尿妊娠试验，超声波检查，诊断性刮宫，腹腔镜探查等）；鉴别诊断：先兆流产、卵巢囊肿蒂扭转、盆腔炎、卵巢黄体破裂、急性阑尾炎等。

引导问题（Guiding Questions）

1．正常的血常规结果是什么？血红蛋白进行性下降的意义是什么？

2．移动性浊音阳性的意义是什么？

3．腹部穿刺在什么位置？

4．抽出不凝血的意义是什么？为什么是不凝血？

5．妊娠的诊断标准是什么？异位妊娠的诊断标准是什么？

6．B 超检查结果的意义如何？

7．异位妊娠发病机制是什么？15 岁少女第一次怀孕为何会宫外孕？已经避孕为何还会怀孕？

表7-1 血常规

项目	中文名称	结果			参考范围	项目	中文名称	结果			参考范围
*WBC	白细胞	5.54		$*10^9/L$	3.5 ~ 9.5	*HCT	红细胞比积	24.02	↓	%	35 ~ 45
NEUT	中性粒细胞总数	4.72		$*10^9/L$	1.8 ~ 6.3	*MCV	红细胞平均体积	81.4	↓	fL	82 ~ 100
LYMPH	淋巴细胞总数	0.52	↓	$*10^9/L$	1.1 ~ 3.2	*MCH	平均血红蛋白含量	27.5		pg	27 ~ 34
MONO	单核细胞总数	0.30		$*10^9/L$	0.1 ~ 0.6	*MCHC	平均血红蛋白浓度	338.0		g/L	316 ~ 354
EO	酸性粒细胞总数	0.00	↓	$*10^9/L$	0.02 ~ 0.52	RDW-SI	红细胞分布宽度	37.7		fL	37.0 ~ 51.0
BASO	碱性粒细胞总数	0.00		$*10^9/L$	0 ~ 0.06	RDW-C	红细胞变异系数	13.8		%	11 ~ 15
NEUT%	中性粒细胞百分数	85.2	↑	%	40 ~ 75	*PLT	血小板数	146		$*10^9/L$	125 ~ 350
LYM%	淋巴细胞百分数	9.4	↓	%	20 ~ 50	PDW	血小板分布宽度	13.3		fL	9.0 ~ 17.0
MONO%	单核细胞百分数	5.4		%	3 ~ 10	MPV	平均血小板体积	11.6		fL	6.8 ~ 13.5
EO%	酸性粒细胞百分数	0.0	↓	%	0.4 ~ 8.0	P-LCR	大血小板比率	37.3		%	< 40
BASO%	碱性粒细胞百分数	0.0		%	0 ~ 1	PCT	血小板压积	0.17	↓	%	0.18 ~ 0.22
*RBC	红细胞	2.95	↓	$*10^{12}/L$	3.8 ~ 5.1	ABO	ABO 血型正定型	0			
*HGB	血红蛋白	81	↓	g/L	1.15 ~ 150	Rh	Rh 血型正定型	阳性（+）			

表7-2 尿妊娠试验

项目	中文名称	结果			参考范围
T-βHCG	人绒毛膜促性腺激素	3647.08	↑	mIU/ml	< 4
PT	凝血酶原时间	13.7		秒	11 ~ 15
PTA	凝血酶原活动度	92		%	80 ~ 120
INR	国际标准化比值	1.05			0.85 ~ 1.5
Fib	纤维蛋白原定量测定	3.53		g/L	2.0 ~ 4.0
D-D	D- 二聚体定量	1.59	↑	mg/L	0 ~ 0.5
APTT	活化部分凝血活酶时间	36.6		秒	28.0 ~ 43.5
TT	凝血酶时间	14.9		秒	14 ~ 21
FDP	纤维蛋白原降解产物	4.34		μg/ml	< 5（乳胶法）
以下空白结果栏没有其他结果！					

8．宫外孕好发部位有哪些？病理分型和临床转归是什么？宫外孕的最大危害是什么？

9．此刻患者应该如何处理？下一步如何处理？是否需要急诊手术？

10．小雪为什么要隐瞒病史？如何避免患者隐瞒病史？

教师注意事项（Tutor Attention）

1．建议讨论时间为 60min。

2．引导学生讨论妊娠、异位妊娠的诊断，包括影像学、酶学测定；关注生命体征和一般状况的判断，并迅速做出决断和处理；引导学生简单讨论问诊技巧和避孕相关知识。

第三幕

急诊立即开放两条静脉通道，给予林格快速静脉点滴。患者有停经阴道流血病史，血β-HCG升高，B超及腹部穿刺提示有腹腔内出血，轻度休克。考虑诊断：右输卵管妊娠破裂？失血性休克。

向患者及家属交代病情，打算立即行腹腔镜探查，交代手术风险和手术范围，如条件许可打算保留患侧输卵管。同时迅速抽血完善配血、肝肾功能检测、输血前传染病检测、凝血功能、心电图检测，完善备皮等术前准备。

0：30全麻下腹腔镜探查结果：盆腔、腹腔积血及血块1500ml，右侧输卵管峡部妊娠破裂口活动性出血，子宫及左侧输卵管卵巢和右侧卵巢未见异常。见图7-2。

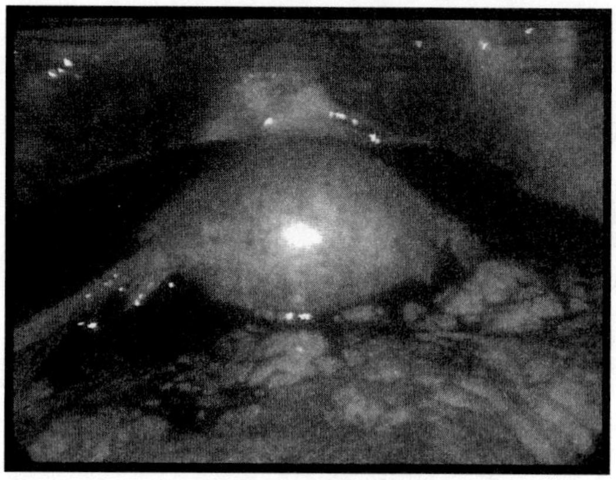

图7-2　腹腔镜探查

腹腔镜下右侧输卵管开窗术，输压积红800ml。

术后第二天复查血常规见表7-3

表7-3　血常规

项目	中文名称	结果			参考范围	项目	中文名称	结果			参考范围
*WBC	白细胞	4.87		*10^9/L	3.5-9.5	*HGB	血红蛋白	81	↓	g/L	115-150
NEUT	中性粒细胞总数	3.32		*10^9/L	1.8-6.3	*HCT	红细胞比积	24.10	↓	%	35-45
LYMPH	淋巴细胞总数	0.91	↓	*10^9/L	1.1-3.2	*MCV	红细胞平均体积	84.0		fL	82-100
MONO	单核细胞总数	0.61	↑	*10^9/L	0.1-0.6	*MCH	平均血红蛋白含量	28.2		pg	27-34
EO	酸性粒细胞总数	0.02		*10^9/L	0.02-0.52	*MCHC	平均血红蛋白浓度	33.60		g/L	316-354
BASO	碱性粒细胞总数	0.01		*10^9/L	0-0.06	RDW-SI	红细胞分布宽度	42.5		fL	37.0-51.0
NEUT%	中性粒细胞百分数	68.2		%	40-75	RDW-C\	红细胞变异系数	14.2		%	11-15
LYM%	淋巴细胞百分数	18.7	↓	%	20-50	*PLT	血小板数	133		*10^9/L	125-350
MONO%	单核细胞百分数	12.5	↑	%	3-10	PDW	血小板分布宽度	16.4		fL	9.0-17.0
EO%	酸性粒细胞百分数	0.4		%	0.4-8.0	MPV	平均血小板体积	12.8		fL	6.8-13.5
BASO%	碱性粒细胞百分数	0.2		%	0-1	P-LCR	大血小板比率	47.7	↑	%	< 40
*RBC	红细胞	2.87	↓	*10^12/L	3.8-5.1	PCT	血小板压积	0.17	↓	%	0.18-0.22

复查血 β-HCG

表7-4 血β-HCG

项目	中文名称		结果		参考范围
T-βHCG	人绒毛膜促性腺激素	1595	↑	mIU/ml	< 2.90

以下空白结果栏没有其他结果！

术后随访四周血 β-HCG 恢复正常，五周后正常月经来潮。术后 1 个月复查子宫附件超声未见异常。

学习重点（Learning Issues）

1. 失血性休克补液原则，输血指征。
2. 治疗原则：期待治疗、保守治疗、手术治疗（保守性手术、切除一侧输卵管）。
3. 异位妊娠结局及预后，再次妊娠的风险。
4. 示教：手术录像。
5. 术后随访，了解持续性妊娠状态定义及处理措施。
6. 正确的避孕知识宣教和心理辅导内容。

引导问题（Guiding Questions）

1. 生命体征的变化意义？如何处理？
2. 什么时候应该输血？该如何选择血制品和输血量？
3. 小雪是否一定需要手术治疗？可以再观察或保守治疗吗？保守治疗包括哪些方法？
4. 有哪些手术方式？这种手术方式有哪些风险？怎么初步判断手术是否成功？
5. 术后需要复查吗？监测什么指标吗？监测时限是多久？
6. 小雪以后的生育会受影响吗？再次怀孕有宫外孕的风险吗？风险是多少？怎么判断下次怀孕是否为宫外孕？
7. 对小雪应该做哪些医学宣教？小雪会有心理阴影吗？如何做正确的咨询和心理辅导？

教师注意事项（Tutor Attention）

1. 建议讨论时间为 45min。
2. 避免过多讨论手术方式，引导学生讨论异位妊娠的各种治疗方法；引导学生讨论术后随诊内容、时限及预后。

学习资源（Learning Resources）

一、图书及文献

1．康宁．妇产科学．8 版．北京：人民卫生出版社，2013.
2．Barbara H，John S，Joseph S. Williams Gynecology. 2nd ed，Mc Graw Hill，2011．
3．Alan H 等, Current Obstetric & Gynecologic Diagnosis & Treatment（英文版）．9 版．北京：人民卫生出版社，2003．

二、网络资源

1．U.S. National Library of Medicine http：//www.ncbi.nlm.nih.gov/pubmed/
2．北京大学医学图书馆电子期刊数据库 http：//library.bjmu.edu.cn/ejym/dzqk.html
3．中日友好医院图书馆 https：//58.30.139.200/vpnweb/index.php?para=index

参考资料

一、定义

受精卵在子宫腔以外的任何部位着床统称为异位妊娠，习称为宫外孕。根据着床部位不同有输卵管妊娠、卵巢妊娠、腹腔妊娠、宫颈妊娠及子宫残角妊娠等。异位妊娠中，以输卵管妊娠最多见，占异位妊娠的90%以上。

当正常妊娠时，受精卵着床于子宫体腔内膜。当受精卵于子宫体腔以外的部位着床时，称异位妊娠，习称宫外孕。异位妊娠与宫外孕的含义稍有差别，宫外孕仅指子宫以外的妊娠，不包括发生在宫颈或宫体的异位妊娠。

异位妊娠的发生率近年来呈明显上升趋势，在过去20年中美国异位妊娠的发生率增加了6倍，英国增加了4倍。我国异位妊娠与正常妊娠的比例由1970年1 ：（167 ~ 322）上升至1989年1 ：（56 ~ 93）。北京大学第一医院近15年来收治宫外孕占总妊娠的比例，由1981—1986年的3.6‰上升至1991—1995年的13.3‰。异位妊娠是妇产科常见的急腹症之一，当异位妊娠破裂或流产后，可造成急性腹腔内出血，甚至危及患者生命。据报道异位妊娠约占妊娠相关死亡数的9% ~ 13%。根据目前的诊疗技术水平，异位妊娠在发生严重内出血之前即能诊断，并及时治疗。但是，有不少异位妊娠，特别是临床症状和体征不典型者，易误诊。所以有“异位妊娠最容易诊断，异位妊娠最不易诊断”之说。

二、病因

1．输卵管炎症。可分为输卵管黏膜炎和输卵管周围炎，两者均为输卵管妊娠的常见病因。输卵管黏膜炎严重者可引起管腔完全阻塞而致不孕，轻者输卵管黏膜黏连和纤毛缺损影响受精卵的运行而在该处着床。输卵管周围炎病变主要在输卵管的浆膜层或浆肌层，常造成输卵管周围黏连，输卵管扭曲、管腔狭窄、管壁肌蠕动减弱，影响受精卵的运行。淋菌及沙眼衣原体所致的输卵管炎常累及黏膜，而流产或分娩后感染往往引起输卵管周围炎。

2．输卵管手术。输卵管绝育术后若形成输卵管再通或瘘管，均有导致输卵管妊娠可能，尤其是腹腔镜下电凝输卵管绝育及硅胶环套术；因不孕经接受过输卵管分离黏连术，输卵管成形术，如输卵管吻合术、输卵管开口术等；曾患过输卵管妊娠的妇女，再次发生输卵管妊娠可能性大，不论是输卵管切除或保守性手术后，再次输卵管妊娠的发生率为10% ~ 20%。

3．放置宫内节育器（intrauterine device，IUD）。IUD与异位妊娠发生的关系，已引起国内外重视。随着IUD的广泛应用，异位妊娠发生率增高，其原因可能是由于使用IUD后的输卵管炎所致。另外，由于放置宫内节育环的异物反应，引起宫内白细胞及巨噬细胞大量聚集，改变了宫内环境，妨碍了孕卵着床，但不能完全阻止卵子在输卵管内的受精和着床，因此使用IUD者一旦妊娠，则异位妊娠机会相对增加。

4．输卵管发育不良或功能异常。输卵管发育不良常表现为输卵管过长，肌层发育差、黏膜纤毛缺乏。其他还有双输卵管、憩室或有副伞等，均可成为输卵管妊娠的原因。输卵管功能受雌、孕激素的调节。若雌、孕激素分泌失常，可影响受精卵的正常运行。此外，精神因素也可引起输卵管痉挛和蠕动异常，干扰受精卵的运送。

5．受精卵游走。卵子在一侧输卵管受精，受精卵经宫腔或腹腔进入对侧输卵管称受精卵游走。移行时间过长，受精卵发育增大，即可在对侧输卵管内着床形成输卵管妊娠。

6．辅助生育技术。从最早的人工授精到目前常用促排卵药物应用，以及体外受精－胚胎移植或配子输卵管内移植等，均有异位妊娠发生，比一般原因异位妊娠发生率高。其相关易患的因素有术前输卵管病变、盆腔手术史、移植胚胎的技术因素、置入胚胎的数量和质量、激素环境、胚胎移植时移植液过多等。

7．其他。输卵管因周围肿瘤如子宫肌瘤或卵巢肿瘤的压迫，特别是子宫内膜异位症引起输卵管、卵巢周围组织的黏连，也可影响输卵管管腔通畅，使受精卵运行受阻。也有研究认为胚胎本身的缺陷、人工流产、吸烟等也与异位妊娠的发病有关。

三、病理生理

（一）女性生殖系统解剖

女性外生殖器又称外阴，系指两股内侧从耻骨联合至会阴的区域，包括阴阜、大小阴唇、阴蒂、前庭、尿道口、阴道口及处女膜、前庭大腺、会阴等。

女性内生殖器包括阴道、子宫、输卵管及卵巢，后两者常被称为子宫附件。

1．阴道　位于子宫与外阴之间，是性交的器官，也是月经血外流与胎儿娩出的通道，上端包绕子宫颈，下端开口于阴道前庭。阴道上端围绕宫颈的部分称为阴道穹窿，阴道穹窿比阴道下段宽大，分前、后、左、右四部分，后穹窿较前穹窿深，故阴道后壁长 10 ～ 12cm，前壁长 7 ～ 9cm。前壁与膀胱及尿道之间称为膀胱阴道隔，后壁与直肠之间称为直肠阴道隔，后壁上段与直肠之间是腹腔的最低部，称为子宫直肠陷凹，在临床上具有重要意义。

2．子宫

（1）功能：子宫是一个空腔器官，腔内覆以黏膜，称子宫内膜。

从青春期到更年期，子宫内膜受卵巢激素的影响，呈周期性改变并出现月经；性交后，子宫为精子到达输卵管的通道；受孕后，子宫为孕育胎儿的场所；分娩时，通过子宫收缩，将胎儿及其附属物娩出。

（2）解剖：子宫呈倒置扁梨状，壁厚腔小，上端宽而游离，朝前上方，下端较狭窄。成年妇女的子宫长 7 ～ 8cm，宽 4 ～ 5cm，厚 2 ～ 3cm。子宫上部较宽处称子宫体，其上端隆起部分称子宫底，子宫底两侧为子宫角，与输卵管相通。子宫下部较小处称子宫颈，呈圆柱形，部分伸入阴道，通入阴道的开口称为子宫颈外口，未产妇呈圆形，分娩时受损，经产妇变成横裂状，将宫颈组织分为上下或称前后两唇。子宫体与子宫颈的比例，成年人为 2 ∶ 1，婴儿期为 1 ∶ 2。子宫腔分体腔与颈管两部分，子宫体腔呈上宽下窄的三角形，上部两侧通输卵管而入腹腔，下部与子宫颈管相通，其间最狭窄部分称为子宫峡部。子宫峡部的上端，因为在解剖学上很狭窄，称解剖学内口，峡部的下端，因为黏膜组织在此处由子宫内膜转变为子宫颈内膜，又称组织学内口。子宫颈管呈梭形，子宫颈通入阴道后以穹窿为界又分子宫颈阴道上部和子宫颈阴道部。

（3）组织结构：子宫体壁很厚，由三层组织构成，外为浆膜层（即脏层腹膜），中为肌层，内为黏膜层（即子宫内膜）。子宫内膜软而光滑，绒样，为粉红色的黏膜组织，分为基底层和机能层。机能层在月经中期及妊娠期间有很大的改变。子宫肌层是子宫壁最厚的一层，由平滑肌束及弹性纤维所组成，肌束排列交错，外层纵行，内层环行，中层多各方交织。子宫浆膜层即覆盖子宫体的底部及前后的腹膜，与肌层紧贴。在子宫前面近子宫峡部处，腹膜与子宫壁结合疏松，由此腹膜折向前方并覆盖膀胱，形成膀胱子宫陷凹；在子宫后面，腹膜沿着子宫壁向下，覆盖子宫颈后方及阴道后穹窿，然后折向直肠，形成子宫直肠陷凹。子宫颈主要由结缔组织所组成，其中有平滑肌及弹性纤维。颈管黏膜层有许多腺体，能分泌黏液，呈碱性，形成子宫颈管的黏液栓。宫颈阴道部表面为鳞状上皮覆盖。

（4）子宫的韧带：圆韧带起于子宫角两侧的前面、输卵管近端的下方，然后沿阔韧带向前下方伸展达到两侧骨盆壁，再经腹股沟而止于大阴唇内，有使子宫保持前倾位置的作用。

阔韧带为一对翼状的腹膜皱襞，从子宫两侧开始，各向外伸展达到骨盆侧壁，并将骨盆腔分为前后两部。韧带的上缘呈游离状，其内侧 2/3 包绕输卵管（伞端无腹膜遮盖），外侧 1/3 由输卵管伞端向骨盆侧壁延伸，称骨盆漏斗韧带，具有支持卵巢的作用，故又称卵巢悬韧带，内有卵巢血管通过。

子宫骶骨韧带自子宫颈后面子宫颈内口的上侧方伸向两旁，绕过直肠终止在第 2、3 骶骨前筋膜上，作用是将子宫颈向后及向上牵引，使子宫保持前倾位置。

主韧带又称子宫颈横韧带，位于子宫两侧阔韧带基底部，由子宫颈阴道上部的侧方向外达骨盆壁，是固定子宫颈位置的主要力量，子宫的动静脉和输尿管都经主韧带的上缘到终末器官。

3．输卵管　左右各一，为细长而弯曲的管道，其内侧与子宫角连通，外侧端游离，呈漏斗状，长 8 ～ 14cm。输卵管为一对细长而弯曲的管道，左右各一，位于子宫两侧，内侧与子宫角相通连，外端游离，而与卵巢接近，全长 8 ～ 14cm。输卵管为卵子与精子相遇的场所，受精后的孕卵由输卵管向子宫腔运行。

输卵管根据其形态可分为四部分：①间质部或称子宫部：为通入子宫壁内的部分，狭窄而短。②峡部：为间质部外侧的一段，管腔也较窄，长 3 ～ 6cm。③壶腹部：又在峡部外侧，管腔较宽大，长 5 ～ 8cm。④漏斗部或伞部：为输卵管的末端，开口于腹腔，游离端呈漏斗状，有许多须状组织，有“拾卵”作用。

输卵管是精子和受精卵的通道，能捕捉卵子，并为卵子与精子的结合提供场所，因此，它对女子受孕具有重要作用。精子从子宫腔进入输卵管后，其运行受输卵管蠕动、输卵管系膜活动的影响，而这些活动，又受卵巢激素的控制。排卵期，由于高水平雌激素的影响，输卵管蠕动的方向由近端向远端，推动精子由子宫角向输卵管壶腹部移动。同时，峡部内膜分泌增加，其液体向腹腔方向移动，从而有助于精子的运行。当卵巢排出卵子后，输卵管漏斗部便“拾捡”卵子，并使之飘浮于输卵管液中。在输卵管壶腹部，由于大量的皱襞有利于精子与卵子在此停留、受精。然后，受精卵在孕激素作用下，又借着输卵管的蠕动性收缩和纤毛的摆动，向子宫腔运行。

输卵管黏膜受女性激素的影响，也有周期性的组织学变化，但不如子宫内膜明显。此外，在排卵期间，输卵管液中糖原含量迅速增加，从而为精子提供足够的能量。

4．卵巢　为女性生殖腺，左右各一，呈灰白色扁平椭圆体。青春期前，卵巢表面光滑，开始排卵后，表面逐渐不平。成年妇女的卵巢约 4cm × 3cm × lcm 大小，绝经期后，卵巢逐渐萎缩。卵巢位于输卵管的下方，由卵巢系膜连于阔韧带后叶的部位为卵巢门，卵巢血管通过卵巢系膜经卵巢门入卵巢。卵巢分皮质及髓质两部分，皮质居外层，内有许多始基卵泡及发育中的卵泡，髓质居卵巢中心，其中含有血管、淋巴管和神经。

（二）妇女一生各阶段的生理特点

女性从胎儿形成到衰老是一个渐进的生理过程，女性一生根据其生理特点可分为新生儿期、儿童期、青春期、性成熟期、绝经过渡期和绝经后期 6 个阶段。这些变化体现了下丘脑 - 垂体 - 卵巢轴功能发育、成熟和衰退的生理过程，可因遗传、营养、环境和气候等影响而出现差异。

1．新生儿期　出生后 4 周内称新生儿期。女性胎儿在宫内受到母体性腺及胎盘所产生的女性激素的影响，其外阴、子宫、卵巢及乳房等均可有一定程度的发育，个别的有乳液分泌现象。出生后脱离母体环境，血中女性激素水平迅速下降，可引起少量阴道出血，这些都是生理现象，短期内均能自然消退。

2．儿童期　从出生 4 周到 12 岁左右称儿童期。该期女孩体格快速增长、发育，但生殖器发育缓慢。儿童早期（8 岁之前），由于下丘脑、垂体对低水平雌激素的负反馈及中枢性抑制因素高度敏感，故下丘脑 - 垂体 - 卵巢轴功能处于抑制状态。此期生殖器仍为幼稚型，阴道上皮薄、无皱襞，细胞内缺乏糖原，阴道酸度低，抗感染力弱，容易发生炎症；子宫小，宫颈较长，约占子宫全长的 2/3，子宫肌层亦很薄；输卵管弯曲且很细；卵巢长而窄，卵泡虽能启动生长，但发育到一定程度即萎缩、退化。子宫、输卵管及卵巢均位于腹腔内，接近骨盆入口。

在儿童后期卵巢内的卵泡有一定发育并分泌性激素，但仍达不到成熟阶段。女性特征开始呈现。

3．青春期　从月经初潮至生殖器官逐渐发育成熟的时期称青春期，为 10 ~ 19 岁，是儿童到成人的转变期，此期全身及生殖器官迅速发育，性功能日趋成熟，第二性征明显，开始有月经。这一时期的生理特点：

（1）全身发育：此时期身高迅速增长，体形渐达成人女型。11 ~ 12 岁青春期少女体格生长呈直线加速，以后生长速度开始下降。青春期生长加速是由于雌激素、生长激素和胰岛素样生长因子等分泌增加所致。除了身体生长加速，体型也有所变化。

（2）第一性征进一步发育：外生殖器从幼稚型变为成人型；阴阜隆起，大阴唇变肥厚，小阴唇变大且有色素沉着；阴道长度及宽度增加，阴道黏膜变厚并出现皱襞，子宫增大，尤其宫体明显增大，输卵管变粗，卵巢增大，皮质内有不同发育阶段的卵泡，致使卵巢表面稍呈凹凸不平。

（3）第二性征出现：除生殖器官以外，还有其他女性特有的征象：音调变高；乳房丰满而隆起；出现阴毛及腋毛；骨盆横径发育大于前后径；胸、肩部皮下脂肪增多，显现女性特有体态。乳房在青春期性激素刺激下逐渐发育，是女性第二性征的最初特征，为女性青春期发动的标志。一般女孩接近 10 岁时乳房开始发育，经过 3 ~ 5 年时间发育为成熟型。该阶段肾上腺皮质功能开始增强，血循环中雄烯二酮、脱氢表雄酮及硫酸脱氢表雄酮升高。由于雄激素增加，引起阴毛和腋毛的生长，称为肾上腺功能初现。肾上腺功能初现提示下丘脑 - 垂体 - 肾上腺雄性激素轴的功能渐趋完善。

（4）月经来潮：第一次月经来潮称月经初潮，为青春期的重要标志。月经初潮通常发生于乳房发育 2 年后。月经来潮提示卵巢产生的雌激素足以使子宫内膜增殖，在雌激素达到一定水平且有明显波动时，引起子宫内膜脱落出现月经。此时由于中枢系统对雌激素的正反馈机制尚未成熟，有时卵泡发育成熟但不能排卵，故月经周期常不规律。经 2 ~ 5 年建立规律的周期性排卵后，月经才逐渐正常。此外，青春期女孩心理活动发生较大变化，如产生性别意识，结识异性伙伴兴趣增加，情绪和智力发生明显变化，容易激动，想象力和判断力明显增强。

4．性成熟期　卵巢功能成熟（性激素周期性分泌及排卵）的时期称为性成熟期，又称生育期。此阶段一般自 18 岁左右开始，历时约 30 年，是妇女生育机能最为旺盛的时期。生殖器官及乳房在卵巢分泌的性激素作用下发生周期性变化。

5．围绝经期　指从卵巢功能开始衰退至最后一次月经的时期。可始于 40 岁，历时短至 1 ~ 2 年，长至 10 余年。此期由于卵巢功能逐渐衰退，卵泡不能成熟及排卵，因而月经不规律，常为无排卵性月经。最终由于卵巢内卵泡自然耗竭，对垂体促性腺激素丧失反应，导致卵巢功能衰竭，月经永久性停止，称绝经。中国妇女的平均绝经年龄为 50 岁。从卵巢功能开始衰退直至绝经前后的时期称为围绝经期，此期雌激素水平波动或降低，可出现血管舒缩障碍和精神神经症状。在机体自主神经系统的调节和代偿下，大多数妇女无明显症状，部分妇女可出现潮热、出汗、失眠、抑郁或烦躁等，称为绝经综合征。

6．老年期　指绝经后的生命时期。在早期阶段，卵巢内虽然卵泡耗竭，停止分泌雌激素，但其间质仍能分泌少量雄激素。此期由雄激素在外周组织转化而来的雌酮成为循环中的主要雌激素。妇女 60 岁以后机体逐渐老化，进入老年期。此期卵巢功能已完全衰竭，除整个机体发生衰老改变外。生殖器官亦进一步萎缩老化，表现为雌激素水平低落，易感染、发生老年性阴道炎，骨代谢失常引起骨质疏松，易发生骨折。

（三）月经及月经期的临床表现

1．月经的定义　月经是指伴随卵巢周期性排卵，卵巢分泌雌、孕激素的周期性变化所引起的子宫内膜周期性脱落及出血。规律月经的建立是生殖系统功能成熟的主要标志。

2．月经初潮　第一次月经来潮称月经初潮，为青春期的重要标志。月经初潮通常发生于乳房发育 2.5 年后。月经来潮提示卵巢产生的雌激素足以使子宫内膜增殖，在雌激素达到一定水平且有明显波动时，引起子宫内膜脱落出现月经。此时由于中枢系统对雌激素的正反馈机制尚未成熟，有时卵泡发育成熟但不能排卵，故月经周期常不规律。经 5 ～ 7 年建立规律的周期性排卵后，月经才逐渐正常。

3．月经周期　正常月经具有周期性，间隔为 21 ～ 35 日，平均 28 日；出血的第 1 日为月经周期的开始，两次月经第 1 日的间隔时间称一个月经周期。

4．月经持续时间及出血量　每次月经持续时间称经期，为 2 ～ 8 日；经量为一次月经的总失血量，月经开始的初 12 小时一般月经量少，第 2 ～ 3 日出血量最多，第 3 日后经量迅速减少。正常月经量为 20 ～ 60ml，超过 80ml 为月经过多。尽管正常月经的周期间隔、经期及经量均因人而异，但对有规律排卵的妇女（个体）而言，其月经类型相对稳定。

5．月经血的特征　月经血的主要特点是不凝固，但在正常情况下偶尔亦有些小凝块，主要是由于纤维蛋白的溶解。开始剥落的子宫内膜中含有极多的活化物质混入经血内，使经血中的纤溶酶原激活转变为纤溶酶，纤维蛋白在纤溶酶的作用下裂解为流动的分解产物。同时内膜组织含有其他活性酶，能破坏许多凝血因子，也妨碍血液凝固，以致月经血变成液体状态排出，只有出血多的情况下出现大凝血块。纤维蛋白溶酶和前列腺素通过对组织和纤维的液化作用及其子宫收缩作用促进子宫的排空。

6．月经期的症状　一般无特殊症状。有些妇女可有下腹及腰骶部下坠感，个别可有膀胱刺激症状、轻度神经系统不稳定症状（如头痛、失眠、精神忧郁、易于激动）、胃肠功能紊乱以及鼻黏膜出血等。

（四）受精及受精卵发育、输送与着床

1．受精卵的形成　卵子从卵巢排出进入输卵管内，停留在输卵管壶腹部与峡部连接处等待受精。精子和卵子结合过程称受精。精子头部顶体外膜与精细胞膜顶端破裂，释放出顶体酶，溶解卵子外围的放射冠和透明带称顶体反应。借助酶的作用，精子穿过放射冠和透明带。只有发生顶体反应的精子才能与次级卵母细胞融合，精子头部与卵子表面接触时，卵子细胞质内的皮质颗粒释放溶酶体酶，引起透明带结构改变，精子受体分子变性，阻止其他精子进入透明带，称透明带反应。透明带反应保证人类单卵子受精。

已获能的精子穿过次级卵母细胞透明带为受精过程开始，穿过透明带的精子外膜与卵子胞膜接触并融合，精子进入卵子内。随后卵子迅即完成第二次成熟分裂形成卵原核，卵原核与精原核融合，完成受精过程，形成受精卵。

受精后 30h，受精卵借助输卵管蠕动和纤毛推动向宫腔方向移动。同时开始进行有丝分裂称卵裂，受精后 50h 为 8 个细胞阶段，受精后 72h 分裂为 16 个细胞的实心细胞团称桑葚胚，随后早期胚泡形成。受精后第 4 日早期胚泡进入宫腔。受精后第 5 ～ 6 日早期胚泡透明带消失，总体积迅速增大。继续分裂发育，晚期胚泡形成。

2．着床　受精后第 6 ～ 7 日，晚期胚泡透明带消失后逐渐埋入并被子宫内膜覆盖的过程，称受精卵着床。受精卵着床需经过定位、黏附和穿透 3 个过程。受精卵着床必须具备的条件有：①透明带消失；②胚泡细胞滋养细胞分化出合体滋养细胞；③胚泡和子宫内膜同步发育且功能协调；④孕妇体内有足够数量的孕酮。子宫有一个极短的敏感期允许受精卵着床。

受精卵着床后，子宫内膜迅速发生蜕膜变。按蜕膜与胚泡的部位关系，将蜕膜分为底蜕膜（与胚泡极滋养层接触的子宫肌层的蜕膜，以后发育成为胎盘的母体部分），包蜕膜（覆盖在胚泡表面的蜕膜，妊娠 14 ～ 16 周因羊膜腔明显增大，使包蜕膜和真蜕膜相贴近，包蜕膜与真蜕膜逐渐融合，宫腔功能消失）和真蜕膜（底蜕膜及包蜕膜以外覆盖子宫腔其他部分的蜕膜）3 部分。

（五）输卵管妊娠的变化与结局

由于输卵管管腔狭小，管壁薄且缺乏黏膜下组织，其肌层远不如子宫肌壁厚和坚韧，妊娠时不能形成完好的蜕膜，不能适应胚胎的生长发育，因此，当输卵管妊娠发展到一定时期，将发生以下结局。

1．输卵管妊娠流产　多见于输卵管壶腹部妊娠，发病多在妊娠 8 周以后。受精卵种植在输卵管黏膜皱襞内，由于输卵管妊娠时管壁蜕膜形成不完整，易发生流产。若形成输卵管完全流产，出血一般不多。若形成输卵管不全流产，可导致反复出血，形成输卵管血肿或输卵管周围血肿或盆腔积血，量多时流入腹腔。

2．输卵管妊娠破裂　多见于输卵管峡部妊娠，发病多在妊娠 6 周左右。短期内即可发生大量腹腔内出血使患者陷于休克，亦可反复出血，在盆腔内与腹腔内形成血肿。输卵管间质部妊娠虽少见，但后果严重，其结局几乎全为输卵管妊娠破裂。由于此处血运丰富，其破裂犹如子宫破裂，症状极为严重，往往在短时期内发生大量的腹腔内出血。输卵管妊娠流产或破裂，若内出血停止，病情稳定，胚胎死亡可逐渐吸收。但反复内出血所形成的盆腔血肿不能及时消散，血肿机化变硬并与周围组织黏连，则形成陈旧性宫外孕。

3．继发性腹腔妊娠　输卵管妊娠流产或破裂，一般囊胚从输卵管排出到腹腔内，多数死亡，但偶尔也有存活者，若存活的胚胎绒毛组织排至腹腔后重新种植而获得营养，可继续生长发育，继发腹腔妊娠。

输卵管妊娠和正常妊娠一样，滋养细胞产生的 HCG 维持黄体生长，使甾体激素分泌增加，因此，月经停止来潮，子宫增大变软，子宫内膜出现蜕膜反应。若胚胎死亡，滋养细胞活力消失，蜕膜自宫壁剥离而发生阴道流血或阴道排出蜕膜管型；子宫内膜的形态学改变呈多样性，除内膜呈蜕膜改变外，若胚胎死亡已久，内膜可呈增生期改变，有时可见 A–S 反应，这种子宫内膜超常增生和分泌的反应可能为甾体激素过度刺激所引起，虽对诊断有一定价值，但并非输卵管妊娠时所特有。此外，胚胎死亡后，部分深入肌层的绒毛仍存活，黄体退化迟缓，内膜仍可呈分泌反应。

四、临床表现

典型的临床表现包括停经、腹痛及阴道流血。

1．症状

（1）停经：输卵管壶腹部及峡部妊娠一般停经 6 ～ 8 周，间质部妊娠停经时间较长。当月经延迟几日即出现阴道不规则流血时，常被误认为月经来潮。约有 25% 无明显停经史。应详细询问病史，若有腹痛与阴道不规则流血的生育期妇女，即使无停经史亦不能完全除外输卵管妊娠。

（2）阴道流血：常表现为短暂停经后出现不规则流血，量少、点滴状，色暗红或深褐色。部分患者阴道流血量较多，似月经量，约 5% 患者表现为大量阴道流血。阴道流血表明胚胎受损或已死亡，导致 HCG 下降，卵巢黄体分泌的激素难以维持蜕膜生长而发生剥离出血，并伴有蜕膜碎片或管型排出。当病变去除后，阴道流血才停止。

（3）腹痛：95% 以上输卵管妊娠患者以腹痛为主诉就诊。输卵管妊娠未破裂时，增大的胚胎膨胀输卵管，导致输卵管痉挛及逆蠕动，患侧下腹出现隐痛或胀痛。输卵管妊娠破裂时，突感患侧下腹部撕裂样剧痛，疼痛为持续性或阵发性；血液积聚在直肠子宫陷凹而出现肛门坠胀感（里急后重）；出血多时可流向全腹而引起全腹疼痛，恶心呕吐；血液刺激膈，出现肩胛部放射痛（称为 Danforth 征）。腹痛可出现于阴道流血前或后，也可与阴道流血同时发生。

（4）晕厥和休克：部分患者由于腹腔内急性出血及剧烈腹痛，入院时即处于休克状态，患者面色苍白、四肢厥冷、脉搏快而细弱、血压下降。休克程度取决于内出血速度及出血量，而与阴道流血量不成比例。体温一般正常，休克时略低，腹腔内积血被吸收时略高，但一般不超过38℃。间质部妊娠一旦破裂，常因出血量多而发生严重休克。

2．体征

（1）一般情况：腹腔内出血较多时，呈贫血貌。大量出血时，患者可出现面色苍白、脉快而细弱、血压下降等休克表现。体温一般正常，出现休克时体温略低，腹腔内血液吸收时体温略升高，但不超过38℃。

（2）腹部体征：出血量不多时，患侧下腹明显压痛、反跳痛，轻度肌紧张；出血较多时可见腹膨隆，全腹压痛及反跳痛，但压痛仍以输卵管妊娠处为甚，移动性浊音阳性。当输卵管妊娠流产或破裂而形成较大血肿，或与子宫、附件、大网膜、肠管等粘连包裹成大包块时，可在下腹部扪及触痛、质实的块物。

（3）盆腔体征：妇科检查可见阴道少量血液，后穹隆饱满、触痛；宫颈举痛明显，有血液自宫腔流出；子宫略增大、变软，内出血多时检查子宫有漂浮感；子宫后方或患侧附件扪及压痛性包块，边界多不清楚，其大小、质地、形状随病变差异而不同。包块过大时可将子宫推向对侧，如包块形成过久，机化变硬，边界可逐渐清楚。

五、诊断

输卵管妊娠流产或破裂后，诊断多无困难。必要时下列检查方法协助诊断。

1．HCG测定　是目前早期诊断异位妊娠的重要方法。

2．孕酮测定　异位妊娠的血清P水平偏低，但在孕5～10周时相对稳定，单次测定即有较大的诊断价值。尽管正常和异常妊娠血清P水平存在交叉重叠，难以确定它们之间的绝对临界值，但血清P水平低于10ng/ml，常提示异常妊娠，其准确率在90%左右。

3．超声诊断　B型超声检查对异位妊娠的诊断尤为常用，阴道B超检查较腹部B超检查准确性更高。

4．诊断性刮宫　在不能排除异位妊娠时，可行诊断性刮宫术，获取子宫内膜进行病理检查。但异位妊娠的子宫内膜变化并无特征性，可表现为蜕膜组织，高度分泌相伴或不伴A–S反应，分泌相及增生相多种。子宫内膜变化与患者有无阴道流血及阴道流血时间长短有关。因而单靠诊断性刮宫对异位妊娠的诊断有很大的局限性。

5．后穹隆穿刺　后穹窿穿刺辅助诊断异位妊娠被广泛采用，常可抽出血液放置后不凝固，其中有小凝血块。若未抽出液体，也不能排除异位妊娠的诊断。

6．腹腔镜检查　大多情况下，异位妊娠患者经病史、妇科检查、血β–HCG测定、B超检查后即可对早期异位妊娠做出诊断，但对部分诊断比较困难的病例，在腹腔镜直视下进行检查，可及时明确诊断，并可同时手术治疗。

7．其他生化标记　有报道，异位妊娠者血清AFP水平升高，E_2水平低下，两者与血清HCG、孕酮联合测定，在异位妊娠检测中优于单项测定。近年来还有将检测血清CA125与β–HCG结合，发现血清CA125水平有随着β–HCG水平降低而升高的趋势，可用于异位妊娠有无流产、胚胎是否死亡的鉴别。

六、鉴别诊断

1．先兆流产　先兆流产腹痛一般较轻，子宫大小与妊娠月份基本相符，阴道出血量少，无内出血表现；B超可鉴别。对本次妊娠无生育要求的妇女中可采用诊断性刮宫排除宫内孕先兆流产，若刮宫未见妊娠物应高度怀疑异位妊娠，必要时行腹腔镜检查。

2．卵巢黄体破裂出血　黄体破裂多发生在黄体期，或月经期。但有时也难与异位妊娠鉴别，特别是无明显停经史，阴道有不规则出血的患者，常需结合HCG进行诊断。

3．卵巢囊肿蒂扭转　患者月经正常，无内出血征象，一般有附件包块病史，囊肿蒂部可有明显压痛，经妇科检查结合 B 超即可明确诊断。

4．卵巢巧克力囊肿破裂出血　患者有子宫内膜异位症病史，常发生在经前或经期，疼痛比较剧烈，可伴明显的肛门坠胀，经阴道后穹窿穿刺抽出巧克力样液体可确诊，若破裂处伤及血管，可出现内出血征象。

5．急性盆腔炎　急性或亚急性炎症时，一般无停经史，腹痛常伴发热，血象、血沉多升高，B 超可探及附件包块或盆腔积液，HCG 可协助诊断，尤其经抗炎治疗后，腹痛、发热等炎性表现可逐渐减轻或消失。但急性出血性输卵管炎有时往往难以鉴别，需结合 β-HCG，甚至剖腹探查方可确诊。

6．外科情况　急性阑尾炎，常有明显转移性右下腹疼痛，多伴发热，恶心呕吐，血象增高；输尿管结石，下腹一侧疼痛常呈绞痛，伴同侧腰痛，常有血尿，结合 B 超和 X 线检查可确诊。

七、治疗

对有些症状较轻微、早期的患者可以采取期待性疗法，对一些绒毛在生长的患者可用药物治疗，或采取手术治疗。一般药物治疗无效的患者，最后采取手术治疗。手术和药物可以同时应用，或前后应用来共同治疗。早期异位妊娠诊断，处理更多地趋向于保守性治疗。

（一）期待疗法

适用于病情稳定，无明显症状；异位妊娠包块直径小于 3 cm，无胎心活动，腹腔内出血无或 ＜ 100ml；血 β-HCG 小于 1000mIU/ml 且呈下降趋势者。Pisarska 总结了 14 位学者对 600 多例异位妊娠做的期待治疗，结果发现成功率平均为 68%。但对于血 β-HCG 水平下降不明显或又升高者，以及患者出现内出血症状时，应及时改行药物治疗或手术治疗。

（二）药物治疗

药物治疗中，国内外公认的是甲氨蝶呤，也就是 MTX 治疗。临床上也有人用 5-FU、中药天花粉、米非司酮，或局部给注射氯化钾、高渗糖等治疗。

1．全身 MTX 治疗　国内外公认的疗效最好最确切的仍然是 MTX 治疗。MTX 是一种叶酸拮抗剂，能抑制嘌呤和嘧啶核苷酸的合成，最终抑制滋养叶 DNA 的合成，抑制细胞复制和细胞生长。使用方法包括肌内注射和病灶局部的注射。

MTX 治疗适用于有生育要求的年轻妇女，特别是对侧输卵管已切除或有明显病变者。患者应具备以下条件：患者生命体征平稳，无明显腹腔内出血；输卵管妊娠包块介于 3.5 ～ 5 cm 或更小；血 HCG 水平呈上升趋势；肝功能正常，红细胞、白细胞及血小板正常。

对于 B 超提示异位妊娠囊有胎心博动，β-HCG 4000 ～ 6000IU/L 或更高，肝功能、红细胞、白细胞及血小板异常者，一般不用 MTX 治疗。

MTX 治疗有两种方法：一个是全身用药，即肌内注射；另一个是局部用药，即局部注射。1966—2001 年，MEDLINE 检索发现，1327 例的治疗效果，全身用药的总成功率为 89%。MTX 全身用药也分为两种方法，一个叫单次用药法（single-dose MTX），另一种是多次用药法（multidose MTX）。大约 40% 异位妊娠适合此方案，用法是用 MTX50mg/m^2，肌内注射，单次注射成功率 75%；给药后 4 ～ 7 天 HCG 水平下降小于 15%，可重复给药 1 次（15% ～ 20% 患者需要）；再次注射后总成功率达 48% ～ 94%；HCG 降至正常平均需 35 天（可长达 109 天）；附件包块吸收可长达 108 天。多次用药法疗程一共是 8 天，在第 1 天、第 3 天、第 5 天、第 7 天注射 MTX，按每次千克斤体重 1 mg 给药。第 2、4、6、8 天给患者肌内注射四氢叶酸解毒，量是 MTX 量的十分之一，形成一个 8 天的治疗。多次注射疗效比单次用药法好，单次注射的成功率对 HCG 高的患者低于多次注射。但多次注射的副作用明显提高。影响药物治疗成功率的因素：首先，HCG 水平很重要，如果 HCG 水平大于 7000mIU/ml，药物治疗不太容易成功；第二，有无腹痛，如果患者经常告诉大夫腹痛，那么该患者药物治疗就容易失败；第三，患者的叶酸水平，MTX 治疗主要抑制叶酸，叶酸水平高的话，失败率可能要高一些。所以在单剂量注射时还要控制叶酸的摄入。此外，最主要的是医生的诊治经验。

MTX 治疗注意事项：MTX 治疗需要注意以下三个现象：第一，反应性 HCG 升高。用药后 1 ～ 3 天半数患者 HCG 升高，4 ～ 7 天时下降。第二，反应性腹痛。用药后 1 周左右，约半数以上患者出现一过性腹痛，多于 4 ～ 12 h 内自行缓解。第三，附件包块增大。56% 患者有附件包块增大。

MTX 治疗的不良反应：第一、消化系统：如口腔溃疡、胃肠道的反应，食欲下降等；第二、造血系统：白细胞下降，单剂量不常见，但是在多次用药的患者是比较常见的；第三、生殖系统：多次用药对输卵管组织也未见伤害，治疗后输卵管通畅率达 75%。从循证医学角度分析，药物治疗比手术治疗恢复时间长，对健康及生活质量有不良影响。

2．米非司酮　1998 年的一个随机对照性的研究最后证明，从用药的效果来说，MTX 加上米非司酮的疗法，总的成功率要比单纯用 MTX 高一些，所以之后就有很多人在治疗异位妊娠时加用米非司酮。目前，国内没有一个比较标准的使用方法，有人用 25 ～ 100mg/d，共 3 ～ 8 天；有人用 600mg 一次服用或 50mg/d，共 3 天，配合 MTX 肌内注射。米非司酮单独应用治疗异位妊娠效果有待于开展前展性、随机性、双盲临床研究加以证实。

3．中医药治疗　中医药治疗异位妊娠的历史悠久，采用辨证论治，针对不同临床分型区别治疗；中西结合治疗效果更好。

（三）局部药物治疗

文献报道有以下几种方法，包括：腹腔镜直视下一次性注药、超声引导下妊娠物内注药、宫腔镜直视下输卵管插管注药、宫腔内注药。

1．腹腔镜直视下局部注药　用 7 号长穿刺针（心内注射针）经腹壁穿刺，在膨大处两端的系膜内或妊娠囊内，注入稀释的 MTX 10 ～ 50mg。还有前列腺素、20% 氯化钾、50% 高渗糖水和天花粉等。适用于无明显腹痛，生命体征平稳，异位妊娠包块直径 3.5 ～ 5.0cm，β-HCG 小于 5000mIU/L 的患者。成功率可达 95%，与 HCG 水平有关。但妊娠囊内注射药物后有可能发生输卵管破裂，局部注药后要卧床休息，密切观察腹痛及生命体征。这种方法现在已经很少使用。

2．超声引导下妊娠物内注药　国内外均有报道，为小样本，成功率并不高于全身用药，有增加局部感染的可能。因此，尚待商榷。

3．局部用药的主要适应证　对有胎心活动的输卵管妊娠、子宫颈妊娠、子宫内外同时妊娠，局部注射 10% ～ 20% 氯化钾或 50% 葡萄糖液可仅消除异位妊娠，对宫内妊娠无害。

全身用药与局部用药的比较：MTX 局部注射血药物浓度和全身用药相似；Pisarska 综合文献报道的 660 例接受局部治疗者，成功率为 76%，并不高于全身用药者（Lancet 1998）；局部用药需附加腹腔镜、宫腔镜或超声等设备；局部用药还有出血及感染的可能。因此，局部用药现倾向于少用。

（四）保守性手术治疗

异位妊娠的手术可以开腹手术治疗，也可以做腹腔镜手术治疗。1973 年，Shapiro 行第一例腹腔镜下输卵管切除术。1978 年，Bruhat 首创腹腔镜下输卵管线形切开术。有条件、有设备的情况下，建议开展腹腔镜手术的治疗。

目前研究表明腹腔镜手术比单次 MTX 注射更有效。腹腔镜手术具有融诊断与治疗为一体、及时准确、安全易行、术后恢复快、盆腔粘连少等优点。如果患者需要做手术，腹腔镜手术是首选的治疗方法。

腹腔镜下，可以做的保守性手术包括：输卵管线形切开造口术、输卵管伞端妊娠物挤出术、输卵管切开妊娠物清除术、节段切除端端吻合术，输卵管成型术等。目前，临床上最常用的、最安全的是输卵管线形切开造口术，也叫输卵管开窗术。

输卵管线形切开造口术（输卵管开窗术）适应证主要是有生育要求，生命体征平稳的年轻患者；或输卵管的妊娠囊直径 ＜ 6cm 的患者，输卵管壶腹部妊娠者。对一些输卵管妊娠破裂大出血，患者明显呈休克状态者，不宜采取该手术。

（五）根治性手术（患侧输卵管切除术）

适用于无生育要求的输卵管妊娠破裂者，通常使用双极电凝，使用单极电凝切除输卵管也快速有效，也可用超声刀切除输卵管。

若对侧输卵管正常，患侧输卵管切除不会降低患者的生育力，对侧输卵管异常，患侧输卵管行保守性手术虽然稍增加再次异位妊娠的发生率，但也会给患者增加一些宫内妊娠机会。Langer 等 118 例保守性治疗中，肉眼观察对侧输卵管正常者的再次异位妊娠发生率为 7.7%，对侧输卵管切除或有严重病变者的再次异位妊娠发生率为 28.5%。

（六）持续性输卵管妊娠

输卵管妊娠行保守手术后，残余滋养叶细胞有可能继续生长，再次发生出血，引起腹痛等，称为持续性输卵管妊娠。发生率大概是 3% ～ 20%，腹腔镜手术略高于开腹手术。诊断的标准是术后 HCG 升高，正常情况下应该是下降的；术后 3 天 HCG 下降小于 20%；术后 2 周 HCG 下降小于 10%。

可以采取一些预防措施防止持续性输卵管妊娠的发生。Spandofer 在 1997 年报道，以术后第一天血 HCG 的水平下降来预测该患者是不是容易得异位妊娠，如手术后第一天测 HCG，如果血 HCG 水平下降≥ 77%，该患者几乎不会再发生异位妊娠。不过也有符合这种情况，但是发生异位妊娠者，所以这种预测方法不是绝对可靠。还有术后第一天如果血 HCG 下降低于 50%，考虑患者有持续性异位妊娠的可能，会给这个患者肌内注射 MTX，做预防性的治疗。也有人报道，术后第 1 天单次 MTX 注射，持续性异位妊娠的发生率只有 1.9%。持续性异位妊娠，如果及时发现，及时治疗，是可以治愈的。

（七）腹腔镜手术与开腹手术比较

腹腔镜手术与开腹手术比较，腹腔镜手术术后粘连少，重复异位妊娠发生率有下降趋势，输卵管通畅率和宫内孕率均和开腹手术相似。但是腹腔镜手术持续性异位妊娠发生率有增多趋势，而且费用高于开腹手术。

（八）失血性休克的处理

失血性休克典型的临床表现为皮肤苍白、冰凉、湿冷（常有花斑），心动过速（或严重心动过缓），呼吸急促，外周静脉不充盈，颈静脉搏动减弱，尿量减少，神志改变，血压下降等。

休克指数 = 心率 / 收缩压，表示血容量是否正常：

0.5 为正常；

=1 为轻度休克，失血 20% ～ 30%；

＞ 1 为休克；

＞ 1.5 为严重休克，失血 30% ～ 50%；

＞ 2 为重度休克，失血＞ 50%。

补液原则：先盐后糖，先晶后胶，晶胶比例是 3 ： 1。

输血指征：外科急性失血，血红蛋白＜ 70g/L，应考虑输注；血红蛋白在 70 ～ 100g/L，根据患者的贫血程度，心肺代偿功能，有无代谢率增高以及年龄等因素决定。

妇产科 PBL 案例小组教师手记

1．课堂体会 - 总体设计
设计的案例内容科学合理
授课大纲要求
授课对象的专业方向
兴趣点
可接受能力
2．课堂体会 - 形式
形式生动，模拟的当时的场景
逐步推进
诱发学生的学习兴趣
在适当的引导下可以按设计提出足够广度和深度的科学问题并解决
3．课堂体会 - 诊断治疗
学生可以根据病情的演进提出需要做的辅助检查
读懂相应的检查结果
培养临床逻辑思维能力，提出各自的治疗方案
4．课堂体会 - 伦理、沟通
与患者的沟通技巧
相关的伦理问题
相应的预防保健知识
5．课堂体会 - 学生
绝大多数同学发言积极，思维敏捷
部分同学不发言、不参与
部分同学离题
6．不足及改进措施 1
极个别同学不够积极投入
指定记录工作，适当鼓励
7．不足及改进措施 2
学习的理论知识丰富，不会运用
反复演练现场，简化关键知识
目标——掌握相关知识、确切的会应用
8．不足及改进措施 3
提供相关的医疗机械，进一步模拟现场
模拟操作
9．不足及改进措施 4
根据授课对象适当变更临床病例设计的难度
10．课后作业
均独立完成，没有明显的互相抄袭现象

明显从网上抄录，回答内容过于详细，重点不突出

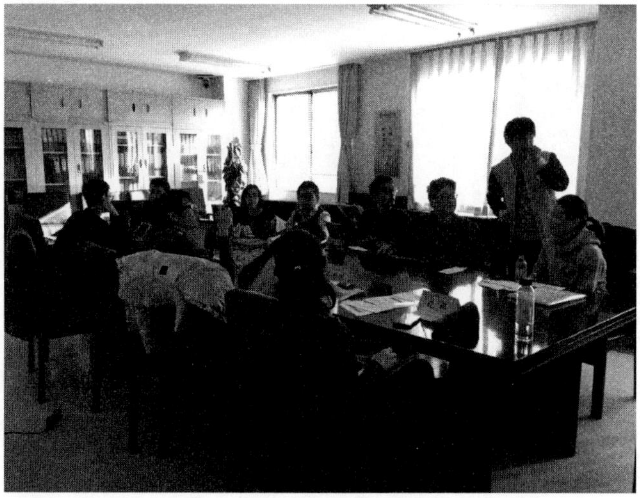

图 7-3　PBL 教学现场

（梁海燕　沈　希）

教学后记

案例八

题　目： 被下病危通知单的小东

关键词： 发热、咳嗽、肺炎、呼吸衰竭、心力衰竭、酸中毒、抗生素

前 言

一、进行本案例教学，学生应具备的背景知识（Students Preparation and Prerequisite Knowledge）

解剖学、生理学、病理学、病理生理学、诊断学（包括物理诊断、实验诊断、影像诊断）、儿科学、药理学

二、预期学习目标（Learning Objectives）

1. 肺炎的病因及病理生理。
2. 肺炎的临床表现、体征及诊断要点。
3. 小儿血象的特点。
4. 小儿肺炎的胸部影像学特点。
5. 小儿动脉血气的正常值。
6. 小儿呼吸衰竭、心力衰竭的定义及治疗。
7. 小儿几种不同病原体所致肺炎的特点。

三、病例摘要（Abstract）

小东为1岁男孩，在冬季受凉后因咳嗽5天伴发热3天就诊。医生通过病史及查体，结合辅助检查，诊断为支气管肺炎。收入院后，小东出现病情加重，诊断：呼吸衰竭、心力衰竭。予病危通知，经过综合治疗，转危为安。

四、关键词（Key Words）

发热、咳嗽、肺炎、呼吸衰竭、心力衰竭、酸中毒、抗生素

五、课堂安排（Classroom Management）

课程	内容安排	大约时间
一	暖场、相互介绍、推选学生主席及记录员	15min
	第一幕：展开讨论	45min
	第二幕：展开讨论	60min
	第三幕：展开讨论	60min
二	根据第一次讨论中汇集的问题，分别展开讨论	120min
	每位同学反馈学习心得	45min
	教师对本案例学习过程及学生情况进行点评	15min

六、注意事项（Specific Issues of Emphasis）

1. 因学生目前阶段刚刚或尚未进入儿科的临床学习，不具备深入探讨儿科专业相关临床知识（各个年龄段的正常值）和基础知识（小儿各个器官发育的病理生理及免疫学基础）的能力，

请各位老师注意适当纠正及引导。

2．注意引导学生讨论与本案例相关的公共卫生问题（儿童感染性疾病的隔离与防护）。

3．教师手册请勿与学生分享。

第一幕

小东，男孩，今年1岁。小东5天前因天气突变着凉了，开始打喷嚏，流鼻涕，偶尔咳嗽，没去看医生。但这两天开始发烧，而且一天比一天烧得高，咳嗽一咳就停不下来，鼻涕倒是不流了。昨天晚上39℃，吃了退烧药泰诺林（对乙酰氨基酚），不到4个小时又超过39℃了。孩子一宿都在闹，不停地咳嗽，还吐了两次，喂水喂饭都不吃。所以今天一早来医院看医生。小东以前身体挺好，不常生病，各种疫苗都按时打了。

医师一边安慰妈妈不要着急，一边进行查体：T 38.8℃，P 160次/分，R 54次/分，BP 70/45mmHg，W 10kg，一般情况差，烦躁，抱入诊室。咽红，双侧扁桃体Ⅱ度肿大，颈软，双肺呼吸音粗，右肺底可闻及较多细湿啰音，吸气末明显。心音低钝，HR 160次/分，律齐，可闻及奔马律，腹软，肠鸣音正常，肝肋下1cm，脾肋下未及。医生告诉妈妈，小东病情较重，先需要做两项检查：血常规+CRP和胸正位片。检查结果见表8-1，图8-1。

1．门诊血常规+CRP：

表8-1　门诊血常规+CRP结果

检查项目	项目	数值	参考值
血常规	血白细胞	15×10^9/L	4 ~ 10×10^9/L
	中性粒细胞百分数	86%	20 ~ 40
	淋巴细胞百分数	10%	40 ~ 60
	血红蛋白	134g/L	120 ~ 160 g/L
	血小板	180×10^{12}/L	100 ~ 300×10^{12}/L
CRP	C-反应蛋白	21mg/L	<8

2．胸部正位片　双肺纹理增多、模糊，双下肺可见斑片状影，心影不大，纵隔无移位。支气管肺炎可考虑。

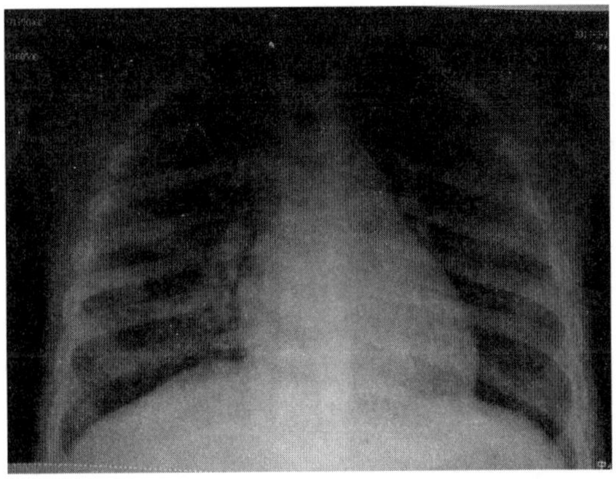

图8-1　胸部正位片

学习重点（Learning Issues）

1．小儿肺炎的临床表现、体征及其机制。

2．小儿肺炎的血象特点。

3．小儿肺炎的影像学特点。

引导问题（Guiding Questions）

1．小东的主要临床表现是什么？（主要在发热和咳嗽上，引导学生得出主诉“咳嗽 5 天，发热 3 天）

2．什么是发热？人体的正常体温范围是什么？小东发热有什么特点？（热型：稽留热，弛张热，间歇热，波状热，回归热，不规则热）对乙酰氨基酚的退热机制是什么？

3．小东的呼吸和心搏为什么快？（发热的病生理机制）

4．引起小东发热和咳嗽的可能原因是什么？（先引导学生考虑呼吸系统疾病，结合急性病程及年龄特点，考虑感染性疾病可能性大。呼吸道疾病分为上、下呼吸道疾病，上呼吸道感染即上感，下呼吸道感染分为支气管炎和肺炎）

5．小东的查体中有哪些异常？有什么意义？

6．小东的血象有什么特点？提示何种病原体？

7．小东的胸片提示什么疾病？肺炎的分类？［①病理分类；②病因分类；③病程分类；④病情分类；⑤按照发生肺炎的地区进行分类：社区获得性肺炎、院内获得性肺炎。（临床上如果病原体明确，则按照病因分类，有助于指导治疗；否则按照病理分类（支气管肺炎）］

教师注意事项（Tutor Attention）

1．建议讨论时间为 45min。

2．注意引导学生认真分析病案，将发热伴咳嗽作为中心环节进行讨论。当学生过分关注喷嚏、流涕及呕吐时，注意引导。

第二幕

医师告诉小东妈妈，小东得了肺炎，建议住院治疗。小东妈妈同意了。

住院第 1 天，给予二级护理，监测呼吸频率、心率、血压及血氧饱和度（92%），查血气分析（见表 8-2）。给予吸氧（1 ~ 3L/min）后血氧饱和度升至 95%，予头孢呋辛静脉点滴 Q12h 治疗，交替口服对乙酰氨基酚、布洛芬退热，口服复方福尔可定止咳。

表8-2 血气分析

血气分析	pH	PCO_2	PO_2	BE	HCO_3^-
	7.28	45mmHg	45mmHg	–7.2mmol/L	16mmol/L

当天夜间，小东妈妈叫醒了值班医师，说小东一直在哭闹，不停地咳嗽。医师询问妈妈，小东的尿量很少，眼睑较平时肿。查体：口周青紫，呼吸 70 次 / 分，鼻煽，三凹征（+），双肺呼吸音粗，右肺底可闻及较多细湿啰音，吸气末明显。心音低钝，HR 200 次 / 分，律齐，可闻及奔马律，腹软，肠鸣音正常，肝肋下 3cm，脾肋下未及，双眼睑及下肢水肿。

值班医师告诉小东妈妈，现在小东病情危重，立即给小东下了一系列医嘱，并给小东妈妈一张病危通知单。告诉小东妈妈，诊断：支气管肺炎（重症）、呼吸衰竭、心力衰竭、代谢性酸中毒。

小东妈妈很焦虑，反复问为什么会这样？怎么越治越重了？

学习重点（Learning Issues）

1．肺炎的分类、肺炎的治疗：综合治疗，护理，病因治疗及对症治疗。
2．重症肺炎的表现，如呼吸衰竭，心力衰竭等及发病机制。
3．血气分析的异常及其意义。
4．抗生素（头孢呋辛）及止咳药（福尔可定）的作用机理。

引导问题（Guiding Questions）

1．肺炎可以分为社区获得性肺炎（community acquired pneumonia，CAP）和医院获得性肺炎（hospital acquired pneumonia，HAP），小东属于哪一种？ CAP 多见于什么细菌？

2．头孢呋辛属于哪一类抗生素？对小东的病原菌有针对性吗？（复习头孢菌素的药理机制、分代、副作用）

3．退热药的药理机制、分类、副作用是什么？什么时候可以使用？正常体温的人吃了有什么反应？

4．实验室检查中，血气分析的异常有哪些？（呼吸衰竭 I 型，代谢性酸中毒）结合病情，应如何解释？

5．呼吸衰竭的治疗原则是什么？氧疗的指征有哪些？

6．止咳药物怎样分类？机制是什么？

7．与门诊相比，本次查体中还有哪些异常？提示什么疾病？（心力衰竭）

8．医生是如何向小东妈妈解释病情的？

教师注意事项（Tutor Attention）

1．建议讨论时间为60min。

2．教师不要直接提及“支气管肺炎（小叶性肺炎）、呼吸衰竭、心力衰竭、酸中毒”这些名词，应启发学生，让其寻找答案。

3．不要纠结于咽红和扁桃体肿大，注意重点引导在肺部听诊、血常规、血气分析、胸片等。

第三幕

在原有治疗的基础上，医生给小东开了新的医嘱，升至一级护理，心电监护，记 24h 出入量。给予镇静、地高辛强心、呋塞米利尿治疗。间断雾化吸入治疗。嘱妈妈让小东少食多餐、拍背排痰。经过上述治疗，小东精神有好转，能安静入睡。第 2 天查体：双肺呼吸音粗，可闻及较多细湿啰音，HR 110 次 / 分，律齐，心音有力，未闻及杂音，腹软，肝肋下可及 1cm。复查血气分析，完善各项检查。检查结果见表 8-3。医生说可以解除病危。入院 4 天后，小东不发热了，精神及食欲明显好转。小东一共住院 7 天。

表8-3 各项检查结果

检查项目	检查结果				
血气分析	pH	PCO_2	PO_2	BE	HCO_3^-
	7.36	43mmHg	85mmHg	-2.2mmol/L	23mmol/L
腹部 B 超	肝大，胆囊不大，脾正常，双肾及输尿管正常				
心电图	窦性心动过速				
超声心动	心脏未见异常				
肝肾功及心肌酶	正常				
电解质	钠 136mmol/L、钾 3.5mmol/L				
空腹血糖	5.2mmol/L				
咽拭子细菌涂片	革兰氏阳性球菌数个、成对、成链				
咽拭子细菌培养	阴性				
鼻咽拭子呼吸道病原体检测	阴性				
痰需氧菌培养	阴性				
尿便常规	正常				

出院时，小东妈妈问医生“小东是否还要服药？以后是否会经常得肺炎？”医生嘱咐出院后继续口服头孢呋辛 3 天。告诉小东妈妈不要担心，少去人口密集的场所，有不适及时就诊。

学习重点（Learning Issues）

1．肺炎的病原学诊断，病情轻重的判断。

2．心衰治疗（地高辛化量，维持量、用法及注意事项）。

3．小儿支气管肺炎的常见并发症诊断。

4．反复呼吸道感染的定义。

引导问题（Guiding Questions）

1．支气管肺炎的常见并发症都有哪些？根据小东目前的表现及检查结果，有相关的并发症吗？（肺炎的常见并发症：脓胸、脓气胸、肺大泡，目前此患儿没有发现支气管肺炎的并发症）

2．医生给小东做的检查哪些有助于明确病原菌？如果不能明确病原菌，对治疗有重大影响吗？（引导学生，临床大多为经验性治疗及其重要性。正确诊断、尽可能确立病原学是合理选用

抗菌药物的基础。但是，无论发达国家或发展中国家，初始治疗均是经验性的，不能因等待病原学检测而延误治疗）

3．医生如何确定头孢菌素的疗程？（一般应持续到体温正常后 5 ～ 7 天，症状、体征消失后 3 天停药）

4．肺炎治疗中，激素使用的指征有哪些？

5．心衰的治疗原则是什么？洋地黄类药物作用机制、用法及不良反应是什么？

6．小东的呼吸道感染具有免疫特异性吗？会经常反复吗？出院后需注意哪些方面的问题？

7．反复呼吸道感染的定义是什么？

教师注意事项（Tutor Attention）

1．建议讨论时间为 60min。

2．注意控制讨论的深度及其涉及的内容。

3．不要纠缠于化痰止咳的雾化药物。

4．如果时间允许，可以讨论环境因素对肺炎的影响。

学习资源（Learning Resources）

一、图书及文献

1．江载芳，申昆玲，沈颖．等．诸福棠实用儿科学．8版．北京：人民卫生出版社，2015．
2．陈新谦，金有豫，汤光．等．新编药物学．7版．北京：人民卫生出版社，2010．
3．中华医学会儿科学会呼吸学组．《中华儿科杂志》编辑委员会．儿童社区获得性肺炎管理指南（2013修订）．中华儿科杂志，2013，51：745-753．
4．John SB，Carrie LB，Samir SS，et al. The managemeng of community-acquired pneumonia in infants and children older than 3 months of age：clinical practice guidelines by the pediatric infectious diseases society and the infectious diseases society of American. Clinic infect Dis，2011，53（7）：e25-76．
5．中华医学会儿科学分会心血管学组．《中华儿科杂志》编辑委员会．小儿心力衰竭诊断与治疗建议．中华儿科杂志，2006，10：753-757．
6．胡静，沙红．心力衰竭发病机制的研究进展．医学综述，2011，17：2636-2638．

二、网络资源

1．U.S.National Library of Medicine http：//www.ncbi.nlm.nih.gov/sites/entrez．
2．北京大学医学图书馆电子期刊数据库 http：//library.bjmu.edu.cn/ejym/dzqk/htm．

参考资料

一、肺炎

1．定义　肺炎（pneumonia）是由不同病原体或其他因素所致之肺部炎症，以发热、咳嗽、气促、呼吸困难以及肺部固定湿啰音为其共同临床表现。

2．分类

（1）病理分类：按解剖部位分类为支气管肺炎、大叶性肺炎、间质性肺炎等。

（2）病因分类：病毒性肺炎、细菌性肺炎、支原体肺炎、衣原体肺炎、真菌性肺炎、原虫性肺炎、非感染性病因引起肺炎（吸入性肺炎、嗜酸细胞性肺炎等）。

（3）病程分类：急性（1个月以内）、迁延性（1～3个月）、慢性（3个月以上）。

（4）病情分类：轻症（呼吸系统症状为主，无全身中毒症状）、重症（除呼吸系统受累为主，其他系统亦受累，全身中毒症状明显）。

（5）按病原学和抗生素合理使用角度，分为社区获得性肺炎（community acquired pneumonia，CAP）和院内获得性肺炎（hospital acquired pneumonia，HAP）。CAP是指无明显免疫抑制的患儿在医院外或住院48h内发生的肺炎，HAP是指住院48h后发生的肺炎。

3．病因　肺炎的主要病原体在发达国家是病毒，而在发展中国家以细菌常见。病原体常由呼吸道入肺，少数经血行入肺。

4．病理　一般支气管肺炎以肺组织充血、水肿、炎性侵润为主。肺泡内充满渗出物，经肺泡壁通道（Kohn氏孔）向周围肺组织蔓延，呈点片状炎症灶。若病变融合成片，可累及多个肺小叶或更广泛范围。小支气管、毛细支气管发生炎症导致管腔部分或完全堵塞，引起肺气肿或肺不张。

间质性肺炎主要病变为支气管壁、细支气管壁及肺泡壁的充血、水肿与炎性侵润，呈细支气管炎、细支气管周围炎及肺间质炎的改变。当细支气管壁上皮细胞坏死，管腔被黏液、纤维素及破碎细胞堵塞时，可发生局限性阻塞性肺气肿或肺不张。

病毒性肺炎以间质受累为主，亦可累及肺泡；细菌性肺炎以肺实质损害为主，临床上支气管肺炎与间质性肺炎常同时并存。

5．病理生理　炎症使呼吸膜增厚及下呼吸道阻塞，导致通气与换气功能障碍，主要表现为低氧血症，重症时可出现高碳酸血症。通气不足引起 PaO_2 降低及 $PaCO_2$ 增高；换气障碍则主要引起低氧血症，导致 PaO_2 与 SaO_2 均降低，严重时出现发绀。

由于缺氧和 CO_2 潴留及毒血症等，导致机体代谢及器官功能发生下列变化。

（1）循环系统：心肌炎、心力衰竭及微循环障碍。心力衰竭表现有①心率突然＞180次/分；②呼吸突然加快，＞60次/分；③突然极度烦躁不安，明显发绀，面色苍白发灰，指（趾）甲微血管充盈时间延长；④心音低钝，奔马律，颈静脉怒张；⑤肝迅速增大；⑥尿少或无尿，颜面眼睑或下肢水肿。若出现前5项即可诊断心力衰竭。

（2）中枢神经系统：颅内压升高，脑水肿，病原体毒素损害脑组织。

（3）消化系统：胃肠道功能紊乱如吐泻、厌食，消化道出血、肠麻痹。

（4）体液紊乱：代谢性酸中毒、呼吸性酸中毒、低钠血症、血钾异常、低氯。

6．临床表现及辅助检查

（1）症状

1）呼吸系统：发热、咳嗽、气促、呼吸困难。

2）循环系统：心肌炎、心力衰竭。

3）神经系统：烦躁、思睡。脑水肿时出现嗜睡、惊厥、脑膜刺激征等。

4）消化系统：纳差、吐泻，腹胀、吐咖啡样物、柏油便。

（2）并发症：脓胸、脓气胸、肺大泡。

（3）实验室检查

1）病原学检查：肺炎支原体抗体、冷凝集试验。

2）外周血检查：细菌性肺炎患儿白细胞数明显升高。

3）C 反应蛋白：在细菌感染，可明显升高。单纯 CRP 升高，不能鉴别细菌和病毒感染。

4）血气分析

（4）X 线检查：早期见肺纹理增粗，以后出现小斑片状阴影，以双肺下野、中内带及心隔区居多，可伴有肺气肿或肺不张。

7．诊断　发热、咳嗽、气促、呼吸困难，肺部有较固定的细湿啰音，即可做出诊断。确诊后，做相应的病原学检查。

鉴别诊断

（1）急性支气管炎。

（2）肺结核：肺部啰音不明显，可通过结核接触史、结核菌素试验、血清抗结核抗体及胸片随访观察。

（3）支气管异物：有异物吸入史，突然出现呛咳以及胸片可鉴别，必要时支气管纤维镜检查。

8．治疗

（1）一般治疗：温度、湿度、饮食、排痰。

（2）病原治疗：根据不同病原体选择药物。

①抗生素：使用原则为依据病原菌选用敏感药物、早期治疗、联合用药、选用渗入下呼吸道浓度高的药物，定期足量足疗程，重症应静脉用药。

β- 内酰胺类抗生素：与细菌细胞膜上的青霉素结合蛋白（penicilin binding proteins，PBPs）结合而妨碍细菌细胞壁黏肽的合成，使之不能交联而造成细胞壁的缺损，致使细菌细胞破裂而死亡。细菌细胞有细胞壁，而哺乳动物细胞无细胞壁。包括青霉素类、头孢菌素类、头霉素类、氧头孢类等。

第一代头孢菌素对革兰氏阳性菌抗菌作用较优，对革兰氏阴性菌作用较弱。

第二代头孢菌素对革兰氏阳性菌的抗菌效能与第一代相近或较低，对革兰氏阴性菌的作用较为优异。

第三代头孢菌素对革兰氏阳性菌的抗菌效能普遍低于第一代（个别品种相近），对革兰氏阴性菌的作用较第二代更为优越，耐酶性能强。

头孢菌素类的不良反应有过敏反应，胃肠道反应和菌群失调，肝毒性，造血系统毒性，肾损害，凝血功能障碍，与乙醇合用可引起“双硫仑”反应。

②抗病毒治疗：三氮唑核甘、干扰素。

③抗支原体、衣原体：大环内酯类药物，作用于细菌细胞核糖体 50S 亚单位，阻碍细菌蛋白质的合成。包括红霉素（十四元环），阿奇霉素（十五元环），螺旋霉素（十六元环）、交沙霉素等。

不良反应有肝毒性、耳鸣、听觉障碍、过敏、局部刺激、与茶碱合用导致茶碱浓度升高中毒。

（3）对症治疗：氧疗、祛痰、支气管解痉药。

二、发热

1．定义　当机体在致热原作用下时，机体体温调定点上移，产热过程增加，而散热不能相应地随之增加或散热减少，体温升高超过正常范围，称为发热。

2．正常体温　一般为36 ~ 37℃，舌下体温在36.3 ~ 37.2℃，肛温在36.5 ~ 37.3℃。正常体温在一天内波动范围不超过1℃。

3．病因与分类

（1）感染性发热。

（2）非感染性发热：无菌性坏死组织吸收，变态反应，内分泌与代谢疾病，心力衰竭与某些皮肤病，体温调节中枢功能失常，植物神经功能紊乱

4．发热的分度　低热37.3 ~ 38℃，中度热38.1 ~ 39℃，高热39.1 ~ 41℃，超高热41℃以上。

5．热型　稽留热、弛张热、间歇热、波状热、回归热、不规则热。

6．退热药物

解热镇痛药：又称非甾体抗炎药（NSAIDs）。

按化学结构可分为，水杨酸类（阿司匹林），乙酸类（双氯芬酸、吲哚美辛），丙酸类（布洛芬、萘普生），昔康类（吡罗昔康）等。通过抑制合成前列腺素所需要的环氧酶（cyclo-oxygenase，COX），具有解热作用，镇痛作用，抗炎、抗风湿作用，抑制血小板凝集等。

不良反应有胃肠道反应，溃疡穿孔出血，过敏反应（包括哮喘、荨麻疹），肝肾功能损害，Reye综合征等。

三、心力衰竭

心力衰竭是病理生理概念，即心力衰竭为心功能障碍，心输出量不能满足机体需要。临床上心力衰竭是各种心脏病的严重阶段，是一个综合征，由四部分组成：心功能障碍，运动耐力减低，肺、体循环充血，以及后期出现心律失常。心力衰竭按起病急缓，分为急性和慢性心力衰竭；按受累部位，分为左心、右心及全心衰竭；按心输出量，分为高输出量及低输出量衰竭；因心脏收缩或舒张功能损伤，分为收缩功能衰竭和舒张功能衰竭。临床以慢性低心输出量收缩性心力衰竭多见。

心力衰竭在胎儿期即可发生，婴儿期较儿童期多见。婴儿期引起心力衰竭的主要病因有先天性心血管畸形，常见有室间隔缺损、完全性大血管转位、主动脉缩窄、动脉导管未闭及心内膜垫缺损。婴儿期发生心力衰竭的主要原因有心肌炎、重症肺炎、心内膜弹力纤维增生症及阵发性室上性心动过速。近年川崎病发病数增多，为婴幼儿心力衰竭病因之一。引起4岁以后儿童心力衰竭的原因主要为风湿热及心肌病。

心衰的诱因有：①感染，特别是呼吸道感染，左向右分流的先天性心血管畸形常因并发肺炎而诱发心力衰竭；风湿热为引起风湿性心脏病心衰的主要诱因。②过度劳累及情绪激动。③贫血。④心律失常，以阵发性室上性心动过速为常见。⑤钠摄入量过多。⑥停用洋地黄过早或洋地黄过量。

心力衰竭的病理生理变化十分复杂，许多问题尚不清楚。心衰不仅是一个血液动力学障碍，同时是一组神经体液因子参与的调节机制，导致心室重塑的分子生物学改变过程。

治疗：

（1）一般治疗：休息、饮食、限制入液量、吸氧。

（2）洋地黄类药物：能增强心肌收缩力，减慢心率，从而增加心搏出量，改善体、肺循环。

注意事项：低血钾可促使洋地黄中毒，应避免使用钙剂，心肌炎患儿对洋地黄耐受性差，剂量宜小。中毒最常见的表现为心律失常，如房室传导阻滞、室性早搏以及阵发性心动过速等，其

次为恶心、呕吐等胃肠道症状，神经系统症状如嗜睡、头昏、色视等较少见。

（3）利尿剂：水钠储留为心力衰竭的一个重要病生理改变。呋塞米属于袢利尿剂，主要抑制髓袢升支髓质部对 Na^+、Cl^- 的重吸收，对升支的皮质部也有作用。由于 Na^+ 重吸收减少，远端小管 Na^+ 浓度增高，促进了 Na^+–K^+ 交换和 Na^+–H^+ 交换，K^+ 和 H^+ 排出增多。

四、呼吸衰竭

凡累及呼吸器官和（或）呼吸中枢的各种疾病，产生肺氧合障碍和（或）肺泡通气不足而影响气体交换者，均可以引起呼吸衰竭，表现为低氧血症和（或）高碳酸血症。主要分为中枢性和周围性两种。肺炎合并呼吸衰竭属于周围性。

Ⅰ型，即低氧血症呼吸衰竭，$PaO_2 < 6.65kPa$，$PaCO_2$ 正常；Ⅱ型即高碳酸血症呼吸衰竭，$PaO_2 < 6.65kPa$，$PaCO_2 > 6.65kPa$。治疗基本原则：治疗原发病，去除诱因，防治感染，改善呼吸功能，纠正酸碱失衡及电解质紊乱。

五、酸碱失衡

包括①代谢性酸中毒：由于 H^+ 增加或 HCO_3^- 丢失所致。治疗：最重要的是去除病因，补充碱剂只是暂时的辅助疗法；②代谢性碱中毒：由于体内固定酸丢失或 HCO_3^- 蓄积所致；③呼吸性酸中毒：由于通气障碍导致体内 CO_2 储留或 HCO_3^- 增高所致；④呼吸性碱中毒：由于通气过度使血液 CO_2 过度减少，血 HCO_3^- 降低所致。

儿科PBL教师手记

1．儿科PBL内容及目标

（1）PBL内容：急性细菌性支气管肺炎、心力衰竭、呼吸衰竭。

PBL目标：教学大纲掌握/熟悉/了解。

掌握肺炎的临床表现、诊断要点、治疗原则及不同类型肺炎的特点。

熟悉肺炎的病因及病理生理。

了解小儿呼吸道的解剖生理特点，呼吸道感染在儿科的重要性。

（2）结合肺炎的病理生理讲述肺炎的主要症状、体征、实验室检查。

重症肺炎的表现，如呼吸衰竭（重点介绍血气分析诊断指标）、心力衰竭（重点是临床诊断依据）、中毒性脑病、DIC等。

几种特殊类型肺炎的临床特点，包括呼吸道合胞病毒肺炎、腺病毒肺炎、肺炎支原体肺炎、衣原体肺炎、葡萄球菌肺炎及其并发症（脓胸、脓气胸、肺大疱）。

诊断：肺炎的诊断，病原学诊断，病情轻重的判断，主要并发症的诊断。

治疗：综合治疗、护理、保持呼吸道通畅、病因治疗、对症治疗及心衰治疗（地高辛化量，维持量，用法及注意事项）。

小儿呼吸道解剖生理特点。急性上呼吸道感染，急性喉炎，支气管炎的诊断和治疗。

查阅文献了解现代儿科急性呼吸道感染的诊治现状。

2．儿科PBL特点

内容多：1个疾病，2个合并症（心、肺），多个表现（发热/咳嗽/发绀/气促/尿少/水肿等），各有诊断标准及治疗原则，涉及多种药物（抗生素/洋地黄类等）。

场景般逐步展开病情及诊治过程。

对象：北医基础医学八年制。

3．儿科PBL体会—学生篇

学生们大多思维活跃，积极主动。

提炼关键问题时，缺乏临床思维。

比如，临床思路先是症状、查体，后是实验室检查、鉴别诊断，最后是诊断和治疗。

注意到细节：如氧中毒，关于止咳药的争议。

4．儿科PBL体会—教材篇

围绕教学大纲的要求。

递进式展开病情。

启发思维。

5．儿科PBL体会—教师篇

贯彻教学大纲要求，强调需掌握的重点。

围绕教材，适时引导，不离题。

适时引入研究进展。

6．困难与挑战

—关于学生

学生只有基础医学的知识背景，需要加强规范的临床理论知识学习。

学生对于临床的主观能动性不强，需要进一步调动和引导学生的兴趣。

对于积极活跃的学生，适当拓展知识层面。

—关于教材

调整教材，能否包含教学大纲中部分内容如脓胸/肺大泡等并发症？（时间有限……）

调整思路，更改实验室检查等，指引学生，思考引起肺炎的各种病因，实现大纲中“不同类型肺炎的特点”教学。

怎样更巧妙地引入鉴别诊断？

图像音频资料少，如水泡音等。

—关于教师

首次带教 PBL，教师的经验比较少。

对学生的个性了解比较少，课时短，之前也没有与每位学生接触过，很难照顾到每位学生。

是否可以在完成理论课程后，由每个专业带见习的医师进行 PBL 授课。

课时比较短，需要分次小结：症状、查体、诊断、鉴别诊断、治疗，最后总结。

（王　君　郑承宁　景　红）

教学后记

中日友好医院 PBL 简表

一、案例撰写情况

序号	案例题目和内容	内容	案例撰写小组负责人和成员
1	都是“养心”惹的祸?	消化性溃疡合并上消化道出血	张艳丽　张春霞　杜时雨　刘海滨
2	“死里逃生”的年轻人小王	急性心肌梗死	李　菁　周益锋　甄雅南
3	突如其来的腰痛	类风湿关节炎	章　璐　孙　伟　黄振国
4	“闹更年期”的李阿姨	甲状腺功能亢进症	帅　英　陈晓平
5	老王的“胰胆相照”	胆石症和急性胰腺炎	王慧芬　周　雷　黄　絮　贾红兵
6	都是“麻将”惹的祸?	支气管肺癌	王在永　李　俊　肖　飞
7	急诊室里腹痛的少女	异位妊娠	梁海燕　沈　希
8	被下病危通知单的小东	儿童急性支气管肺炎	王　君　郑承宁　景　红

多次组织 PBL 院内、院外的学习和观摩

撰写案例过程：撰写小组成员多次讨论修稿

院内审核：成立院内审核小组，制定“审核意见表”

院外审核：统一外审后再次修稿、定稿。

二、授课过程总体情况

集体备课：确定课堂学习重点。

统一授课过程，保证学习过程一致。

课堂授课：学生们大多表现积极，思维活跃。

教师与学生实现了较好互动，场面生动。

课后：大多数同学比较及时完成作业，保质保量。

三、问题和改进建议 - 案例撰写方面

1．发现问题

部分案例选题难度不高，内容偏简单。

部分案例选题与基础阶段教学存在重复，学生参与积极性不高。

案例可读性稍差等。

案例教师用书中的参考问题：广度和深度？学科前沿？

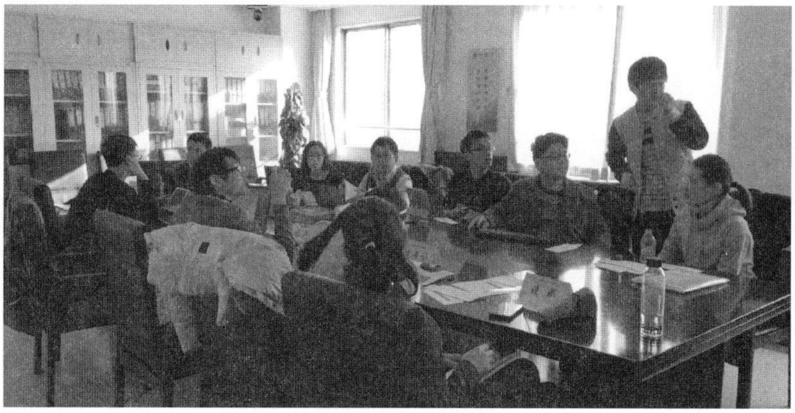

学生 PBL 现场

2．改进意见

提高案例针对性：针对授课对象为基础八年制学生，增加案例中的基础医学前沿进展的内容，激发学生兴趣。

增加案例生动性和对学生的吸引力。

增加案例复杂性和难度，引导学生深入思考。

不同案例根据专业特点和目标，调整各幕内容和细节。

3．存在问题

部分学生经过基础阶段 PBL 后，对临床 PBL 缺乏兴趣，表现应付情绪。

个别学生处于“安静”状态，发言不积极。

学生提炼关键问题时，缺乏临床思维。

课时较短，导师对每个学生情况及个性了解不足。

4．改进建议

提高学生参与度：导师针对“安静”型学生提问，活跃课题气氛，让每一位学生都能充分参与进来。

强调课堂纪律：严禁学生上课看手机、上网等活动，提高学习和讨论效率。

增加集体备课：保证不同教师学生所经历的学习过程基本一致。

5．改进建议

专业教师授课：授课导师尽量为案例相关专业教师。

PBL 结合虚拟病人：调动学生学习兴趣和积极性。

教师做“画龙点睛”的指点。

在课堂上尽量让学生自由发言。

6．问题和改进建议 - 课后

（1）存在问题：作业多数是复制粘贴的文献和网络资料。

（2）改进建议：

课后评分：参照课堂纪律、表现、课下作业的准备程度，可以提前向学生声明。

学生的定量评价。

必要时，学生和教师双向评价，提高授课水平。

7．很多思考……

PBL 导师带教的角色和技巧。

如何提高学生能动性：因材施教。

PBL 过程中对学生的激励机制。

针对北医基础八年制学生的 PBL 目标和要求？

PBL 结合虚拟病人。

（刘　颖　王　君）